Paul E. Dennison, Gail E. Dennison

Brain-Gym® – das Handbuch

Reihe *LERNEN DURCH BEWEGUNG*

Die Grundlagenbücher zu Brain-Gym®:

- Paul E. Dennison, Gail E. Dennison: *Brain-Gym® – das Handbuch*

Für Erwachsene:

- Paul E. Dennison, Gail E. Dennison, Jerry V. Teplitz: *Brain-Gym® fürs Büro*
- Gerda Kolf: *Geistig jung und körperlich in Schwung bis ins hohe Alter – mit Brain-Gym®*

Für Eltern und Lehrer:

- Christina Buchner: *Brain-Gym® & Co – kinderleicht ans Kind gebracht*
- Carla Hannaford: *Bewegung – das Tor zum Lernen*
- Carla Hannaford: *Was jedes Kind zum Wachsen braucht*

Für Kinder im Grundschulalter:

- Paul E. Dennison, Gail E. Dennison: *Brain-Gym®*
- Paul E. Dennison, Gail E. Dennison: *EK für Kinder*
- *Brain-Gym® – Das Foto-Kartenset für Kinder*

Paul E. Dennison
Gail E. Dennison

Brain-Gym®
– das Handbuch

VAK Verlags GmbH
Kirchzarten bei Freiburg

Titel der amerikanischen Originalausgabe:
Brain Gym®: Teacher's Edition.
The Companion Guide to Brain Gym®: Simple Activities for Whole-Brain Learning

Erschienen bei: Hearts at Play, Inc., a division of Edu-Kinesthetics, Inc.,
Ventura / CA (USA), E-Mail: edukbooks@aol.com
Internet: www.heartsatplay.com, www.edu-kinesthetics.com
ISBN 0-942143-02-7

Die Bezeichnungen Brain-Gym® und Edu-K® sind registrierte Marken. Zugunsten des Leseflusses und des ruhigeren Schriftbilds wird das ® hier nur an exponierten Stellen abgedruckt.

Bibliografische Information der Deutschen Nationalbibliothek

Die Deutsche Nationalbibliothek verzeichnet diese Publikation in der Deutschen Nationalbibliografie; detaillierte bibliografische Daten sind im Internet über http://dnb.d-nb.de abrufbar.

VAK Verlags GmbH
Eschbachstraße 5
79199 Kirchzarten
Deutschland
info@vakverlag.de
www.vakverlag.de

8. Auflage: 2025

Übersetzung: Karin Beeck
Lektorat: Norbert Gehlen
Fotos: Laura Diane Luongo
Bildbearbeitung: JLH Design Works
Umschlagdesign: Hugo Waschkowski, Freiburg
Satz: Goar Engeländer, www.dametec.de
Druck: Himmer GmbH, Augsburg
Printed in Germany
ISBN: 978-3-86731-071-0

Inhalt

Dieses Buch ist allen Kindern gewidmet
– sie lernen von Natur aus durch Bewegung –
sowie all denen, die begriffen haben, welche Rolle Bewegung für
das Lernen spielt, und dies auch für sich selbst nutzen wollen.
Und wir widmen es unseren eigenen Kindern und Enkeln,
die uns ständig daran erinnern zu spielen.

Wichtige Hinweise

Bewegung ist für *alle* Menschen von grundlegender Bedeutung, unabhängig vom Alter und vom körperlichen Zustand. Die 26 Brain-Gym®-Übungen fördern mit gezielten Bewegungen jede Form des Lernens und geben speziell Eltern, Lehrern und Erzieherinnen ein Instrumentarium an die Hand, mit dem sie die ihnen anvertrauten Kinder bei allen Anforderungen des täglichen Lebens unterstützen können.

Die Übungen sind darauf ausgelegt, entsprechend den individuellen Bedürfnissen nach und nach neue Fertigkeiten der Bewegung und der Sinneswahrnehmung zu entwickeln. Sie sollen mit Leichtigkeit und mit Bewusstheit durchgeführt werden – zwingt man den Muskeln nämlich neue Bewegungsmuster auf, so besteht die Gefahr der Überforderung, und die Philosophie von Brain-Gym® schließt jede Form von Zwang aus.

Bevor Sie mit diesem oder irgendeinem anderen Bewegungsprogramm beginnen, sollten Sie den Rat Ihres Arztes, Heilpraktikers oder sonstiger Therapeuten einholen, ganz besonders dann, wenn ein körperliches Problem vorliegt.

Aus der Sicht von Brain-Gym® hat das Zusammenwirken von Körper und Geist nichts Statisches, es ist vielmehr ein dynamischer Prozess, und dies spiegelt sich auch im Sprachgebrauch dieses Handbuchs: *Lernen* wird als Funktion gesehen und nicht als etwas, was mit Etiketten versehen oder nach festen Kriterien beurteilt wird. Stellt zum Beispiel das Fokussieren eine Herausforderung dar, so sprechen wir von Über- oder Unterfokus im Zusammenhang mit einer bestimmten Aufgabe und nicht von „Hyperaktivität" oder „Aufmerksamkeitsdefizit-Syndrom". Demgemäß lehnen *Brain Gym® International* und der Verlag die Haftung für jede Form der missbräuchlichen Anwendung des Programms zum Zweck der Diagnose grundsätzlich ab.

Menschliche Erfahrungen sind äußerst komplex; kein Buch kann daher die kompetente Begleitung von Fachleuten beim Lernprozess ersetzen. Die Brain-Gym®-Instruktoren (= Kursleiter) und -Instruktorinnen durchlaufen deshalb ein intensives Training, um Bewegungs- und Wahrnehmungsfähigkeiten zu schulen, bevor sie für das Unterrichten in Kursen oder für Einzelberatungen qualifiziert sind. Der Brain-Gym®-Ansatz für leichteres Lernen wird als interaktives Lernmodell unterrichtet und unterscheidet sich deutlich von anderen Lernmodellen; Leser, die diesen Ansatz weiter verfolgen wollen, werden deshalb den Wunsch verspüren, mit einem Brain-Gym®-Instruktor zu arbeiten. Jemand mit dieser Qualifikation bietet das gesamte Spezialwissen in Form von Einzelberatungen oder Kursen an oder erstellt ein individuelles Programm; nur lizenzierte Brain-Gym®-Instruktoren und -Instruktorinnen dürfen diesen Titel führen und auf diesem Spezialgebiet unterrichten. Der unten angegebene Link bietet einen Wegweiser, mit dessen Hilfe Sie einen Brain-Gym®-Instruktor oder -Berater in Ihrer Region finden können:

Weckt die Vorstellung von Lernen durch Bewegung bei Ihnen Begeisterung, so können Sie auf unserer Website www.braingym.org mehr über *Brain Gym® International* und sein vielfältiges Programm nachlesen. Überall werden Kurse, Trainingsprogramme für Lehrer sowie fachliche Beratungen angeboten.

Vorwort

Während eines Krankhausaufenthalts meiner Mutter sagte ein Arzt, der sie gut kannte, zu ihr: „Auf dem Papier sind Sie eigentlich schon tot ..." Mit diesen wenigen Worten brachte dieser Arzt und Freund die ganze wirre Gegensätzlichkeit von „Messdaten" und der Realität des menschlichen Geistes auf den Punkt. Denn meine Mutter war zweifellos noch sehr lebendig – und zwar mit allem, was sie ausmachte.

Ebenso wie Lehrer, Eltern und alle, die sich um andere kümmern, werden wir täglich Zeugen des „Tauziehens" zwischen denjenigen, die es „eigentlich" besser könnten, denen es aber nicht gelingt, und denjenigen, denen man den Erfolg „eigentlich" nicht zutraut, die ihn aber dennoch haben.

Für ihr mutiges und zukunftsweisendes Engagement für Bewegung und Spiel beim Lernen bin ich Paul und Gail Dennison zutiefst dankbar – sie haben mit dieser Arbeit zu einer Zeit begonnen, in der vonseiten der Neurowissenschaften noch nicht einmal in Erwägung gezogen wurde, dass zwischen körperlicher Bewegung und geistiger Beweglichkeit ein Zusammenhang bestehen könnte, und in der diese Überlegung auch im Bereich Bildung und Erziehung kein Thema war.

Die Dennisons haben sich mit Hingabe der spielerischen, bewussten Bewegung gewidmet; und sie entwickelten die Idee, dass geistige Fähigkeiten einerseits auf konkreten körperlichen Fertigkeiten basieren, die notwendig sind, damit wir uns an etwas beteiligen können, und andererseits auf der emotionalen Stabilität, die für das Erforschen und In-Beziehung-Setzen erforderlich ist; beides zusammen stellt einen Durchbruch auf dem Gebiet der Lernforschung dar. Die Informationen, die Sie in diesem Handbuch finden, sind ebenso ermutigend wie ausführlich und werden für Ihr Denken sicherlich Herausforderung und Anregung zugleich sein.

Vor dem Hintergrund von vier Jahrzehnten, in denen ich bereits die Welt bereise, um Kinder und ihre Eltern und Lehrer zu unterrichten, empfinde ich beim Lesen des Brain-Gym-Handbuchs neuen Mut und Zuversicht hinsichtlich der Kinder unserer Zeit und der Probleme, vor denen sie stehen mögen. Dieses Buch hat meine Aufmerksamkeit gefesselt und mir zu einem besseren Verständnis des enormen Einflusses verholfen, den Leben und Spielen in der „realen Welt" auf die Entwicklung des menschlichen Geistes haben. Ich schöpfe große Hoffnung aus der Information, dass neurologisch gesehen nichts in Stein gemeißelt ist, sondern dass unser Gehirn ständig bereit und auf Entwicklung eingestellt ist und dass es die einmalige Fähigkeit besitzt, sich angesichts von Herausforderungen immer wieder neu zu erschaffen. Das größte Verdienst dieses Buches besteht darin, dass es uns zeigt, wie wir uns dieses Potenzial *eröffnen* und wie wir es uns *erhalten* können.

Hier wurden Erkenntnisse aus den Bereichen Tanz, Kinesiologie, Entwicklungsoptometrie, Beschäftigungstherapie und dem sich neu entwickelnden Bereich der sensorischen Integration zusammengetragen. Dieses Buch zeigt uns eine neue, erfrischende Herangehensweise an die Themen menschliche Entwicklung und Lernen, und weil uns diese Sichtweise normalerweise eher fremd ist, verdient dieses Buch Beachtung und Aufmerksamkeit. Es ebnet uns den Weg zu einem besseren Verständnis der Philosophie und Praxis von Brain-Gym. Darüber hinaus inspiriert es uns dazu, über Lernen und Bewegung nachzudenken, und es ermöglicht uns Entscheidungen, die für das Leben unserer Kinder – und nicht zuletzt auch für unser eigenes – Vorteile bringen.

In einer Zeit, in der viele motivierte und talentierte Lehrer und Erzieherinnen von starren, nur auf Zahlen und Ergebnisse ausgerichteten Lehr- und Bildungsplänen frustriert sind, beeindruckt die ausgewogene Darstellung des Datenmaterials auf diesen Seiten ganz besonders. Jeden, der dieses

Buch liest, wird es mit seinem eindrucksvollen Ansatz überzeugen: mit der erfolgreichen Förderung und Transformation des menschlichen Geistes in einer Form, die sich mit Daten und Zahlen allein nicht vorhersagen lässt.

Randal McChesney
Richards Institute of Education and Research
www.richardsinstitute.org
Seattle, Washington

Wissenschaftliche Studien zur Wirkung der Übungen

Jeder, der sich ein paar Minuten Zeit nimmt und einige Brain-Gym-Übungen macht, kann sich einen persönlichen Eindruck von deren Wirksamkeit verschaffen. Alle, die noch weitere Beweise für die Zuverlässigkeit der Übungen brauchen, sollten einen Blick auf die dreißigjährige Erfolgsgeschichte des Programms werfen und sich Folgendes vor Augen halten: Die meisten Menschen, die die Übungen machen, erleben genau die positiven Auswirkungen, die bei den Übungen beschrieben sind, und dies wird täglich aufs Neue überall auf der Welt demonstriert. Auch mehr als Hundert Pilotstudien und Erfahrungsberichte von Lehrern und Erziehern, die unabhängig voneinander, freiwillig und ohne Entgelt veröffentlicht werden, geben immer wieder Zeugnis von der Wirksamkeit des Programms – ebenso wie die vielen Bücher, in denen von den Erfolgen berichtet wird, die dieses Programm mit ermöglich hat.

Die Brain-Gym-Übungen werden so, wie sie sind, in einer Atmosphäre der Wertschätzung, des Spielens und des sensomotorischen Lernens unterrichtet, sie sind nicht als Therapie, Heilmittel oder Behandlungsmethode gedacht und werden auch nicht so vorgestellt. Sie entstanden in den 1960er-Jahren aus den persönlichen Erfahrungen und Beobachtungen über den Zusammenhang zwischen Bewegung, Wahrnehmung und Kognition, zu denen Paul Dennison während seiner eigenen Arbeit als Lehrer gelangte. Diese Beobachtungen nahmen ihren Anfang in East Los Angeles, wo er mit der innovativen Lehrerin Dr. Constance Amsden arbeitete, die das *Malabar Reading Project* für mexikanisch-amerikanische Schüler leitete; Schwerpunkt dieses Projekts war das Entwickeln individueller sensorischer Voraussetzungen für das Lesenlernen. Brain-Gym entwickelt seine Wirksamkeit auch heute weiterhin aus der unmittelbaren Interaktion zwischen Lehrern und Schülern jeden Alters und aus dem Bestreben, gemeinsam erfolgreiche Lernerfahrungen zu schaffen.

Die meisten wissenschaftlichen Untersuchungen müssen klare Abgrenzungen vornehmen und können deshalb nur einen kleinen Teil menschlicher Erfahrung beschreiben. Ebenso wie viele andere Programme, die das Unterrichten von Fächern (wie etwa Musik, Kunst oder körperliche Entwicklung) zum Gegenstand haben, die viele verschiedene Variablen beinhalten, wird auch das Brain-Gym-Programm am besten mittels beobachtender, qualitativer und vergleichender Untersuchungsmethoden bewertet und nicht mit quantitativen Methoden, die einzelne, feste Variablen benötigen.

Es wurden bereits einige Untersuchungen zu den Übungen veröffentlicht und diese weisen darauf hin, dass die Bewegungen Gleichgewicht, Hören, Lesen und Gedächtnis fördern und die Reaktionszeiten verbessern. Die erste derartige Untersuchung mit dem Titel „Effect of Educational Kinesiology on static balance of learning-disabled students" (auf Deutsch etwa: „Die Wirkung der *Educational Kinesiology* auf die statische Balance bei Schülern mit Lernschwächen") von Ji Khalsa, G. S. Don Morris und Josie M. Sifft wurde in der Fachzeitschrift *Perceptual and Motor Skills* veröffentlicht und lieferte statistisch brauchbares Material, mit dem sich nachweisen ließ, wie sich bei Schülern mit besonderen Lernanforderungen die Fähigkeit, auf einem Fuß zu balancieren, dadurch verbessern ließ, dass sie einige der Übungen regelmäßig durchführten.

Als gemeinnützige Bildungseinrichtung begrüßt und veröffentlicht *Brain Gym® International* Arbeiten, die die interkulturelle Verständigung über effektives Lernen fördern; sie führt jedoch keine eigenen wissenschaftlichen Untersuchungen zu ihrer eigenen Methode durch. Falls Sie an Untersuchungen zu den Brain-Gym-Übungen interessiert sind, so finden Sie auf der Website braingym.org zwei Quellen:

- *A Chronology of Annotated Research Study Summaries in the Field of Educational Kinesiology* – hier finden Sie Zusammenfassungen von Studien der letzten zwanzig Jahre.

- Die Archive des *Brain-Gym® Journal*, einer Zeitschrift, die fundierte Artikel und ebenso Erfahrungsberichte und Berichte zu statistischen Untersuchungen veröffentlicht, die von Instruktoren und Lehrern geschrieben wurden und die die Anwendung des Brain-Gym Programms in verschiedenen Situationen beschreiben.

Im Archiv des *Journal* finden Sie auch Artikel von den Gewinnern des Preises *Teaching through Movement* der letzten zehn Jahre – Berichte aus erster Hand von Dutzenden von Lehrern, die ihre Arbeit mit Brain-Gym in ihren Schulklassen detailliert beschreiben.

Einleitung

Es gibt immer mehr Hinweise darauf, dass die Fähigkeit des Menschen, neue Informationen zu verarbeiten und sich an alte zu erinnern, mit biologischen Veränderungen im Gehirn verbessert wird, die durch körperliche Betätigung ausgelöst werden.

JOHN RATEY

Viele Leserinnen und Leser dieses Buches werden sich an eine Kindheit voller Bewegung erinnern, die sie an jedem Tag der Woche in die Natur hinausführte. Durch Laufen, Hüpfen und Klettern wurden uns alle Möglichkeiten des Erkundens und des Ausdrückens unserer selbst erschlossen. Bewegung war kein Mittel zum Zweck, sondern integraler Bestandteil unseres Lebens und Lernens. Von den Kindern, die heute in die Schule kommen, haben nur wenige das Glück reicher Erfahrungen mit Sehen, Hören und Bewegung. Sie beschäftigen sich mit ihren Schulfächern – und dabei müssten sie erst noch grundlegende sensorische Fertigkeiten erlernen. Viele Lehrer sehen heute den Bedarf an diesen sogenannten *soft skills* (etwa differenziertes Hören, Wiedererkennen von Symbolen, visuelle Flexibilität und Selbstorganisation) – Fertigkeiten, die sich mit den Brain-Gym-Übungen leicht erlernen lassen.

Vorausdenkende Ärzte und Neurowissenschaftler wie John Ratey (2002), Daniel Amen (2009), John Medina (2008) und Bruce Perry (2008) stimmen heute darin überein, dass diese Form der Bewegung das Gehirn aktiviert, das Lernen optimiert sowie Stress und Versagensängsten entgegenwirkt. Der erste Einsatz von Brain-Gym in Schulen und Lesezentren gab bereits in den 1970er-Jahren zu diesen Erkenntnissen Anlass. Das Programm hat sich seinen guten Ruf dadurch erworben, dass viele Kinder es ständig nutzen, um ihre Aufmerksamkeit zu trainieren und Freude am Lernen zu haben. Aufgrund seiner Effektivität hat dieser innovative Lernansatz in den vergangenen dreißig Jahren bei Lehrern und Eltern breite Zustimmung gefunden.

Dieses Buch legt das Hauptaugenmerk auf die Vision von einer Form des Lernens im Klassenzimmer, bei der Kinder sich bewegen, sprechen und mit Erwachsenen als ihren Mentoren interagieren und so lernen, wie man lernt. Die 26 Brain-Gym-Übungen (wir sprechen kurz von „den 26") unterstützen die Entwicklung sensomotorischer Fähigkeiten, die die Lernbereitschaft fördern und für mehr Freude und Leichtigkeit beim Lernen sorgen.

Die Brain-Gym-Übungen sind vielfältig und spezifisch zugleich und einzig dazu entwickelt worden, dass die Lernenden die speziellen körperlichen Anforderungen erfüllen, die beim Lernen vorausgesetzt werden: Natürlich „weckt" *jedes* körperliche Training das Gehirn auf; „die 26" fördern jedoch gezielt die Flexibilität, die Anpassung der Augen sowie die Hand-Augen-Koordination und ermöglichen den Lernenden so, in der Schule Erfolg zu haben und gleichzeitig – obwohl sie von den Stressfaktoren unserer modernen Gesellschaft umgeben sind – ein glückliches und kreatives Leben zu führen. Die Übungen leisten dies, indem sie die jungen Leute daran erinnern, mithilfe konkreter körperlicher Erfahrungen auf die Welt der Sinne „zuzugreifen", wie kleine Kinder es von Natur aus tun. Sind junge Menschen in der Lage, sich frei zu bewegen und auszudrücken, so sind sie für jede Herausforderung gewappnet.

Tag für Tag profitieren Zehntausende von Kindern in mehr als achtzig Ländern auf Spielplätzen, zu Hause und in Klassenzimmern von den „26". Die Übungen bringen Leichtigkeit in alle unsere

Vorhaben und entfalten ihre Wirkung besonders beim abstrakten Lernen. Mithilfe dieser Übungen können Kinder ihre Gefühle, ihre Sinneswahrnehmung und ihre Begeisterung wieder in den Lernprozess einbringen.

Für ein paar kurze, aber wichtige Augenblicke pro Tag werden die jungen Leute eingeladen, ihr Klassenzimmer in einen „Spielplatz" zu verwandeln, auf dem sie Rollenspiele einüben, Projekte entwickeln und wichtige Fertigkeiten fürs Leben trainieren können. Werden Lernende mit Brain-Gym bekannt gemacht, so nehmen sie es an, fragen immer wieder danach, geben es an ihre Freunde weiter und integrieren es in ihr Leben, ohne dass sie daran erinnert oder kontrolliert werden müssen. Oft gelingt es sogar solchen Kindern, die sich mit dem Lernen schwertun, flüssiger und mit mehr Verständnis zu lesen und zu schreiben, nachdem sie zuvor einige der 26 Übungen gemacht haben.

Unzählige Eltern, Großeltern, Lehrer und Schulleiter haben die Brain-Gym-Bücher gelesen, haben Kurse besucht und die Übungen in ihren Tagesablauf und in ihre Stundenpläne integriert. Dabei nutzen sie die „26" nicht nur, um damit die *Kinder* zu unterstützen, sondern auch zur Bewältigung ihres *eigenen* Stresses und zur Wiederherstellung ihrer *eigenen* Vitalität und Flexibilität. Das Schwierigste an dieser Arbeit besteht vielleicht darin, Neulingen zu vermitteln, wie einfach es ist, Lernen zu einer erfreulichen Erfahrung zu machen.

Drei einfache Leitgedanken für Lernen durch Bewegung

- *Kinder lernen von Natur aus durch Spiel und Bewegung.* Diese Aktivitäten fördern die Entwicklung grob- und feinmotorischer Fertigkeiten, die strukturiertes Denken ermöglichen.
- *Erfolgreiches Lernen beginnt mit dem bewussten Wahrnehmen von Ungleichgewicht oder Unstimmigkeit.* Auf eine solche Erfahrung folgen die Phasen des Ausprobierens, des Schaffens neuer Assoziationen im Gedächtnis und einer neuen Ebene des Gleichgewichts, auf der eine Aufgabe zum Abschluss gebracht und für künftige Situationen abgespeichert wird.
- *Lernende jeden Alters können einmal ins Stocken geraten und das Gefühl haben, „festgefahren" zu sein.* Dies geschieht dann, wenn der natürliche Drang, zu handeln und zu einem neuen Gleichgewicht zu finden, durch Stress, Verletzung oder Ängste gestört wird; spezielle Übungen wie unsere „26" können die Wiederherstellung des Bewegungsimpulses unterstützen.

Die Anfänge von Lernen durch Bewegung

Seit mehr als hundert Jahren betreiben Pioniere der Lernforschung und des sensomotorischen Trainings Studien, die sich in erster Linie an Kindern mit spezifischen Sprachstörungen orientieren, um zu beweisen, dass Bewegung messbare Auswirkungen auf das Lernen hat. Sie haben gezeigt, dass Bewegung für die Entwicklung von Babys und Kleinkindern von entscheidender Bedeutung ist, weil sie die Sinne weckt und das Gehirn entwickelt. Viele Eltern konnten aus diesen Erkenntnissen großen Nutzen für die Erziehung ihrer Kinder ziehen.

In den 1970er- und 1980er-Jahren mündete unsere intensive Beschäftigung mit diesen Forschungen in die Umsetzung dieser Informationen in schnelle, einfache, aufgabenspezifische Bewegungen, von denen jeder Lernende profitieren kann. Unser Ziel war es, Eltern ebenso wie Lehrern und Erziehern die Erfahrung zu vermitteln, wie sensomotorisches Lernen für optimales Wachstum und eine optimale Entwicklung sorgt – und zwar nicht nur in der frühen Kindheit, sondern während des ganzen Lebens.

Unsere Begeisterung für Lernen durch Bewegung wurde noch größer, als wir beobachten konnten, dass bestimmte Übungen für Stabilität und für Aktivierung von Muskelsystemen sorgten und dem koordinierten Einsatz von Händen, Augen und Gedanken buchstäblich den Weg „bahnten". *Ohne* derartige Bewegungserfahrungen können diese körperlichen Fertigkeiten von Wahrnehmung, Verhalten und Körperhaltung, die in einer Wechselbeziehung zum Lernerfolg stehenden, offenbar auch *jenseits* der individuellen Möglichkeiten eines Menschen liegen.

Zu der Zeit, als wir dann gemeinsam zu reisen und zu unterrichten begannen, stellten wir Überlegungen an wie die folgende: Wenn wir den Lernenden die Möglichkeit eröffnen könnten, die Talente und Fähigkeiten zu erkennen und zu internalisieren, die sie für *ihre* Art zu lernen benötigen, dann könnten diese Menschen ihre Zukunft unabhängig und selbstbestimmt leben. Wir erkannten, dass wir ein Lernkonzept anbieten konnten, das nur mit Händen, Herz, Geist und Bewegung arbeitete, ohne lästige Abhängigkeit von Unterlagen oder technischer Ausstattung. Daraus entwickelte sich unser Ziel, den Menschen dabei zu helfen, sich sensomotorisch zu erden und sich dadurch in einer sich rasant verändernden Welt positive Lebenserfahrungen zu verschaffen.

Die wichtigsten Anwendungsbereiche der *Educational Kinesiology*

Dieses Buch vermittelt Ihnen die zentralen Aspekte von Lernen durch Bewegung und wie Sie die „26" für sich selbst nutzen und sie anderen vermitteln können. Alles, was Sie hier finden, kann jedoch nur ein Einstieg in die Arbeit mit Brain-Gym und das umfassende Lernprogramm der *Educational Kinesiology* (abgekürzt Edu-K®) sein, das von *Brain Gym® International* angeboten wird. Edu-K® umfasst viel mehr als nur die 26 Brain-Gym-Übungen.

Das Wort *educational* stammt von dem lateinischen *educere* ab und bedeutet: herauslocken, anleiten oder entwickeln. Das Wort *Kinesiology* (deutsch: Kinesiologie) leitet sich von der griechischen Wurzel *kinesis* (Bewegung) ab und bezeichnet ursprünglich die Lehre von Mechanik und Anatomie im Zusammenhang mit den Bewegungen des Menschen. Die *Educational Kinesiology* ist demnach ein Programm, das Lernende in die Lage versetzen soll, sich mithilfe bewusster, gezielter Bewegungen ihr angeborenes Potenzial verfügbar zu machen.

Edu-K hilft den Menschen, Lernbereitschaft zu entwickeln, und fördert damit die Herausbildung der folgenden Hauptbereiche menschlicher Erfahrung:

- **Körperliche Fertigkeiten oder Aspekte des Lernens:** Dieser Begriff (für ein Edu-K-spezifisches Konzept) bezieht sich auf die sensomotorische „Mechanik", die die Basis jeder kognitiven schulischen Fertigkeit bildet.
- **Selbstregulierung:** Die Fähigkeiten, für sich selbst zu sorgen, Initiative zu ergreifen und sich selbst zu organisieren, werden am besten durch Bewegung und soziale Interaktion erlernt.
- **Strukturiertes Spiel:** Interaktionen mit anderen Menschen oder mit Gegenständen unter einem bestimmten Thema, das einen kreativen Kontext für die Entfaltung von Lernen durch bewusste Bewegung bereitstellt.
- **Symbolisches Denken:** Geistiger Verarbeitungsprozess, in dem man konkrete körperliche Erfahrungen dadurch wiedergibt, dass man sie in Wörter und Bilder umsetzt.
- **Ästhetische Wertschätzung:** Die Wahrnehmung von Schönheit und anderen sensorisch-emotionalen Werten, die in Bereichen wie Natur, Kunst und koordinierter Bewegung erfahren werden.

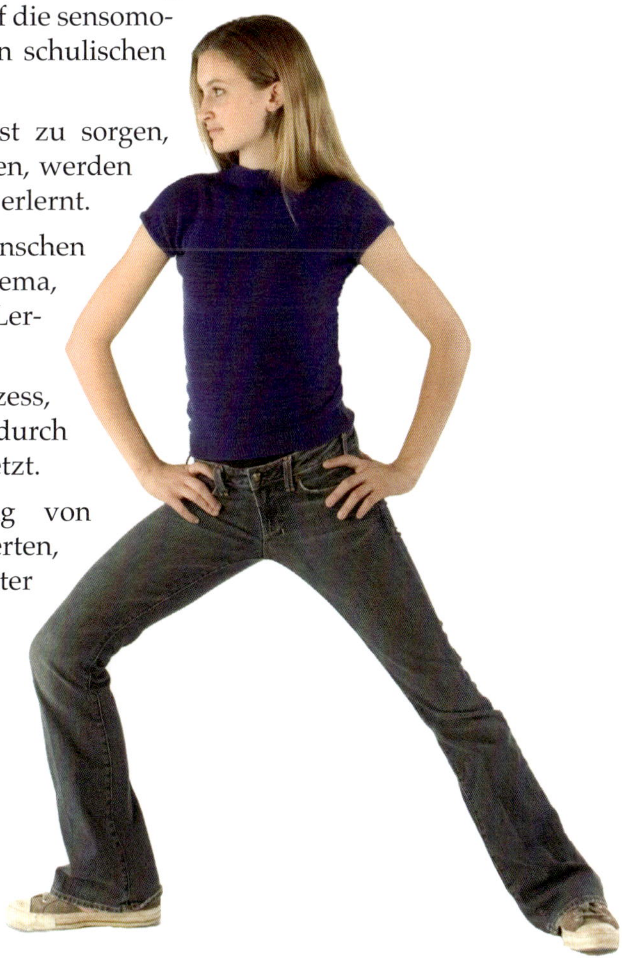

Dieses Buch gehört zu der Buchreihe, in der auch *Edu-K für Kinder* erschien, das die Dennison-Lateralitätsbahnung beschreibt, die 10-Minuten-Übungsfolge für alle, die mehr Freude an Bewegung haben wollen. (Die Brain-Gym-Übungen helfen zwar immer und jedem, ob alt oder jung, sein angeborenes Lernpotenzial besser zu nutzen, doch sind sie im Anschluss an die Dennison-Lateralitätsbahnung sehr viel effektiver.) Das kindgerechte Buch *Brain-Gym®* führt kurz in die 26 Übungen ein, die das Leben so vieler Menschen zum Besseren verändert haben; und die vorliegende überarbeitete Version unseres Bestsellers ist *das* umfassende Begleitbuch schlechthin für alle Brain-Gym-Anwendungen.

Über diese Neubearbeitung

Seit seinem Erscheinen im Jahr 1989 wurde das ursprüngliche *Brain-Gym®-Lehrerhandbuch* in mehr als zwanzig Sprachen übersetzt und spielt nach wie vor eine wichtige Rolle in Tausenden von Klassenzimmern, in denen Kinder zum Lernen mit Bewegung ermuntert werden.

Diese Neubearbeitung ist wie folgt aufgebaut:

Kapitel 1: Hier werden die theoretischen Hintergründe der physischen Voraussetzungen des Lernens, die für geistige Leistungsfähigkeit verantwortlich sind, im Einzelnen erörtert; es beschreibt, wie effektivere Selbstausrichtung, Bewegungskoordination und Aufmerksamkeit gleichzeitig zu Fortschritten in den einzelnen Schulfächern, im Sport und in anderen Lebensbereichen führen; hier findet sich auch ein Überblick über die verschiedenen Gehirnbereiche und ihren Bezug zu Bewegung, Wahrnehmung und Kognition, entsprechend der derzeit gültigen Lehrmeinung. (Diese Hintergrundinformationen stellen einen nützlichen Bezugsrahmen dar – die Wirksamkeit der Übungen hängt jedoch in keiner Weise vom theoretischen Verständnis dieser Zusammenhänge ab; es ist ohne Probleme möglich, direkt mit Kapitel 2 zu beginnen.)

Kapitel 2: Hier finden Sie einen Überblick darüber, wie die 26 Brain-Gym-Übungen so durchgeführt werden können, dass Sie unmittelbar davon profitieren; ein Schaubild des „Lern-Flows" gehört ebenso zu diesem Kapitel wie die Erläuterung der natürlichen Lernmuster und wie diese von Stress auslösenden Faktoren (etwa zu langes Sitzen und zu wenig Bewegung) beeinflusst werden.

Kapitel 3: Hier finden Sie Fotos junger Menschen, die die Brain-Gym-Übungen durchführen, sowie ausführliche Beschreibungen aller Übungen. Die 26 Übungen, von denen jede einzelne nicht mehr als eine Minute in Anspruch nimmt, werden nacheinander auf Doppelseiten vorgestellt. Im Anschluss finden Sie ferner eine Sammlung persönlicher Erfahrungsberichte zu jeder Übung, die deren Wirkungen in unterschiedlichsten Lernsituationen dokumentieren. (Darin erwähnte Namen von Kindern wurden geändert.) Zu diesem Kapitel gehört außerdem eine Erweiterung des beliebten Überblicks über die beim Arbeiten und Spielen relevanten Fertigkeiten, die Brain-Gym fördert.

Kapitel 4: Hier werden innovative Ideen für Eltern und Pädagogen vorgestellt, die dabei helfen sollen, die Übungen in den Tagesablauf einzubauen; ferner Anregungen und Hinweise für das Erstellen kurzer Unterrichtssequenzen, mit denen sich *die* körperlichen Fertigkeiten aufbauen lassen, die die Entwicklung bestimmter Kompetenzen für Lernen und Verhalten besonders gut voranbringen; außerdem ein Sechs-Punkte-Plan für das Erlernen der „26"; schließlich Lernspiele, Lerngeschichten und Vorschläge für musikalische Begleitung der Übungen.

Das Brain-Gym-Programm für Lernen durch Bewegung wurde speziell dazu entwickelt, die persönliche Entwicklung in den verschiedenen Lernbereichen zu fördern. Seine sanften Bewegungen entsprechen den Jüngsten und den Älteren von uns und ebenso allen Altersstufen dazwischen. Wir laden Sie ein, sich auf die Bewegungen und Übungen einzulassen, die in diesem Buch beschrieben werden, und mit uns die Freude am Lernen durch Bewegung zu feiern!

KAPITEL 1

Die körperlichen Voraussetzungen des Lernens

Nicht nur das Wissen davon, wie man sitzt, steht, läuft und geht, ist in das Zellgedächtnis unserer Muskulatur eingraviert, sondern auch das Wissen darum, wo im Raum wir uns befinden und wie wir uns mit Anmut bewegen können – und sogar, wie wir dabei etwas Schönes und Besonderes erschaffen können … Jede Zahl und jeder Buchstabe sind mit einer Bewegung verbunden und haben eine Form, die fühlbar und so in unserer Muskulatur kodiert ist, dass sie durch die Bewegung des Schreibens wiederholt und weiterentwickelt werden kann.

CARLA HANNAFORD

Wirkliches Lernen ist nicht ausschließlich ein geistiger Vorgang. Es ist mehr als das bloße Abspeichern und Wiederaufrufen von Informationen. Unser Gehirn erhält seine Informationen durch Bewegungen und Sinneswahrnehmungen, wahres Lernen ist daher das Ergebnis emotional aufgeladener und momenthafter sensomotorischer Ereignisse – es sind Momente der Neuorganisation von Nervenzellen, die uns die Freiheit verschaffen, etwas völlig Neues zu denken. Zum Lernen gehören immer auch körperliche Bewegungsmuster, angefangen bei den eher einfachen Dingen wie der Organisation der Muskulatur für das Sitzen oder Gehen bis hin zu den komplexen Aufgaben der Koordination von Augen, Ohren und Händen beim Schreiben.

In unserer hoch technisierten Gesellschaft hat praktisch jeder freien Zugang zu Informationen; es ist jedoch die Einheit von Fühlen und Kreativität und die Kapazität zu deren Umsetzung, die wahre Intelligenz ausmacht – es ist diese Kombination aus Bewegung und Wissen, die klares Denken und sinnvolles Handeln hervorbringt. Selbst denjenigen von uns, deren Bewegungsfähigkeit eingeschränkt ist, ist es möglich, durch Aktivierung der motorischen Nervenbahnen über minimale oder visualisierte Bewegungen etwas Neues zu lernen (siehe Koester 2010; Masgutova und Curlee 2007).

Reflexmuster – Bausteine für die Fertigkeiten der Orientierung

Die 26 Brain-Gym-Übungen wurden entwickelt, um Lernenden auch im Falle einer Blockade in ihrem Bewegungsrepertoire den Zugang zu den angeborenen Fertigkeiten der Orientierung zu ermöglichen. Wohlgemerkt: Die Wirksamkeit der Übungen hängt *nicht* vom Verständnis der kindlichen Entwicklung ab; die Hintergrundinformationen in diesem Kapitel sind für diejenigen gedacht, die *mehr* über die Beziehung zwischen Bewegung und Verstandestätigkeit wissen wollen, auf der diese Arbeit aufbaut.

Durch Bewegung entwerfen Kinder eine innere Landkarte, mit deren Hilfe sie sich orientieren, mit der Welt in Verbindung treten und aus sich selbst heraus lernen können. Je nach der Genauigkeit der physischen Bezugspunkte, aus denen sich diese „Landkarte der Bewegung" zusammensetzt, kann diese die Stabilität und die räumliche Orientierungsfähigkeit des Kindes fördern oder beeinträchtigen. Aus entspannter Bewegung und Spiel entwickelt sich eine zentralisierte Bewusstheit, die auf der Ausrichtung des Körpers in der Schwerkraft, auf Gleichgewicht und Aufmerksamkeit gründet.

Die „Landkarte" bildet sozusagen die Kulisse, den Hintergrund, den strukturellen Rahmen für alle Handlungen des täglichen Lebens; daneben sorgt sie für räumliche Orientierung, für Leichtigkeit der Bewegungen und stellt die Grundlage für künftige feinmotorische und sprachliche Fertigkeiten zur Verfügung. Frühkindliches Spiel entwickelt die Fertigkeiten, die die Einzelheiten dieser Landkarte ausmachen; es schafft außerdem die körperliche Intelligenz, die kognitive Sprünge möglich macht. Ohne solche realen Bezugspunkte auf der Landkarte ist ein Teil der Aufmerksamkeit des Lernenden immer auf der Suche nach Orientierung und steht nicht für das Lernen selbst zur Verfügung.

Fachleute auf dem Gebiet der kindlichen Entwicklung und der Wahrnehmungsmotorik wie Jean Ayres (2005), Sally Goddard Blythe (2005; 2009), Ann Hoopes und Stanley Appelbaum (2009), Carol Stock Kranowitz (1998) und Nancy O'Dell und Patricia Cook (2004) haben spezifische Reflexe und Bewegungssequenzen identifiziert, mit denen Kleinkinder sich weiterentwickeln, bevor sie komplexere, erlernte Bewegungsmuster integrieren. Diese Reflexmuster sind in allen Kulturen gleichermaßen anzutreffen, sie sind allen Kindern angeboren. Im Idealfall bewegt ein Kleinkind in seinem ersten Lebensjahr seinen Körper frei im dreidimensionalen Raum, ohne Einschränkung durch Kindersitze oder ähnliche Hindernisse, sodass sich seine mehr als 650 Muskeln ausgeglichen entwickeln können; dabei macht das Kind breit gefächerte dreidimensionale Erfahrungen.

Während ein Kind sich bewegt, ahmt es die Menschen in seiner Umgebung nach und sammelt und speichert dabei eine unglaubliche Menge an Informationen über mögliche Beziehungen zwischen Händen, Augen, Hüften, Schultern und der Mittellinie; aus diesen Informationen entwickeln sich Muster für die Körperhaltung und das Kind fügt sie zu seiner „Landkarte" der Bewegungen hinzu. Wird dieser Reifungsprozess nicht durch Verletzung, Krankheit, emotionalen Stress, mangelhafte Ernährung oder körperliche Beschränkungen unterbrochen, so wird das Kind jeden wachen Augenblick damit verbringen, nach neuen Wegen für das Beherrschen seiner Fähigkeiten im Kontext von Raum und Schwerkraft zu suchen. Diese frühe Entwicklung bestimmter Bewegungsmuster (sich drehen, greifen, gehen, hören, sehen …) findet in eng begrenzten „Zeitfenstern" statt, sodass die Erwartungen an die integrierende Wirkung von Bewegung nicht immer zwingend erfüllt werden. Verpasst ein Kind entscheidende Entwicklungsschritte, so kann es durch spielerische Anwendung der „26" auch noch zu einem späteren Zeitpunkt Zugang zu Fertigkeiten wie Balance, Fortbewegung oder sensomotorische Koordination erhalten.

Niemand hat die Schönheit, die filigrane Natur und das aufeinander abgestimmte Gleichgewicht der kindlichen Entwicklungsschritte und ihren Bezug zum Sehen besser beschrieben als Arnold Gesell (2008, S. 46), dieser große Pionier auf dem Gebiet der kindlichen Entwicklung, der bereits im letzten Jahrhundert auf Folgendes hingewiesen hat: „Das Netzwerk von (Nerven-) Fasern und Muskelfasern … ist so ausgeklügelt, dass es nicht Stück für Stück aufgebaut werden kann, sondern wie ein komplexes Gewebe gewoben und verwoben werden muss. Beuge- und Streckmuskeln müssen in ein wechselseitiges Gleichgewicht gebracht werden. Unilaterale, bilaterale und über Kreuz angelegte Muskelgruppen müssen harmonisiert werden … Dies erfordert einen komplizierten Prozess aus Kreuznähten und Verflechtungen, ein vielfaches Verweben, das weit voneinander entfernt liegende und unmittelbar nebeneinanderliegende Muskelgruppen miteinander verknüpft. Und so werden die Augen schließlich in die Sphäre des Axialsystems gebracht."

Durch Spielen wird die Landkarte der Bewegung vervollständigt

Vom allerersten Spiel seines Lebens an lernt ein Kind, die sensorischen Informationen mit drei primären Bewegungsfertigkeiten zu koordinieren: mit der Balance, der Fortbewegung und der sensomotorischen Koordination. Während das Kind heranwächst, verbinden sie sich miteinander, um die körperlichen Voraussetzungen des Lernens zu schaffen, und bilden auf der Ebene von Wahrnehmung, Verhalten und Körperhaltung die Entsprechungen zu den abstrakten intellektuellen Fertigkeiten. Das Kind ist ständig auf der Suche nach seinem Gleichgewicht in der Schwerkraft; dabei orientiert es sich mit seiner Aufmerksamkeit an einem bestimmten Punkt oder Fokus, an einem Licht, einer Rassel, einer Stimme oder einem Gesicht, und es ist fasziniert davon, Gegenstände zu betasten oder in den Mund zu stecken. Sind diese Rahmenbedingungen erfüllt, so können alle Kleinkinder aus dieser Phase der sensorischen und motorischen Entwicklung, die noch dazu mit dem Erwerb der Sprache einhergeht, den vollen Nutzen ziehen. Leider ist das nicht bei allen Kindern der Fall.

Die kleine Carla ...

findet Stabilisierung in dem Gefühl des Verbundenseins, das ihr durch Stimme und Geruch ihrer Mutter, durch Wärme und Festigkeit der väterlichen Schulter, die Sicherheit, gehalten zu werden, oder auch durch ihren eigenen Impuls vermittelt wird, ihren Kopf zum ersten Mal aufrecht zu halten, während sie ihr Gleichgewicht ständig neu justiert. Liegt sie auf dem Bauch oder rollt sie sich vom Bauch auf den Rücken und vom Rücken auf den Bauch, so werden ihre Bewegungen hauptsächlich von der zentralen Mittellinie aus initiiert. Schaukelt sie vor und zurück oder verlagert ihr Gewicht von einer Seite zur anderen, so wird die vertikale Körpermittellinie zur Achse der Auf- und Ab- sowie der Rotationsbewegungen und stellt ihr eine symmetrische Ganzkörperschablone für ihre Stabilität zur Verfügung. Diese Bewegungen helfen Carla dabei, eine ausgeglichene Beziehung zwischen den gegenüberliegenden Schultern und Hüften herzustellen, die Kernmuskulatur des Rumpfes zu stärken, die für die Körperhaltung zuständig ist und im Idealfall all ihre Bewegungsmuster organisieren sollte, wohingegen eine Stressreaktion Energie in ihre Arme und Beine lenken würde, also von der Körpermitte weg.

Kindliche Bewegung ist kindliches Spiel. Der Wunsch, sich zu beteiligen, fordert zum Handeln auf. Carla entwickelt nun die Fähigkeit, sich vorwärts- und damit auf das zuzubewegen, was ihr Interesse auf sich zieht; dabei wird die Wechselbeziehung zwischen ihren verschiedenen Muskelsystemen erkennbar. In ihrer unendlichen Neugier wird sie schaukeln und rutschen und irgendwann in der Mitte ihres ersten Lebensjahres wird sie damit beginnen, Arme und Beine im Überkreuzmuster zu bewegen, das sie zum Kriechen und Krabbeln befähigt. Ihre Aufmerksamkeit auf etwas zu richten bedeutet für Carla, sich zu bewegen – ihre Augen, ihren Kopf, ihre Hände, den ganzen Körper.

Beim Erforschen von Oberflächen, Farben und Formen in ihrem Umfeld (auf dem Bauch liegend oder im Sitzen) bewegt sie ihre Gliedmaßen diagonal, kreuzt dabei ihre Körpermittellinie und streckt ihre Arme und Hände aus ihrem Schultergürtel heraus frei einer Sache entgegen. Auch hier dient ihr die Körpermittellinie als zentraler Bezugspunkt, in diesem Fall, um visuelle, akustische und taktile Stimuli zu lokalisieren: Sie entwickelt ihre feinmotorischen Fertigkeiten zur Koordination sensomotorischer Informationen unter Einsatz beider Augen, Ohren und Hände, um so Gegenstände im Raum ausfindig zu machen. Wenn sie auf ein Ziel zukrabbelt, hält sie den Kopf erhoben; diese Körperhaltung unterstützt die Entwicklung der Muskelspannung in Armen, Beinen und Nacken sowie in der Kernmuskulatur und bildet die Grundlage für das zukünftige ausgereifte beidäugige Sehen.

In ihren ersten sechs Lebensmonaten lernt Carla schließlich, ihre Auf- und Ab-, Vor- und Zurück-Bewegungen sowie die Bewegungen von einer Seite zur anderen mithilfe einer Hierarchie von Reflexen zu koordinieren; dabei baut jedes Bewegungsmuster auf dem vorangegangenen auf. Das stabile Gleichgewicht, Voraussetzung für die Leichtigkeit jeder funktionalen Bewegung, wird nicht nur die Entwicklung ihrer Aufmerksamkeit, ihres Muskeltonus und ihrer Orientierung unterstützen, sondern ihr auch einen zentralen Bezugspunkt für die feinmotorischen Fertigkeiten der Richtungsbestimmung zur Verfügung stellen.

Später erlaubt diese Stabilisierung der Vestibular- oder Gleichgewichtsfunktion Carla, sich auf ihren Füßen vorwärtszubewegen; ihre Bewegungen auf beiden Körperseiten werden dann von der Kernmuskulatur des Rumpfes ausgehen und sie tritt in eine neue Phase der Ausrichtung ihrer Körperhaltung an der Mittellinie ein. Die Stabilität ihrer Kernmuskulatur verhilft ihr zu entspannten Schultern und Hüften und sorgt dafür, dass ihr Rumpf sich frei um die vertikale Achse ihrer Wirbelsäule drehen kann. Dann nutzt sie ihre Augen als „Team" und hält ihren Kopf – auch wenn sie ihn dreht, um zuzuhören – über ihrem Rumpf zentriert; sie bewegt ihn symmetrisch, ohne ihn schief halten zu müssen.

Sensomotorisches Lernen schafft Assoziationen für Erinnerungen

Manche Eltern sind sich vielleicht nicht darüber im Klaren, dass ihre Kinder bereits im Säuglings- und Kleinkindalter ihr Gehirn ausbauen, indem sie ein Orientierungssystem und Bewegungsfertigkeiten entwickeln, die später ihre schulischen Fähigkeiten unterstützen. Erfahrene und kundige Betreuungspersonen hingegen nutzen Bewegung und Spiel, um den Kindern zu helfen, sich ihre angeborene Intelligenz zu erschließen. Bewegung befruchtet das natürliche, lebenslange Abenteuer Lernen. So ist auch ein Vorschulkind bereits in der Lage, die Welt global in sich aufzunehmen, ihre Bedeutung zu erfassen und sie neu zu erschaffen; Schulkinder integrieren Lernen durch Bewegung (das nicht abstrakt ist, sondern sich an allen Sinnen orientiert) mit Leichtigkeit und haben damit bereits den Schlüssel für ihre sprachlichen Fähigkeiten in der Hand. Bereiten sich die Muskeln dagegen auf eine Kampf-oder-Flucht-Reaktion vor, so führen Anspannung oder Einschränkungen zu Stress, fehlendem Verständnis und schlechterem Lernen.

Das menschliche Gehirn ist so beschaffen, dass es neue Information über die Sinne aufnimmt. Schafft der Lernende sich ein Assoziationsfeld, so kann er mit jedem neuen Ereignis interagieren, er sortiert und identifiziert es (mithilfe des Kurzzeitgedächtnisses), vergleicht es mit früheren Assoziationen (mithilfe des Arbeitsgedächtnisses), wendet es an und integriert es so in die Struktur, die er der Welt gegeben hat (mithilfe des Langzeitgedächtnisses). Dieses Ordnen der Welt im Erinnerungsspeicher benötigt Bewegung und sensorische Informationen, damit stabile Bezugsgrößen vorliegen. Die visionäre Pädagogin Maria Montessori bemerkte dazu: „Unsere Sinne sind die Erforscher der Welt und öffnen uns den Weg zum Wissen." (1995, S. 167)

Das Verarbeiten von Erinnerungen findet auf drei Ebenen statt:

- ***Sensorische Erinnerung*** (aktuelle Informationen durch sensorische Rückmeldungen)
- ***Kurzzeit- oder Arbeitsgedächtnis*** (zeitlich begrenztes Abspeichern, das von kurzer Aufmerksamkeit bis zum gleichzeitigen Aufbewahren verschiedener Informationsabschnitte für künftige Assoziationen reicht)
- ***Langzeitgedächtnis*** (Abspeichern für den Zeitraum einiger Minuten oder eines ganzen Lebens)

Die Entwicklungspsychologin Jane Healy stellt fest, dass sensorische Informationen von Kindern als Erstes aufgenommen und verarbeitet würden. (2004, S. 233) Sie seien die Vorläufer für jede weitere Erinnerung und, wie sie es ausdrückt, der einzige Bereich des Gedächtnissystems, der bei kleinen Kindern ebenso effektiv funktioniere wie bei Erwachsenen.

Bedeutung ist sowohl für die Aufmerksamkeit wie auch für die Erinnerung von grundlegender Wichtigkeit. Je größer die Bedeutung von neu Gelerntem, umso größer ist die Wahrscheinlichkeit, dass es ins Langzeitgedächtnis übernommen wird. Damit neu Gelerntes behalten werden kann, muss es mit dem bereits Gelernten sinnvoll verknüpft werden. J. Healy beschreibt diesen Prozess, mit dem alles Gelernte internalisiert werde, wie folgt: Kinder nutzten viele Kanäle, um viele kleine Teile zu speichern; die *Bedeutung* jedoch sei der „Zement" für das ganze System. (2004, S. 232)

Erinnerungen, die auf Bewegung und Sinneswahrnehmungen basieren und an so konkrete Sinnesfunktionen wie Sehen, Hören und Berührung gekoppelt sind, können viel eher behalten werden. Dieses erneute Abrufen fällt umso leichter, je besser ein Eindruck durch Wiederholen des sensorischen Erlebnisses im Arbeitsgedächtnis präsent gehalten wird.

Ohne die Fähigkeit, etwas zu speichern und wieder abzurufen, kann Lernen nicht stattfinden. *Lernen kann sogar als das Schaffen bedeutungsvoller Erinnerungen zur Speicherung und künftigen Anwendung verstanden werden.* Man braucht Kindern nicht beizubringen, wie sie denken und sich etwas merken sollen. Sie verknüpfen Bewegungserfahrungen mit einem abstrakten Thema und setzen so ihre mitgebrachte Fähigkeit zu natürlichem Lernen um, die darin besteht, mit ihrer Umgebung zu interagieren. Lehrer und Erzieherinnen, die mit Bewegung und Spiel arbeiten, fördern diese natürlichen Veranlagungen zutage, indem sie die mit dem Lernprozess verbundenen körperlichen Fertigkeiten vermitteln und so den Kindern helfen, mit ihren Sinnen verbunden zu bleiben. Sind Kinder entspannt und verspielt, so ist ihr System der Sinneswahrnehmungen aktiv und (nicht nur am Rande) an ihrem Lernen beteiligt; und sie reagieren mit aufmerksamer Neugier.

Bedenkt man, welches Lernpensum von Kleinkindern bewältigt wird und wie wenig „Unterricht" dafür notwendig ist, so wird schnell klar, dass die Entwicklung kognitiver Fähigkeiten mit dem Erleben von Bewegung und Spiel einhergeht. Die Aufgabe von Eltern oder Erziehern besteht darin, eine sichere Umgebung zu schaffen, in der dieses natürliche Bewegungsvermögen das Wachstum langfristig unterstützen kann. Beim Spielen, Singen und beim Erproben der Sprache zeichnen die Lernenden ihre eigene Landkarte der Bewegung aus Erinnerungen und Eindrücken. So entstehen auf dieser Landkarte eine Struktur und ein Kontext für künftiges Lernen.

Bewegen, Wahrnehmen, Erkennen und die verschiedenen Gehirnzentren

Mittlerweile beginnen Eltern und Lehrer zu verstehen, dass man Kindern, indem man sie Lesen und Schreiben lehrt, visuelle, auditive und motorische Gewohnheiten vermittelt, die sie ihr Leben lang begleiten. Die 26 Brain-Gym-Übungen können Kindern dabei helfen, ihre Bewegungen in einem allmählichen Prozess (der auch für sprachliche Fertigkeiten wie Lesen, Schreiben, Zuhören und Sprechen wichtig ist) zu verfeinern und zu differenzieren, damit sie ihren Körper zur Kontrolle der grobmotorischen Funktionen und zum Einsatz ihrer feinmotorischen Geschicklichkeit einsetzen können. Aber es sind nicht nur die Kinder, sondern Menschen jeden Alters, die mithilfe der „26" ihre Bewegungslandkarte für Stabilität, Fortbewegung, Hand-Augen-Koordination und viele ähnliche Fertigkeiten weiterentwickeln können.

Das menschliche Gehirn ist ein weitverzweigtes Netzwerk, das ständig wächst und sich seinem Lernumfeld anpasst. Es gewinnt seine Informationen aus Erfahrungen und bringt diese in Form von Erwartungen oder Vorhersagen darüber, was aufgrund der bereits gesammelten Erfahrungen wahrscheinlich ist, in spätere Aktivitäten ein. Falls es stimmt, dass wir das lernen, was wir leben, so ist auch richtig, dass wir leben, was wir lernen. Inzwischen wissen wir, dass das Gehirn über eine Art „biologischen Imperativ" verfügt, der es uns ermöglicht, zu überleben und uns anzupassen; Menschen können erst dann kreativ werden und sich ausdrücken, wenn diese grundlegenden Voraussetzungen erfüllt sind. Neue Nervenbahnen im Gehirn werden dann geschaffen, wenn Ziele gesetzt und Bewegungsmuster ausgewählt werden, nach denen dann gehandelt wird.

Vier Pioniere der Neurowissenschaften zählen heute zu den Fachleuten, die die dynamische Schnittstelle zwischen verschiedenen Gehirnbereichen und deren Bezug zum Lernen beschreiben. Elkhonon Goldberg ist klinischer Neuropsychologe und forscht auf dem Gebiet der kognitiven Neurowissenschaften; er unterrichtet außerdem Neurologie an der *New York School of Medicine* und leitet das *Institute of Neuropsychology and Cognitive Performance.* Der Psychiater und Neurowissenschaftler Bruce Perry ist Ehrenmitglied der *ChildTraumaAcademy.* Daniel Amen ist Mitglied der *American Psychiatric Association* und medizinischer Direktor der *Amen Clinics, Inc.*, wo die Wissenschaft von den bildgebenden Verfahren für das Gehirn in der klinischen Praxis angewandt wird. Der verstorbene Neurowissenschaftler Paul MacLean, der das *Laboratory of Brain Evolution and Behavior* am *National Institute of Mental Health* in Maryland leitete, war ein früher Befürworter ähnlicher Ansichten. Und in seinen Veröffentlichungen vertritt John Ratey, Professor für Psychiatrie an der *Harvard Medical School*, eine Auffassung vom Gehirn, die damit ebenfalls vereinbar ist.

Jede Kategorisierung menschlicher Erfahrungen kann nur eine Vereinfachung sein; einfache Konstrukte sind dennoch nützlich. Die nachfolgende Übersicht über die wichtigsten Gehirnregionen zeigt, dass *reflexive Bewegungsmuster* fest in uns angelegt sind, um unser Überleben zu sichern, dass bestimmte *Fertigkeiten* jedoch erlernt und eingeübt werden müssen, um auf unserer Landkarte der Bewegung zu automatisierten Mustern zu werden. Die Funktionen der Gehirnregionen reichen von den primitiven Reflexen bis zu den höchsten Ebenen geistigen Erkennens. Die Kerngedanken und zentralen Ideen, die im Folgenden aus den Veröffentlichungen der oben genannten Experten zusammengestellt sind, erklären die Zusammenhänge zwischen den verschiedenen Gehirnregionen und dem Prozess des Lernens:

Der Hirnstamm

Zum Hirnstamm, der für alle autonomen Funktionen zuständig ist, gehört auch das Kleinhirn, das alle von Reflexen gesteuerten, sensorischen, nichtkognitiven Überlebensmuster sowie alle neu erlernten Muster reguliert oder abstimmt (laut Edu-K setzt die Landkarte der Bewegung sich aus diesen Mustern zusammen), darunter die Fortbewegung und Bewegungen zur Orientierung, Rhythmus und Gleichgewichtsgefühl sowie die autonomen Funktionen für die Steuerung von Atmung, Herzschlag und Muskeltonus. Der Hirnstamm benötigt für sein Funktionieren die ständige Kommunikation mit dem limbischen System, von dem ihm ein Gefühl von Sicherheit oder die Notwendigkeit von Kampf oder Flucht übermittelt werden.

Durch das Wiederholen von Bewegungen, Geräuschen und Eindrücken sorgt der Hirnstamm für die *körperliche Balance*, für einen Bezugsrahmen und für motorische Muster, die sämtliche kognitiven, abstrakten Prozesse der Informationsverarbeitung unterstützen. Beispiele für solche Muster sind das Gehen, das Stehen und Sitzen, das Schreiben mit der Hand, das Sprechen einer Sprache und das routinemäßige Erinnern von Elementen wie Zahlenkombinationen und Tempi in der Musik. – Die Brain-Gym-Übungen helfen Kindern erkennbar, ihre körperliche Stabilität und die Ausrichtung ihrer Körperhaltung ebenso zu verbessern, wie sie die sensomotorischen Funktionen unterstützen, die für Denken höherer Ordnung benötigt werden.

Das limbische Mittelhirn

... ist das Zentrum für Gefühle und Selbstkontrolle – hier werden die Assoziationen hergestellt, mit denen bereits erlernte Informationen und Bewegungsmuster wieder abgerufen werden können. Sind wir aktiv an Spiel und Interaktion mit Gegenständen oder mit anderen Menschen beteiligt, so speichert das Mittelhirn Eindrücke, mit denen es das Gedächtnis unterstützt; außerdem sorgt es für die *emotionale Balance*, die für Organisation, Planung, Ausrichtung und Reihenfolge gebraucht wird. Das Mittelhirn organisiert Gefühle und Assoziationen so, dass die Vergangenheit in einen Bezug zur Gegenwart gesetzt wird, und unterstützt damit die Erkenntnisprozesse. Seine Amygdala, die ständig nach Gefahren Ausschau hält, gibt dem Hirnstamm Rückmeldung darüber, ob eine Notwendigkeit für Kampf-oder-Flucht-Reaktionen vorliegt, an denen die grobmotorischen Reflexe des Hirnstamms für Laufen oder Kämpfen beteiligt sind; dafür wird die feinmotorische Kontrolle aufgegeben, die für Fertigkeiten wie Lesen und Schreiben zuständig ist.

Soll uns Lernen leicht fallen, so muss es möglich sein, dieses Reflexsystem zu hemmen, wenn es nicht gebraucht wird; dies verschafft den grobmotorischen Bewegungen Entspannung und Stabilität und uns eine sichere Umgebung für den Einsatz von Händen und Augen. – Die Brain-Gym-Übungen helfen Kindern, sowohl Gleichgewicht und Koordination zu verbessern als auch die damit in Bezug stehenden Entsprechungen in (Körper-) Haltung und Verhalten, die an emotionale Stabilität geknüpft sind.

Der Neokortex

..., zu dem die linke und die rechte Gehirnhemisphäre gehören, ist der Ort unserer kognitiven Aktivität, das heißt sämtlicher umfassender, räumlicher, logischer und linearer Prozesse für die rationale und sprachliche Informationsverarbeitung und die Wahrnehmung von Bedeutung. Hier findet die Kodierung und Dekodierung symbolischer Gedanken für Kommunikation und verbalen Ausdruck durch sensomotorische Koordination statt, die durch aktives Zuhören, Lesen, Sprechen und Schreiben erzeugt wird. Werden vom limbischen System Assoziationen zwischen neuen und bereits gespeicherten Informationen hergestellt, kann neues Lernen so festgeschrieben werden, dass in einem kontinuierlichen Lernzyklus immer wieder darauf zugegriffen werden kann.

Die Brain-Gym-Übungen fördern erfahrungsgemäß kognitive Funktionen, indem sie die sensomotorischen Muster des Sehens, Hörens und Bewegens ansprechen, die für Informationsverarbeitung erforderlich sind.

Der präfrontale Kortex

... ist in den Stirnlappen des Neokortex angesiedelt; sie sind das Zentrum für die „Regie“ im Gehirn und für Kreativität, für das Treffen von Entscheidungen, für geplante Fortbewegung und andere gezielte Bewegungen sowie das Lesen sozialer Kodes. Der präfrontale Kortex steuert Sprechen und Sprachverständnis und nimmt die Feinabstimmung der Verbindungen zu den sensomotorischen Funktionen wahr; damit ist er der Bereich des Bewusstseins und der bewussten Wahrnehmung. Er ist die Instanz für Verständnis, Vorausschau und Vorstellung verschiedenster Szenarien, legt Nervenbahnen für immer neue Lernzyklen in allen anderen Gehirnbereichen an und verknüpft diese mit den bereits bestehenden Bahnen. – Die Brain-Gym-Übungen erleichtern hier *Fokussieren*, Altruismus und ein Denken, das den jeweiligen Kontext miteinbezieht.

Orientierung entsteht aus Bewegung und Sinneswahrnehmungen

Im Folgenden finden Sie eine Zusammenstellung der drei primären Bewegungsarten, die zu den körperlichen Voraussetzungen für das Lernen beitragen, und der damit in Beziehung stehenden Brain-Gym-Übungen. Diese drei Bewegungskategorien arbeiten zusammen – und zwar um die vertikale Körpermittellinie herum, an ihr entlang und sie überquerend – und sorgen so für die räumliche Orientierung, die die für Aufmerksamkeit erforderliche Flexibilität möglich macht.

1. **Fertigkeiten der Organisation / Stabilisierung**: In diese Kategorie gehört das statische Gleichgewicht für die aufrechte Körperhaltung, wie es für das Halten des Kopfes oder das Stehen auf einem Bein benötigt wird, ebenso wie die dynamische Balance, wie sie etwa für das Laufen erforderlich ist. Auch Bewegungen, die wir machen, wenn wir nach etwas greifen, uns beugen, strecken, etwas heben oder tragen oder wenn wir drücken, ziehen, drehen, wenden oder uns schnell um uns selbst drehen gehören zu den Fertigkeiten dieser Kategorie, denn sie sind die Vorbereitung für Planung, Organisation und das Anordnen von Dingen. Die Brain-Gym-*Energieübungen* bauen die Fertigkeiten auf, die uns die Beantwortung der Frage ermöglichen: „Wo ist es (in Bezug zu mir)?“ Soziale / kognitive Stabilität für das Lernen in einer Gruppe setzt die Fähigkeit voraus, zu spielen und auch zur Ruhe kommen zu können. Die Brain-Gym-Übungen zum *Fördern positiver Einstellungen* bauen die Fertigkeiten auf, die uns die Beantwortung der Frage ermöglichen: „Wo bin ich in Bezug zu allem anderen?“ Bewegung benötigt einen stabilen Bezugspunkt, deshalb ist Stabilisierung die Grundlage für die anderen beiden Gruppen von Fertigkeiten.
2. **Fertigkeiten des Fokus / der Beteiligung für die Fortbewegung:** Hier sind Aktivitäten wie Krabbeln, Gehen, Laufen, Springen, Sprünge machen, Klettern, Hüpfen, Hopsen und Sichabstoßen angesiedelt, die uns auf die höheren kognitiven Fähigkeiten wie Vorausdenken, Verständnis und ausdauernde Aufmerksamkeit vorbereiten. Die Brain-Gym-*Längungsbewegungen* entwickeln die Fertigkeiten, die uns die Beantwortung der Frage nach dem Raum ermöglichen, also: „Wo bin ich (im Raum)?“
3. **Fertigkeiten der Kommunikation / der Verarbeitung für sensomotorische Koordination:** Hierzu gehören Aktivitäten wie Schauen, Zuhören, einen Gegenstand in der Hand halten und ihn loslassen, Werkzeuge benutzen, Malen, Schreiben, eine Schere benutzen, Zahlen und Buchstaben formen ebenso wie einen Ball werfen, treten, hüpfen lassen oder fangen. Die Brain-Gym-*Mittellinienbewegungen* entwickeln die Fertigkeiten, die uns die Frage nach dem Sortieren und Kategorisieren beantworten helfen, also: „Was ist es?“

Die vier Bewegungskategorien im Brain-Gym®-Programm und die damit verbundenen Funktionen

Die Brain-Gym-Übungen sind in vier Kategorien unterteilt – Energieübungen, Übungen zum Fördern positiver Einstellungen, Längungsbewegungen und Mittellinienbewegungen; diese entsprechen den drei Primärbewegungen, die jeder Menschen erlernt: Balance/Stabilisierung, Fortbewegung und sensomotorische Koordination. Diese drei Bewegungsarten, die die körperlichen Voraussetzungen für das Lernen bilden, arbeiten zusammen und sorgen so für die räumliche Orientierung, die es uns ermöglicht, mit unserer Aufmerksamkeit flexibel auf die drei Richtungsfelder zu reagieren: vorwärts – rückwärts, links – rechts, auf – ab . Sie unterstützen auch die körperlichen Mechanismen, die an den drei wichtigsten Funktionsbereichen beteiligt sind:

- **Organisation** (auf – ab): **„Energieübungen"** zur Zentrierung und Ausrichtung; für Planung, Schaffen einer Ordnung und einer Reihenfolge. **„Übungen zum Fördern positiver Einstellungen"** für Entspannung, für psychische und körperliche Stabilisierung und um zur Ruhe zu kommen; für die Fähigkeiten, zu teilen und zu spielen, für Kooperation und sensorische Erinnerungen.
- **Fokus** (vor – zurück): **„Längungsbewegungen"** für das Lösen von An- und Verspannung, damit Handeln wieder möglich wird; zur Fokussierung, für Verständnis und die Fähigkeit, sich selbst auszudrücken und Initiative zu ergreifen.
- **Kommunikation** (links – rechts): **„Mittellinienbewegungen"** zur Förderung der sensomotorischen Koordination sowie der Informationsverarbeitung für Lesen, Schreiben, Zuhören und Sprechen.

Diese drei Funktionsebenen ermöglichen es dem Lernenden, bewusst wahrzunehmen, wie er sich am besten durch eine ihm gestellte Aufgabe „bewegt". Um Organisation/Stabilisation geht es zum Beispiel bei der Frage, ob jemand sich in seinen Unterlagen zurechtfindet und seine Gedanken so stabilisieren kann, dass er mit von oben nach unten verlaufenden Informationen arbeiten kann, wie sie zum Beispiel beim Addieren einer Zahlenkolonne vorkommen. Bei Fokus/Beteiligung heißt die Frage: Kann er sich leicht und ohne Zurückhaltung vorwärtsbewegen, um sich an einem Spiel zu beteiligen, und kann er sich auch zurückhalten, wenn es angemessen ist, bis er sieht, dass es sicher für ihn ist, sich zu beteiligen? Bei Kommunikation/Verarbeitung stellt sich die Frage, ob jemand die vertikale Mittellinie überqueren kann, wie es für das Drehen des Kopfes und das Zuhören oder für das Bewegen von Augen und Hand von links nach rechts (beim Lesen und Schreiben) notwendig ist.

Die Energieübungen und die Übungen zum Fördern positiver Einstellungen – Organisation, Stabilität, sensorische Erinnerungen

Am Ende eines Brain-Gym-Kurses in einer Schule erhielt ich von einer Lehrerin die Rückmeldung darüber, wie die Energieübungen ihren Schülern halfen, ihre Bewegungen zu stabilisieren und sich strukturell besser zu organisieren. Ihre Schlussfolgerung lautete: „Brain-Gym erlaubt es uns, zu spielen und Beziehung herzustellen."

Der menschliche Körper ist so beschaffen, dass er sich in der Schwerkraft an der Mittellinie ausrichten will. Die Energieübungen wenden sich an unsere Fähigkeit, in der Schwerkraft unseren Mittelpunkt zu spüren, wenn wir die stabilisierende Mittellinie zwischen den oberen und unteren Bereichen unseres Körpers überqueren oder uns von der zentralen Körperachse aus bewegen, etwa wenn wir uns nach links oder rechts drehen. Die „26" unterstützen die Fertigkeiten, die notwendig sind, damit wir beim Stehen das Gleichgewicht halten und unseren Körper angemessen ausrichten können. Leichtigkeit der Bewegungen und die Entscheidung darüber treffen zu können, welche Richtung einzuschlagen ist (beides ist für Lesen, Schreiben und Rechnen erforderlich), diese Fähigkeiten sind von einem solchen stabilen Bezugspunkt abhängig.

Die Kinesiologin und Biomechanik-Expertin Katy Bowman (2009, S. 1), Urheberin des Programms *Aligned and Well*™ und Autorin eines in Kürze erscheinenden Buches über Frauengesundheit, sagt dazu: „Für eine Wissenschaftlerin ist es sehr viel leichter, mit der Ausrichtung des Körpers an der Mittellinie zu arbeiten als mit der Körperhaltung. Die Ausrichtung ist objektiver einzuschätzen und leicht zu erfassen … Die beste Ausrichtung ist die, die die Hebel der Knochen in eine Position bringt, aus der heraus die Muskulatur die bestmögliche Kontrolle ausüben kann. Vom Standpunkt unserer

Muskeln bedeutet Ausrichtung, dass weniger *mehr* ist: weniger unangemessene Kraft in den Gelenken; weniger Druck (= Stress) auf Knorpel, Sehnen und Bänder; und weniger neurologische Verwirrung. Dies kann auch zu einer Verbesserung der Sauerstoffversorgung, zu mehr Unterstützung für die inneren Organe und zu mehr motorischer Geschicklichkeit führen, was für gesunde kognitive Funktionen unabdingbar ist."

K. Bowman führt weiter aus, dass wichtige physiologische Funktionen wie kardiovaskuläre und organische Gesundheit auch vom mechanischen Umfeld abhängig seien, das von der Positionierung/Ausrichtung des Skeletts geschaffen werde. Denken wir vor dem Hintergrund dieser Expertenmeinung nun einmal darüber nach, welche langfristigen Auswirkungen es für das Lernen hat, wenn Kinder die Signale ihres Körpers überhören und sich an körperliches Unbehagen im Klassenzimmer gewöhnen. Denken wir an die negativen Auswirkungen einer krummen Haltung oder des übermäßig langen Sitzens. Meist lenkt ein solches körperliches Unbehagen ab und führt gleichzeitig dazu, dass die Kinder unaufmerksam sind, ihre sprachlichen Fertigkeiten nicht voll ausschöpfen können und nicht in der Lage sind, sich aktiv am Lernprozess zu beteiligen. Dies hält die Kinder in einem Kreislauf aus Stress, Wettbewerb und stupidem Auswendiglernen fest. Lernende, die sich derartigen Herausforderungen gegenübersehen, können die Energieübungen nutzen, um ihr Gleichgewicht wiederzufinden, sich wieder zu erden und auszurichten und sich wieder einbezogen zu fühlen sowie ihr allgemeines Wohlbefinden wieder herzustellen.

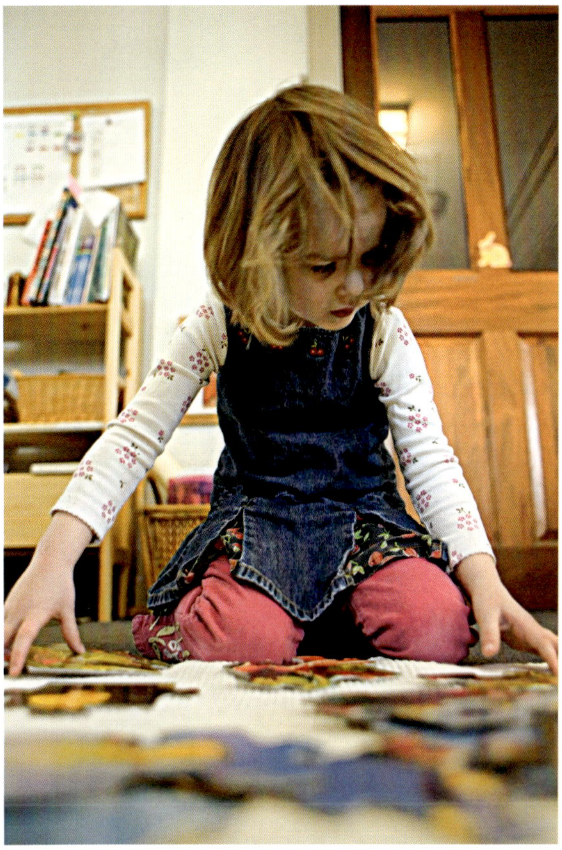

Dieses kleine Mädchen spielt so, wie kleine Kinder es spontan tun, und hat dabei alle seine Spielsachen um sich herum angeordnet.

Beim Besuch einer Grundschule in Florida, wo die Schüler täglich Brain-Gym-Übungen machen, erhielt Paul Dennison von den Lehrern die Rückmeldung, dass einige der Kinder zunächst fast schon als verhaltensauffällig eingeschätzt worden seien. Diese Kinder hätten die Übungen zum Fördern positiver Einstellungen regelmäßig praktiziert und seien jetzt „Spitzenreiter" in der Klasse in Hinsicht auf die Aufmerksamkeit, das Ergreifen von Initiative und das Zurechtkommen in der Gruppe. Ein neunjähriger Junge sagte zu Paul: „Danke für die Übungen, sie haben mir Selbstkontrolle gegeben, sodass ich meine Freunde nicht mehr schlage!"

Erleben Kinder Stress, so werden sie häufig sehr impulsiv und lassen sich leichter ablenken. Die beiden Übungen zum Fördern positiver Einstellungen unterstützen die Fähigkeit, die eigene innere Ruhe wieder herzustellen, sich zu organisieren und mit anderen in Beziehung zu treten. Die Fähigkeit, sich selbst körperlich zu stabilisieren, geht mit der Fähigkeit einher, Emotionen zu fühlen oder auszudrücken, Impulse zu steuern und unbegründete Ängste und die Kampf-oder-Flucht-Reaktion loszulassen. Selbst stressbesetzte Erinnerungen können verändert werden, wenn sie mit einer entspannten visuellen, auditiven und kinästhetischen Erfahrung verknüpft werden.

Viele Lernende haben das Gefühl, mit emotionalem Stress zu kämpfen, und so entgehen ihnen die Vorteile und der Nutzen, den das Planen und das Setzen von Zielen bringen kann. Lehrer und Erzieherinnen können lernen, die Verhaltensmuster zu erkennen, die darauf hindeuten, dass ein Kind Probleme damit hat, Informationen zu integrieren und zum Handeln zu kommen. Die *Hookups* und die *Positiven Punkte* sind natürliche, gesunde Alternativen zu Angst und Anspannung. Viele Lernprobleme können gelöst werden, wenn sie erst einmal erkannt sind und mit diesen spielerischen und wertfreien Übungen angegangen werden.

Die Längungsbewegungen – Wechselspiel zwischen räumlicher und fokussierter Aufmerksamkeit

Viele Lehrer nutzen die Längungsbewegungen, damit ihre Schüler sich entspannen, Spannungen loslassen können und damit die Gliedmaßen, die von langen Stunden des Sitzens verkrampft sind, ihr volles Bewegungsspektrum zurückgewinnen. Sportlehrer lassen ihre jungen Sportler die Längungsbewegungen nutzen, um ihre Muskeln biegsam zu machen und die Aufmerksamkeit – sowohl die fokussierte wie auch die diffuse oder globale (den Überblick) – zu schärfen, die beim Mannschaftssport gebraucht wird. Eine Lehrerin berichtete begeistert, dass es bei ihren Schülern keine Probleme mehr mit Muskelverletzungen gebe, seit sie die Längungsbewegungen in das Aufwärmprogramm ihres Sportunterrichts aufgenommen habe.

Lernen findet dort statt, wo die Aufmerksamkeit hingeht. Effektives abstraktes Lernen bedarf sowohl der automatischen, räumlichen (globalen) Aufmerksamkeit, wie sie kleine Kinder im Allgemeinen mitbringen, wie auch der konkret ausgerichteten, fokussierten (linearen) Aufmerksamkeit, die für anspruchsvollere Aufgaben aufgebracht werden muss.

Die sechs Längungsbewegungen schaffen bei den Lernenden die Bereitschaft, sich zu fokussieren, während sie sich beteiligen, vorausplanen und sich in höhere Denkprozesse vertiefen. Viele Menschen sind der Meinung, dass Aufmerksamkeit sich auf etwas Konkretes richten müsse – volle Konzentration auf eine bestimmte Aufgabe. Die Neurowissenschaften beschreiben jedoch zwei ineinandergreifende „Aufmerksamkeits-Netzwerke". Das größere der beiden ist nicht fokussiert, vielmehr handelt es sich um räumliche Orientierung und sensorische Wahrnehmungsfähigkeit, die den Kontext für das Aufrechterhalten eines Fokus bereitstellen.

Diese Form der Aufmerksamkeit ist an grundlegende Aspekte der Bewegung sowie körperliche Fertigkeiten gekoppelt, die im Allgemeinen als selbstverständlich erachtet werden, wie etwa die Fähigkeiten, aufrecht zu sitzen, ein Buch zu halten oder die Augen über eine Seite zu bewegen und dabei trotzdem wahrzunehmen, was im Raum geschieht. Damit Lernen erfolgreich sein kann, muss diese räumliche Orientierung immer gegeben sein – die sensomotorische Wahrnehmung, das Wirkungsfeld der Längungsbewegungen der Edu-K, stellt einen aktiven Kontext für zielgerichtetes geistiges Verarbeiten im Nahbereich zur Verfügung.

Aufmerksamkeit ist immer auch Teil der Suche nach Struktur. Für unser Gehirn und unser Nervensystem hat Sicherheit oberste Priorität. Überlebensmuster sind unmittelbar, werden durch das Sinnessystem ausgelöst und sind zur räumlichen Orientierung gedacht. Im Idealfall werden die Bedürfnisse des Lernenden nach Sicherheit und Überleben erfüllt und es entwickelt sich ein Gefühl für die richtige Reihenfolge, das den Kontext für das Treffen von Entscheidungen bildet; daraus entwickelt sich dann ganz automatisch die Art von fokussierter, konkret ausgerichteter Aufmerksamkeit im Nahbereich, die das Kurzzeitgedächtnis verlangt. Das Längen der Muskeln sorgt für die erforderliche Orientierung und das notwendige Bewegungsspektrum und verschafft den Lernenden so die Freiheit, zu interagieren und ihre Aufmerksamkeit auf das zu fokussieren, was für sie von Bedeutung ist.

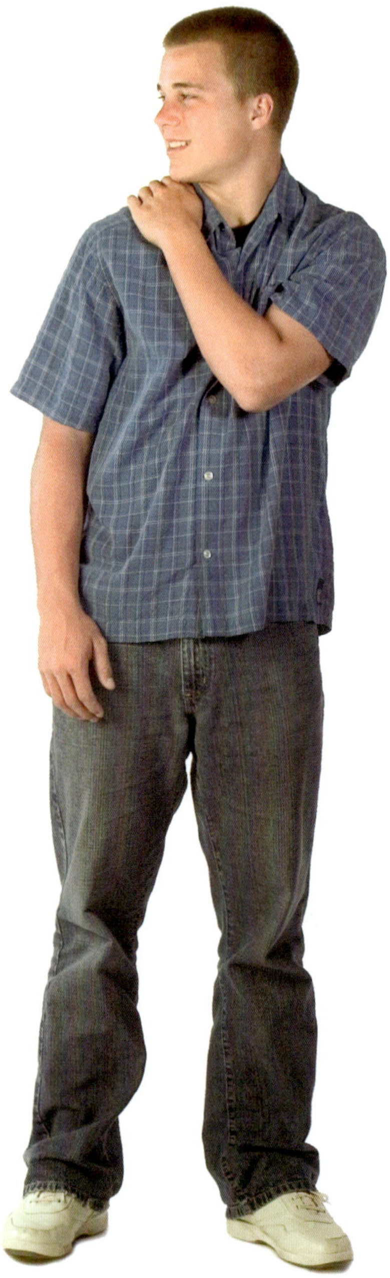

Die *Eule* entspannt den Nacken und bereitet die Lernenden darauf vor, den Kopf für auditive Aufmerksamkeit und Erinnern zu drehen.

Die traditionelle Form des Unterrichtens hat häufig die Entwicklung der fokussierten Aufmerksamkeit auf Kosten sensomotorischer Fähigkeiten in den Vordergrund gerückt. Es sind jedoch die sensorischen Fertigkeiten, die Hintergrundgeräusche filtern (um die Sicherheit zu gewährleisten) und letztlich darüber entscheiden, ob fokussierte Aufmerksamkeit stattfinden kann.

Fokussierung setzt die Fähigkeit voraus, sich nach hinten zu bewegen (wenn wir innehalten, um das ganze Bild zu sehen) und nach vorne zu gehen (wenn wir handeln). Eine ungenügende Muskelreaktion für die Fortbewegung geht mit der Unfähigkeit einher, sich selbst mit Leichtigkeit auszudrücken und sich aktiv am Lernvorgang zu beteiligen. Schüler mit einer schlechten Körperhaltung wirken zurückgezogen, erscheinen unaufmerksam und sprachverzögert und scheinen Verständnisprobleme zu haben. Kinder, denen es an Muskelspannung und Orientierung fehlt, zeigen eine unterfokussierte Körperhaltung und kompensieren, indem sie gleichzeitig von den Schultern aus nach oben überfokussieren; so kommt es zu einer gekrümmten Haltung, bei der zusätzlich der Kopf nach vorne geschoben wird. Andere Lernende, die unterfokussiert sind, kompensieren dies dadurch, dass sie mental überfokussieren und sich zu sehr anstrengen.

Motorische Reaktionen hängen von der sensorischen Rückmeldung der Propriozeptoren ab, den „Gehirnzellen in den Muskeln". Das propriozeptive System ist ein ausgefeiltes und komplexes Netzwerk für die Abstimmung von Bewegung und Gleichgewicht und es reagiert auf minimale Veränderungen in der Ausrichtung des Skeletts oder im Gleichgewicht. Es sendet ständig Informationen über Muskelanspannung oder -entspannung an das zentrale Nervensystem und ermöglicht so eine flexible Neuausrichtung der Aufmerksamkeit sowie die Kontrolle der feinen Bewegungen der Augen, Handgelenke, Daumen und Finger. Das Längen erfrischt die Propriozeption, die durch übermäßig langes Sitzen oder Unbeweglichkeit irritiert ist. Sie stellt das volle Bewegungsspektrum der Muskeln wieder her, sodass diese angemessen kontrahieren können, wie es für optimale Anpassung der Muskelbewegungen an visuelle oder auditive Informationen erforderlich ist.

Die heranreifenden Fähigkeiten zu Aufmerksamkeit, Flexibilität und Fortbewegung bilden die Grundlage für die ausgefeilten Gestaltungsfertigkeiten, die Geschicklichkeit und feinmotorische Koordination erfordern. Eine entspannte fokussierte Aufmerksamkeit ermöglicht einem spielenden Kind Perspektive und periphere Wahrnehmungsfähigkeit. Diese komfortable periphere Wahrnehmungsfähigkeit stellt ihrerseits einen Kontext für zentralisierte Aufmerksamkeit bereit, die benötigt wird, wenn das Interesse des Kindes auf neue Aufgaben oder besondere Herausforderungen gelenkt wird. Mit anderen Worten: Fokussierte Aufmerksamkeit bringt räumliche Erkundung mit sich, räumliche Orientierung wiederum fördert Aufmerksamkeit und fokussierte Entwicklung.

Die Mittellinienbewegungen – Mechanismen der Kommunikation und der Informationsverarbeitung

Rachel ...

sollte ihre erste Hausarbeit schreiben und hatte Schwierigkeiten anzufangen. Sie wandte sich mit ihrer Frustration an ihre Freundin, an „Brain-Gym-Fan" Heather, die ihr einige Mittellinienbewegungen zeigte. Bereits nach wenigen Minuten mit den Übungen kam Rachels Hausarbeit in Gang und sie stellte fest, dass ihr jetzt die guten Ideen so schnell einfielen, wie sie schreiben konnte.

Die Fertigkeiten der Seitigkeit – koordinierte Fähigkeiten auf der rechten und linken Körperseite, die für den schulischen Erfolg unerlässlich sind – lassen sich am besten mit den elf Mittellinienbewegungen aktivieren. Die sensomotorische Koordination bleibt häufig dem Zufall überlassen, da Lehrer und Erzieherinnen mentale Fertigkeiten oft höher bewerten als die Mechanismen der Bewegung. Deshalb profitieren Schulkinder so sehr von den Mittellinienbewegungen, die ihre motorische Geschicklichkeit, visuelle Koordination und aktives Hören fördern.

Wird die Fertigkeit, die vertikale Körpermittellinie zu überqueren und im Mittelfeld zu arbeiten, gemeistert, so kann ein linearer, symbolischer, geschriebener Kode von links nach rechts oder von rechts nach links verarbeitet werden – *der* Meilenstein für das Lernen überhaupt und damit für alle schulischen Leistungen. Die Unfähigkeit, diese Mittellinie zu überqueren, ist häufig von Problemen beim Verknüpfen von visuellen, auditiven oder grafischen Symbolen begleitet. Eine derartige

Verwirrung führt dazu, dass Wörter falsch erkannt und Buchstaben verdreht oder nicht an die richtige Position gesetzt werden; und schließlich führt sie zu Etikettierungen wie „Lernstörung“.

Lesen, Schreiben und Rechnen gelingen am besten, wenn beide Augen und Hände im Mittelfeld zusammenarbeiten und das Hören so koordiniert ist, dass es sowohl auf Intonation wie auch auf Bedeutung eingestimmt ist. Das Mittelfeld, in dem Informationen aus dem linken und rechten Blickfeld zusammenkommen, ist der Bereich, in dem alle Gestaltungsfertigkeiten angesiedelt sind, die an den symbolischen Prozessen für Kommunikation, Informationsverarbeitung und an den meisten der Aktivitäten beteiligt sind, für die auf das Kurzzeitgedächtnis zugegriffen werden muss. Auditives und visuelles Gedächtnis werden vom Aufmerksamkeitssystem gesteuert und sind in höchstem Maße erlernbare Fertigkeiten. Unser Kurzzeitgedächtnis beruht auf der schnellen Neuausrichtung des Fokus der visuellen und auditiven Aufmerksamkeit und auf einer mündlichen Wiederholung zum Überprüfen linearer linguistischer Informationen. Es wird aktiviert, wenn die Neugier geweckt wird und die Interaktion mit einem Ziel unterstützt.

Die Mittellinie und das Mittelfeld

Das Überqueren der vertikalen Körpermittellinie und das Arbeiten im Mittelfeld* sind zentrale Fertigkeiten für das Lernen. Jede Bewegung ist von einem Gefühl für Gleichgewicht abhängig. Fehlendes Gleichgewicht kann ruheloses Hin- und Herrutschen verursachen und sich so negativ auf das Sitzen auswirken. Selbst die, die körperlich fit zu sein scheinen, können bei einer so einfachen Aufgabe wie Stehen oder Gehen unsicher sein. Im Idealfall stellen die grundlegenden grobmotorischen Fertigkeiten ein zuverlässiges Gerüst für einen zentralisierten Fokus zu Verfügung. Hat der Lernende diese Fertigkeiten noch nicht gemeistert, so wird seine Aufmerksamkeit sehr wahrscheinlich flatterhaft und zerstreut sein. Viele Menschen halten ihr aufrechtes Gleichgewicht mithilfe visueller Bezugspunkte; dabei können die zusätzlichen propriozeptiven Informationen aus den „26“, besonders aus Übungen wie der Überkreuzbewegung, von großem Nutzen sein.

Die Mittellinie sorgt auch für die notwendigen Bezugspunkte für feinmotorische Fertigkeiten wie das Unterscheiden der Richtungen (oben, unten, links und rechts) und für ein leichtes Dechiffrieren von Symbolen (die Formen von Zahlen oder Buchstaben). Das Mittelfeld ist der Bereich, wo im Idealfall beide Augen, Ohren und Hände zusammenarbeiten und wo gesprochene und geschriebene Sprache ausgedrückt und interpretiert wird.

Das visuelle/auditive/taktile/kinästhetische Mittelfeld

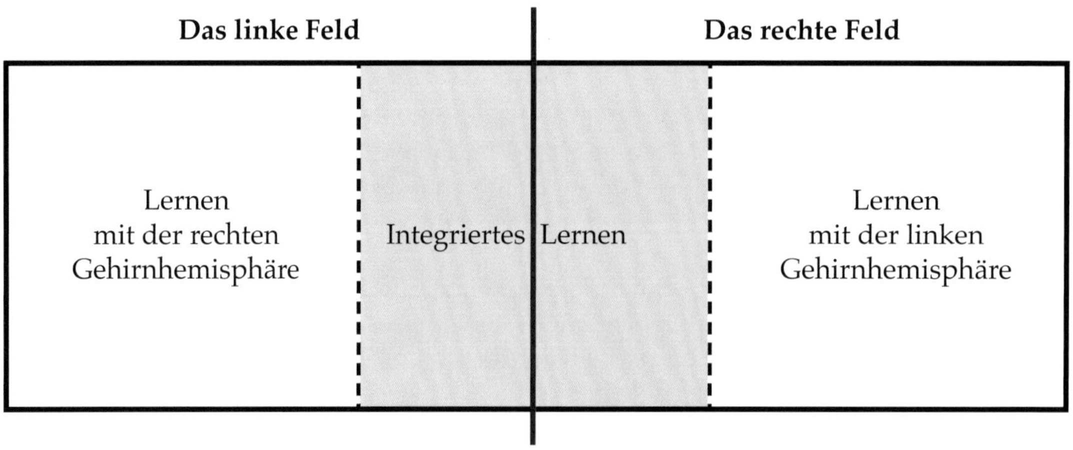

Die Mittellinie

* Der Begriff „Mittelfeld“ wurde von Paul Dennison geprägt und dieses Schaubild wurde 1987 in seinem Buch *Edu-K for Kids* vorgestellt.

Alle Aktivitäten, an denen Augen und Hände beteiligt sind, finden im Mittelfeld statt; zur Entwicklung dieses zentralen Bereichs profitieren Kinder deshalb von Aufgaben, für die sie beide Hände benötigen. Sie sollten sich bei Betätigungen im Mittelfeld wohlfühlen, bevor man von ihnen verlangt, dass sie ihre Augen zum Lesen auf einzelne Wörter richten, denn dies ist für alle, die noch keine stabile Ausrichtung oder visuelle Konvergenz gefunden haben, eine echte Herausforderung. Arbeiten die Augen zusammen, so haben die Lernenden Zugang zur Tiefenwahrnehmung im visuellen Mittelfeld – diesem enorm wichtigen Bereich für alle Fertigkeiten im Nahbereich, die beim gestalterischen Spiel und später für Lesen und Schreiben benötigt werden.

Selbst die Ohren haben aufgrund ihrer Distanz zueinander ein auditives Mittelfeld, in dem Informationen von beiden Seiten verarbeitet und die Quellen von Geräuschen lokalisiert werden können. Ist ein Geräusch unmittelbar vor oder hinter dem Hörer, so dreht oder neigt er seinen Kopf unmerklich in Richtung des Ohrs, das das Geräusch einen Bruchteil früher wahrgenommen hat, um so die Quelle genauer lokalisieren zu können. Wird eine Sprache neu gelernt, so hören wir sie zuerst mit dem „Sprachohr"; wenn wir sie dann besser kennen und vertrauter mit ihr werden, hören wir sie mit dem auf die Intonation ausgerichteten Ohr. Jede Spannung oder Stress in den Nackenmuskeln kann diesen sensiblen Mechanismus des genauen Hinhörens zum Lokalisieren und Erkennen von Geräuschen behindern.

Eine der bedeutendsten Erkenntnisse der Edu-K ist sicherlich, dass viele Lernende das Mittelfeld aktiv meiden und zunächst dazu neigen, ihr Sehen auf *ein* Auge und ihr Hören auf *ein* Ohr zu konzentrieren, weil sie noch darum ringen, ihre Muskulatur für das Sitzen und Sehen, für das Hören oder eine andere Form der Teilnahme zu koordinieren.

Diese Lernenden bedecken vielleicht ein Auge, neigen den Kopf oder ziehen die Schultern hoch, um so die Störung oder den „Lärm" auszublenden, der von dem nicht abgestimmten visuellen oder auditiven Feld auf sie eindringt. Solche kompensatorischen Fehlausrichtungen aus der Kindheit werden dann als Bewegungsgewohnheiten ins Erwachsenenalter mitgenommen und haben langfristige negative Auswirkungen auf Stresslevel, Klarheit des Denkens, visuelle und auditive Fertigkeiten und auf das allgemeine Wohlbefinden. Führen solche Lernenden die Mittellinienbewegungen durch, so verbessern sich ihre manuelle Geschicklichkeit und ihre Fähigkeit, Augen und Ohren abzustimmen, oft sehr rasch (– das ist immer wieder zu beobachten, wenn sich Probleme mit Doppelbildern oder beim Hören deutlich bessern).

Bewegung entwickelt die Fertigkeiten der Organisation, der Beteiligung und der Kommunikation

Zusammenfassend lässt sich sagen, dass Schulanfänger häufig noch nicht genügend Erfahrungen mit Bewegung und Spiel gesammelt haben, um still sitzen und sich dabei wohlfühlen zu können, sich gleichzeitig zu fokussieren und ihre Aufmerksamkeitsbewegungen im Raum oder auf einer Buch- oder Heftseite zu steuern. Die Brain-Gym-Übungen stellen ihnen eine Landkarte der Bewegung zur Verfügung, mit deren Hilfe sie ihre Position in Bezug zu anderen Menschen und Dingen in ihrer unmittelbaren Umgebung erkennen können, und helfen ihnen so, die Fähigkeiten zu entwickeln, die ihnen eine stabile strukturelle Ausrichtung, räumliche Wahrnehmung und die Möglichkeit zur Fortbewegung sowie feinmotorische Fähigkeiten verschaffen.

Auf dieser Landkarte sind verschiedene Routen oder „Pfade" verzeichnet, die die Lernenden einschlagen und mit denen sie die körperlichen Fertigkeiten entwickeln können, die die Bereitschaft in ihnen wecken, zu forschen, teilzunehmen, sich zu erinnern und ihre Erfahrungen zu reflektieren. Diese Pfade sind die Bewegungsmuster für Aktivitäten wie aufrechtes Sitzen (für fokussierte Aufmerksamkeit), entspanntes Drehen des Kopfes (für Zuhören und Erinnern), Bewegen der Augen von links nach rechts (zum Lesen und damit beim Halten eines Schreibgeräts mit beiden Augen gesehen werden kann, was geschrieben wird) sowie für das Verfolgen der Niederschrift von Zeichen (was zur Schaffung von Sprachsymbolen führt). Solche körperlichen Fertigkeiten stellen ein stabiles Gerüst an räumlicher Orientierung für die fokussierte Aufmerksamkeit im visuellen Nahbereich zur Verfügung. Im Idealfall entwickelt sich diese Orientierung vor oder parallel zu den feinmotorischen Fertigkeiten, die in der Schule benötigt und von den Mittellinienbewegungen gefördert werden. Entwickelt der Lernende mithilfe der „26" eine Landkarte der Bewegung, so werden diese körperlichen Muster immer stärker automatisiert und schließlich so vertraut wie die eigene Wohngegend.

Trifft man eine Auswahl aus den 26 Brain-Gym-Übungen, so kann man den Lernenden damit wieder Zugang zur direkten Erfahrung ihrer eigenen Bewegungen verschaffen und ihnen zu der körperlichen Bereitschaft verhelfen, die für aufmerksames Lernen benötigt wird. Führen die Lernenden die „26" durch, so nehmen sie ihre Bewegungen im Raum und in der Zeit bewusst wahr und schaffen sich neue sensorische Bewegungsmuster, vor deren Hintergrund sie ihre fokussierte Aufmerksamkeit auf das richten können, was *vor* ihnen (im Vordergrund) liegt. Fühlen sich die Lernenden emotional und im Raum sicher genug, sodass sie offen sein und neue Erfahrungen riskieren können, stehen ihnen fokussiertes Lernen und das Treffen von Entscheidungen immer selbstverständlicher zur Verfügung. Die Unmittelbarkeit, mit der dann neue körperliche Fertigkeiten in geistige Fähigkeiten übersetzt werden können, ist die Basis für den Erfolg von Edu-K.

Körperliche Voraussetzungen für Lernen, die sich mit den Brain-Gym®-Übungen entwickeln lassen

Mithilfe der „26" lassen sich alle Bewegungsmuster verbessern, die wir im Alltag benötigen, und ebenso die sensorische Integration ganz allgemein; darüber hinaus fördern die Übungen die körperlichen Fertigkeiten, die die Grundlagen für so wichtige Funktionen wie Organisation, Fokus und Kommunikation bilden. Kinder entdecken ständig, wie sie motorische Verhaltensmuster in Gang setzen können; die „26" unterstützen die körperliche Entwicklung der Kinder und sie fördern auch die Entwicklung im schulischen Bereich, etwa beim künstlerischen Gestalten, in den Naturwissenschaften, bei Musik und Schauspiel, bei Rechnen und Sozialkunde, im Sport- und Sprachunterricht. Letztendlich steht jede schulische Fertigkeit – angefangen beim Zählen – stellvertretend für die menschliche Interaktion mit der konkreten physischen Welt.

Die nachfolgende Zusammenstellung macht deutlich, welche körperlichen Voraussetzungen für Lernen mit den „26" zugänglich gemacht und gefördert werden können. (In Kapitel 3, wo die Übungen im Einzelnen beschrieben werden, sind sie unter den Überschriften „Aktiviert das Gehirn für …", „Geförderte Fertigkeiten" sowie „Entsprechungen in Haltung und Verhalten" zu finden.)

Fertigkeiten des Organisierens/Stabilisierens

Im Bereich Bewegungsfertigkeiten allgemein:

- Bewusstes Wahrnehmen des Zentrums des eigenen Körpers beim Sitzen, Stehen und Gehen
- Stabiles Gleichgewicht und Orientierung, für Leichtigkeit beim Sitzen, Stehen und Gehen
- Experimentelles, auf eigenes Erfahren gegründetes Verständnis der Symmetrie oder Asymmetrie der eigenen Bewegungen
- Festlegen oder Bestimmen des Brustbeins als zentralen Bezugspunkt für Richtungsbewegungen und für die Ausrichtung des Körpers in der Schwerkraft – als Ausgangspunkt für das Überqueren der visuellen/auditiven, taktilen/kinästhetischen Mittellinie (Die laterale Mittellinie dient als zentraler Bezug für die Richtungen nach innen, nach außen, nach oben und nach unten – eine wichtige Vorbereitung für Lesen, Schreiben und Rechnen.)
- Unterscheidung zwischen horizontalen und vertikalen Ebenen (etwa für Lesen, Schreiben, Buchstabieren und Rechnen)

Im Bereich soziale/psychische Fertigkeiten:

- Entspanntes Atmen und körperliches Gleichgewicht für innere Ruhe und Ausgeglichenheit
- Die Fähigkeit, Impulse zu beherrschen, um still sitzen und für sich allein spielen zu können
- Die Fähigkeit, sich auf andere einzulassen

- Übereinstimmung von verbalem Kode und Gestik zum Selbstausdruck
- Verbindung zu anderen durch Zuhören und Erkennen verbaler Kodes und durch bewusstes Wahrnehmen der entsprechenden Gestik
- Bewusstes Wahrnehmen und Respektieren persönlicher Grenzen und körperlicher Einschränkungen
- Die Fähigkeit, Kreativität und Vorstellungskraft in aktives Spiel umzusetzen

Fertigkeiten des Fokus / der Beteiligung

Im Bereich grobmotorische Bewegungen (und als Entwicklungsrahmen für feinmotorische Koordination):

- Propriozeptive Wahrnehmung für das Erstellen einer räumlichen Landkarte und eines inneren Bildes vom eigenen Körper
- Sicherheit im Umgang mit den verschiedenen Richtungen
- Ausdauernde Aufmerksamkeit (zentralisiertes Sehen, dynamische Entspannung, Erkennen von Mustern)
- Visuelle Anpassung für Nah-fern-Sehen (etwa für das Wechseln des Blicks vom Tisch zur Tafel)
- Beweglichkeit des Schultergürtels (für effizientes Bewegen des Arms, abwechselndes Bewegen von Daumen und Fingern und für Leichtigkeit beim Schreiben)
- Visuelle / auditive / kinästhetische / taktile Kongruenz (für rhythmische Integration und „Umschalten" der Sinne für Sehen, Hören, Berühren und Bewegen)

Fertigkeiten der Kommunikation/Verarbeitung

Im Bereich Augen-Hand-Koordination:

- Hand-Hand-Koordination und Geschicklichkeit als Vorstufe für Zeichnen oder Schreiben; Einrichten einer Leitfunktion (in einer der Gehirnhälften) für Rechts- oder Linkshändigkeit
- Hand-Augen-Koordination (taktil und / oder kinästhetisch gesteuertes Bewegen der Augen)
- Augen-Hand-Koordination (visuell gesteuertes Bewegen der Hände)
- Koordination von konkreter Ausrichtung der Augen und Drehen des Kopfes (Augenbewegungen unabhängig von der Kopfbewegung)
- Augen-Hand-Körper-Koordination (stabile Ausrichtung des Körpers als Grundlage für Geschicklichkeit und beidäugiges Sehen)
- Fertigkeiten zum Halten eines Schreibgerätes und Einüben des Niederschreibens von Zeichen und Symbolen
- Abwechselndes Bewegen von Daumen und Fingern nach innen und außen, für Genauigkeit beim Schreiben
- Bilaterale Integration für Sehen mit beiden Augen sowie Hören mit beiden Ohren; Klärung der Händigkeit für das Schreiben

Im Bereich visuelle Fertigkeiten:

- Zentralisiertes Sehen für Aktivitäten im Mittelfeld (etwa für Lesen, Schreiben und Rechnen)
- Wahrnehmen von Form, Masse, Umfang und Bewegung
- Bewusstsein für Größenkonstanz und Perspektive (Gefühl für konkrete Objekte und ihre räumlichen Beziehungen)

- Erkennen von Mustern, sensorisches Wahrnehmen von Mustern und Visualisieren für symbolisches Denken und als Kontext für das Ordnen und Ausdrücken von Information
- Augenfolgebewegungen, Abtasten und Überfliegen (wie beim Lesen eines Textes)
- Visualisierung (für plastische Erinnerungen), die mit auditiven und kinästhetischen Erinnerungen koordiniert ist (wichtig für Rechtschreibung, Mathematik und Komposition)

Im Bereich auditive Fertigkeiten:

- Rhythmus und Timing (für motorische Koordination und für sprachliche Fertigkeiten)
- Aufbau eines Repertoires für Sprachverständnis und persönlichen Sprachgebrauch
- Artikulation von Phonemen für die gesprochene Kommunikation
- Die Fähigkeit, den Kopf zu drehen (für Leichtigkeit der auditiven Aufmerksamkeit und der Lokalisierung von Lauten)
- Rhythmische Bewegungen und motorische Sequenzen als Grundlage für die Entwicklung von Sprechmustern
- Auditive Unterscheidung von Phonemen
- Die Fähigkeit zum Unterscheiden der Phonologie der gesprochenen Sprache: Intonation, Tonlage, Lautstärke, Akzent und Rhythmus
- Lautloses Sprechen / in Worten denken

Anzeichen dafür, dass bestimmte körperliche Fertigkeiten noch nicht erlernt sind

Die Edu-K postuliert, dass frühes sensomotorisches Lernen eine Landkarte der Bewegung (für Leichtigkeit der Orientierung und für ein Gefühl der Sicherheit) zur Verfügung stellt – die nachträglich auch mithilfe der „26" entwickelt werden kann. Diese Errungenschaften an körperlichen Bewegungsmustern unterstützen ihrerseits wiederum die kognitiven Funktionen. Die folgenden Merkmale können als Hinweise dafür dienen, dass ein Schulkind bestimmte körperliche Fertigkeiten noch nicht erworben hat:

Im Bereich Gleichgewicht/Balance

- Unfähigkeit, gerade auf einem Stuhl zu sitzen, den Kopf dabei über den Hüften zentriert zu halten – mit dem Gewicht auf den Sitzbeinhöckern –, und beide Füße flach auf den Boden zu stellen.
- Stehen wird vermieden oder führt zu Ermüdung
- Kind sitzt oder steht mit nach vorne geschobenem Kopf oder Kinn, Steißbein eingezogen, Schultern nach innen gedreht, Rücken zu stark nach hinten gebogen oder Hüften oder Schultern verdreht oder schief
- Probleme mit dem Gleichgewicht: Kind ist nicht in der Lage, auf einem Bein zu stehen
- Verwirrung in Bezug auf oben/unten oder innen/außen
- Ruhelos, ziellos, hyperaktive Bewegungen; extrem leicht abzulenken
- Bettnässen über das sechste Lebensjahr hinaus
- Ungewöhnlich angespannte oder schwache Muskeln
- Probleme mit dem Beherrschen von Impulsen

Im Bereich Fortbewegung

- Kind macht sehr kleine Schritte oder schlurft
- Vermeidet es lieber, zu gehen

- Fehlen des wechselseitigen Armschwingens, das für grobmotorische Koordination notwendig ist
- Kind kann nicht mit einem oder beiden Beinen hüpfen oder springen
- Hat Schwierigkeiten, links und rechts zu unterscheiden
- Mangel an allgemeiner Flexibilität
- Schmerzen
- Ungenaues Gefühl für Zeit oder für Entfernungen

Im Bereich sensomotorische Koordination

Bezüglich Geschicklichkeit

- Das Kind kann keine Schnürsenkel binden, keine Knöpfe schließen und nicht mit einer Schere schneiden
- Mangelnde Geschicklichkeit beim Halten eines Schreibgeräts und bei Innen-außen-Bewegungen von Daumen und Fingern
- Vermeidet es lieber, Zeichen aufs Papier zu bringen (beim Malen oder Schreiben)

Bezüglich visueller Fertigkeiten

- Kind hat Probleme, Formen, Größen oder Mengen zu vergleichen und zu ordnen
- Hat Schwierigkeiten, einen Ball zu werfen oder zu fangen
- Ungenaues Gefühl für die horizontale Ebene: Sätze werden beim Schreiben schief
- Das Einhalten der Vertikale stellt eine Herausforderung dar: Ungleichmäßige Größe von Buchstaben oder nicht gerade ausgerichtete Reihen beim Schreiben oder Rechnen
- Schwächen beim Unterscheiden von Buchstaben und Zahlen: Kind verdreht bzw. verwechselt b und d, „rot" und „tor" oder 6 und 9

Bezüglich auditiver Fertigkeiten

- Verspannungen im Nacken oder Schwierigkeiten, den Kopf zu drehen
- Lautes Lesen ist mechanisch, ohne Verständnis
- Unfähigkeit, jenseits der Altersgrenze von sieben Jahren still zu denken, ohne die Worte laut auszusprechen

KAPITEL 2

Die Ausführung der Brain-Gym®-Übungen

Nur im Spiel kann die höchste Intelligenz der Menschheit sich entfalten

JOSEPH CHILTON PEARCE

Immer mehr Lehrer überall auf der Welt kommen zu der Erkenntnis, dass schulisches Lernen und körperliche Betätigung zusammengehören und aufeinander bezogen sind. Der Beweis wird mittlerweile an vielen Schulen geführt; dort sind Stehpulte oder das Sitzen auf Gymnastikbällen an der Tagesordnung und Spiele, gemeinsames Singen und Bewegungspausen gehören gewohnheitsmäßig zum Unterrichtsablauf. Auch die Brain-Gym-Übungen sind heute fester Bestandteil des Stundenplans vieler Klassen.

Die Idee von Lernen durch Bewegung bedeutet nicht etwa, dass beliebigem, ungezügeltem „Herumhampeln" der Schüler Vorschub geleistet werden soll. Lernen durch Bewegung erfordert hoch strukturierte, gezielte und bewusste Bewegungen und führt fast immer zu einer so hohen Übereinstimmung von Denken und Handeln, dass Lernen ganz natürlich aus sich heraus stattfindet. So sorgen einige wenige Minuten mit Brain-Gym-Übungen bei den Schülern für die Bereitschaft, still zu sitzen, aufmerksam zuzuhören und sich auf neues Lernen zu fokussieren. Darüber hinaus helfen die Übungen den Lernenden, neu Gelerntes zu einer nutzbaren Funktion zu integrieren.

Sie werden feststellen oder wissen vielleicht schon, dass die „26" nichts mit herkömmlichen Gymnastikübungen gemeinsam haben. Sie sind sehr viel leichter und schneller durchzuführen. Einige können natürlich auch zur Verbesserung der körperlichen Fitness beitragen; grundsätzlich sind sie jedoch nicht darauf ausgelegt, Muskeln aufzubauen oder Herz und Kreislauf zu kräftigen, sondern zielen auf Gleichgewicht, Ausrichtung der Körperhaltung und Koordination. Darüber hinaus ist ihre Wirkung wesentlich subtiler als diejenige traditioneller Übungen, etwa wenn Fertigkeiten der räumlichen Ausrichtung, feinmotorische Geschicklichkeit oder visuelle und auditive Aufmerksamkeit angesprochen werden.

Die „26" bieten einen Kontext von Lernen durch strukturiertes „Spielen" an. Integriert man sie in den Schulalltag oder in spielerische Aktivitäten, so schaffen sie eine sichere Umgebung, in der die Lernenden ihre sensorischen und motorischen Fertigkeiten sowie ihre Wahrnehmungsfähigkeit schulen und entwickeln können, wo kognitives, emotionales, soziales und körperliches Wachstum stattfinden kann und wo sie durch Ausprobieren von Aktivitäten und Gleichgewicht etwas zu ihrem eigenen Lernprozess beitragen können. Widmet man einer kleinen Auswahl an Übungen täglich nur wenige Minuten, so lassen sich damit laut Aussage vieler Kursleiter Spaß, Konzentration und Genauigkeit im Unterricht deutlich steigern; und viele Lehrer berichten, dass sich mithilfe des Brain-Gym-Programms die Zeit, die tatsächlich für das Lernen zur Verfügung steht, deutlich erhöht, während erkennbar weniger Zeit für Disziplinierungsmaßnahmen aufgewendet werden muss!

Kompetente „Schüler“ werden zu kompetenten Lehrern

Eltern und Lehrer äußern häufig den Wunsch, die jungen Leute, die ihnen anvertraut sind, so zu unterstützen, dass diese ihr eigenes Potenzial ausschöpfen können. Effektive Bewegungen sind entscheidend dafür, dass Kinder ihre Möglichkeiten optimal ausleben können – die Brain-Gym-Übungen sorgen für genau diese Form der Förderung. Erklärtes Ziel der meisten Eltern und Lehrer ist, ihrem Kind oder ihren Kindern beim Lernen und für ihre Koordination sowie vor allem für ihr Verhalten Hilfestellung zu geben. Es ist der natürliche Wunsch von Eltern, dass ihre Kinder zu guten und fähigen Menschen heranwachsen. Sie wollen ihre kostbare Zeit damit verbringen, sie anzuleiten und Freude mit ihnen zu erleben. Lehrer wollen ihre Zeit in einer fruchtbaren Atmosphäre des Lehrens und Lernens verbringen und sie nicht mit dem Regulieren störenden Verhaltens im Klassenzimmer verschwenden.

Viele Erwachsene beginnen aus eben diesen Gründen mit den Brain-Gym-Übungen und erleben ihre Wirkung an sich selbst; viele berichten daraufhin, dass ihnen ein persönlicher Nutzen entstanden sei, mit dem sie zuvor nicht gerechnet hatten. Dieser kann ein breites Spektrum umfassen: vom Verbessern der Fähigkeiten, sich zu entspannen und mit Stress umzugehen, bis hin zu besserem Schlaf; von effektiverer Tagesplanung bis zur Konfliktfähigkeit. Und den jungen Leuten können diese Erwachsenen vermitteln, dass sie in der Lage sind, mit ihnen in Beziehung zu treten und zu kommunizieren, dass sie ihre aktuellen Bedürfnisse erkennen und ihre Talente und Fähigkeiten wahrnehmen, die ihnen zuvor verborgen geblieben waren.

Ob Sie nun die Absicht haben, das Brain-Gym-Handbuch mit Gruppen oder aber im Einzelunterricht einzusetzen – Sie werden sicher den Wunsch haben, die Übungen zunächst selbst zu machen. Sie werden den Wert dieser Arbeit am besten durch eigenes Erleben bestätigen, und nachdem Sie diese Erfahrung gemacht haben, werden Sie sie gerne und mit Überzeugung weitergeben wollen. Lehren ist Kunst und Wissenschaft zugleich. Ein kompetenter Lehrer ist immer zuerst ein kompetenter „Schüler“ – in unserem Fall jemand, der den Nutzen und die Vorteile, die die Übungen bringen können, vorlebt. Sicherlich ist Ihnen bewusst, dass Lernende ihren Lehrern immer einen Spiegel vorhalten; sollten Ihre Schüler also die Übungen nicht machen wollen, so werden sie dennoch von der Leichtigkeit, der Ruhe und der Ausgeglichenheit profitieren, die von Ihnen selbst ausgeht. Sind Sie in der Lage zu vermitteln, dass Lernen in einer entspannten Atmosphäre und spielerisch stattfinden kann, so werden Ihre Schüler ganz von selbst und mit Vergnügen darauf eingehen.

Wie Sie die Seiten mit den Übungen in Kapitel 3 nutzen können

Für ein differenzierteres Verständnis der „26“ und damit Sie Interessierte später anleiten können, sollten Sie den jeweils einleitenden Abschnitt mit der Übungsbeschreibung genau lesen; im Anschluss daran finden Sie die folgenden hilfreichen Hinweise:

- Tipps zu …
- Variationen
- Geförderte Funktionen im Bereich Wahrnehmen und Erkennen
- Geförderte schulische Fertigkeiten
- Entsprechungen in Haltung und Verhalten
- Verwandte Übungen

Die hier angegebenen Entsprechungen zwischen Haltung und Verhalten und geförderten Fertigkeiten gründen auf der Beobachtung von Tausenden von Lernenden und auf dem Verständnis für das Wechselspiel zwischen körperlicher und geistiger Bewegung. Wohlgemerkt, die unter diesen Kategorien zusammengestellten Ergebnisse und Entsprechungen müssen nicht unbedingt genau so erreicht werden; sie sollen in erster Linie als *Hinweise* auf zuzuordnende Fertigkeiten dienen und dazu beitragen, dass neues Lernen angeregt, erkannt und ausgewertet wird.

Das Kapitel mit den Übungen enthält auch eine Beschreibung des PACE-Vorgangs, wie ihn Lernende auf der ganzen Welt anwenden. Und Sie finden im Anschluss an den Übungsteil Berichte von Lehrenden und Lernenden darüber, wie sie die „26" nutzten, um bestimmte Fertigkeiten zu entwickeln und Einschränkungen zu überwinden, die ihr Selbstverständnis infrage stellten. Sie werden an dem Hochgefühl teilhaben, das diese Menschen erfüllte, wenn sie ihre verborgenen Talente und Fähigkeiten entdeckten. Diese persönlichen Berichte werden Ihnen eine Vorstellung davon vermitteln, wie die Übungen ineinandergreifen, und Ihnen zeigen, wie …

- das, was gelernt werden soll, sich mit einer bestimmten Übung verknüpfen lässt;
- die Übungen sich einzeln, als Übungsfolge oder in Spiele integriert einsetzen lassen;
- man die natürlich aufeinanderfolgenden Lernschritte erkennt und wie man ein Ziel setzt, das einem übergeordneten Interesse dient.

Der erste „Tipp", der jeweils gegeben wird, ist immer ein kleines Lernexperiment. Diese Tipps schulen das bewusste Wahrnehmen (unser Fachbegriff: *Noticing*). Achtung, hier gilt: Weniger ist mehr! Probieren Sie in einer bestimmten Bewegungsabfolge zunächst immer nur *einen* Tipp aus, führen Sie das Noticing so durch, wie es vorgeschlagen wird, machen Sie dann die dazugehörende Übung und wiederholen Sie dann das Noticing, damit Ihnen bewusst wird, wie sich eine bestimmte Bewegung auf eine bestimmte Funktion oder auf Ihr Wohlbefinden auswirkt. Haben Sie so erst einmal einige positive Lernerfahrungen gemacht, werden auch Sie das Lernen als lebenslangen Zuwachs von Fähigkeiten verstehen.

Wählen Sie diejenigen Übungen aus, zu denen Sie sich am meisten hingezogen fühlen. Jede von den „26" konzentriert sich auf mindestens einen wesentlichen Aspekt menschlicher Bewegung, etwa das Drehen des Kopfes. Unser Körper und seine Muskeln funktionieren als Gesamtsystem und Sie werden feststellen, dass größere Leichtigkeit in *einem* Bereich sich häufig auf andere Bereiche überträgt und auch dort zu mehr Leichtigkeit führt. Sollten Sie sich bei einer bestimmten Übung unbehaglich fühlen, dann hören Sie damit auf und gehen Sie zu einer anderen über. Es ist möglich, dass Sie zunächst in einem anderen Bereich vorankommen müssen; Sie können die ursprüngliche Übung später wiederholen und so überprüfen, wie Sie sich dann damit fühlen.

Die unten stehende eingerahmte Zusammenstellung enthält Anregungen zu verschiedenen Möglichkeiten, wie die Übungen genutzt werden können. Bei der Durchführung einer oder mehrerer Übungen werden Sie häufig unmittelbare Verbesserungen feststellen. Damit diese Erfolge dauerhaft integriert werden, sollten Sie einige Übungen auswählen, die Sie besonders mögen, und sie etwa sechs Wochen lang mehrmals am Tag als Übungsfolge durchführen. Haben Sie sich erst einmal mit den Übungen angefreundet, werden Sie bald feststellen, dass Sie mit mehr Leichtigkeit interagieren und sich bewegen. Achten Sie immer genau auf alles, was sich entfaltet, und feiern Sie auch die kleinste positive Veränderung.

Im Kapitel mit den Übungsbeschreibungen werden die Mittellinienbewegungen, die die sensorisch-motorische Koordination fördern, als erste vorgestellt. Fertigkeiten für die Stabilisierung und die grobmotorischen Bewegungen entwickeln sich in der frühen Kindheit als erste und sind für das Gefühl von Sicherheit und Stabilität am wichtigsten. Darüber hinaus helfen die Mittellinienbewegungen dabei, jede visuelle, auditive oder manuelle Kompensation im Zusammenhang mit Lesen und Schreiben abzubauen; auch deshalb stehen sie an erster Stelle. Lernende, die mit ihnen beginnen, können in der Folge Energieübungen, Übungen zum Fördern positiver Einstellungen und Längungsbewegungen hinzunehmen und so andere Fertigkeiten der Orientierung aufbauen.

Vielleicht wollen Sie hin und wieder Übungen nach dem Zufallsprinzip auswählen, ohne sich um die komplexen Beziehungen zwischen bestimmten Fertigkeiten und diesen Bewegungen zu kümmern. Auf Spontaneität und Freude wird bei Brain-Gym viel Wert gelegt und es ist grundsätzlich *immer* möglich, von den Übungen zu profitieren; dazu bedarf es keineswegs eines theoretischen Hintergrunds.

Wie Sie Ihre Auswahl aus den 26 Übungen treffen können

Es gibt viele Möglichkeiten, das Kapitel 3 zu nutzen. Haben Sie sich erst einmal mit den Bewegungen vertraut gemacht, so können Sie beispielsweise folgendermaßen vorgehen:

- Sie können mit den vier PACE-Übungen beginnen und sich so auf sportliche oder geistige Aufgaben vorbereiten; haben Sie das Gefühl, dass Sie feststecken oder unter Stress stehen, dann können Sie einfach ein paar Minuten Pause einlegen und die PACE-Übungen oder andere beruhigende Übungen machen.
- Sie können die „26" einfach in der hier im Buch vorliegenden Reihenfolge durchführen und so alle Bewegungen und ihre jeweiligen Wirkungen nacheinander erleben.
- Sie können jede beliebige Seite nach dem Zufallsprinzip aufschlagen und die dort vorgestellte Übung machen.
- Sie können eine Übung machen, die Ihnen besonders gut gefällt und von der Sie das Gefühl haben, dass sie Ihnen besonders guttut, und anschließend andere, verwandte Übungen folgen lassen.
- Sie können aus den vier Übungskategorien eine Übung auswählen, die zu einem Ihrer persönlichen Ziele in Beziehung steht, und diese Übung einige Wochen lang mehrmals täglich machen.
- Sie können den Abschnitt „Brain-Gym bei Arbeit und Spiel" aufschlagen und eine Reihe von Übungen auswählen, die auf die Fertigkeiten zielen, die Sie für sich verbessern wollen.
- Sie können den Abschnitt „Mit Bewegung und Musik zum Spielen einladen" in Kapitel 4 aufschlagen und eine Übung mit einem Lied, einem Gedicht oder einem Spiel kombinieren.
- Sie können die Übungen mit einem der sensomotorischen Tipps kombinieren, die Sie am Ende dieses Kapitels finden.

Wie Sie sich mit dem eigenen Lern-Flow verbinden

Für optimales Lernen durch Bewegung ist es hilfreich, bewusst wahrzunehmen, wann Lernen Stress erzeugt und wann es reibungslos integriert werden kann. Ist es Ihnen zum Beispiel schon passiert, dass Sie beim Lesen mit Ihren Gedanken so abgeschweift sind, dass Sie eine ganze Seite noch einmal lesen mussten? Oder hat Sie das, was Sie gelesen haben, so verwirrt, dass Sie das Buch am liebsten weggelegt hätten? Dann können Sie nachvollziehen, wie Kinder häufig empfinden, wenn sie neue Informationen aufnehmen sollen. Damit Sie dieses Problem angehen können, sollten Sie in einer solchen Situation einmal bewusst darauf achten, welche Gedanken im Hintergrund Ihrer Aufmerksamkeit auftauchen. Schauen Sie sich dann das Schaubild des Lern-Flows an und überprüfen Sie, ob eines der Merkmale, die um die 8 herum abgedruckt sind, auf Sie zutrifft. Welche Signale Ihres Körpers, die Sie dazu auffordern, sich zu bewegen, ignorieren Sie? (Hinweise darauf geben die Vorschläge, die unterhalb, am tiefsten Punkt jedes Kreisbogens stehen.) Fahren Sie die Liegende Acht einige Male mit einem Finger nach und überprüfen Sie, ob Sie dann mit mehr Leichtigkeit lesen.

Sicher haben Sie auch schon einmal die Erfahrung gemacht, dass Sie „im Fluss" waren und Wörter, Bilder und Ideen Ihnen wie selbstverständlich einfielen. Das Schaubild beschreibt den Lernprozess mit Begriffen, die diesen natürlichen Fluss oder Flow beschreiben. Im Idealfall befinden sich die Stadien „Das kann ich!" und „Ich erschließe es mir Schritt für Schritt!" in einem ständigen Wechselspiel. Die Begeisterung, die entsteht, wenn man etwas nicht weiß und es sich dann aneignet, können Sie und die Ihnen anvertrauten jungen Leute in der Phase erleben, die hier als „Ich erschließe es mir Schritt für Schritt!" beschrieben wird und die sich mit der befriedigenden Vertrautheit und leichten

Der Achter-Flow beim Lernen

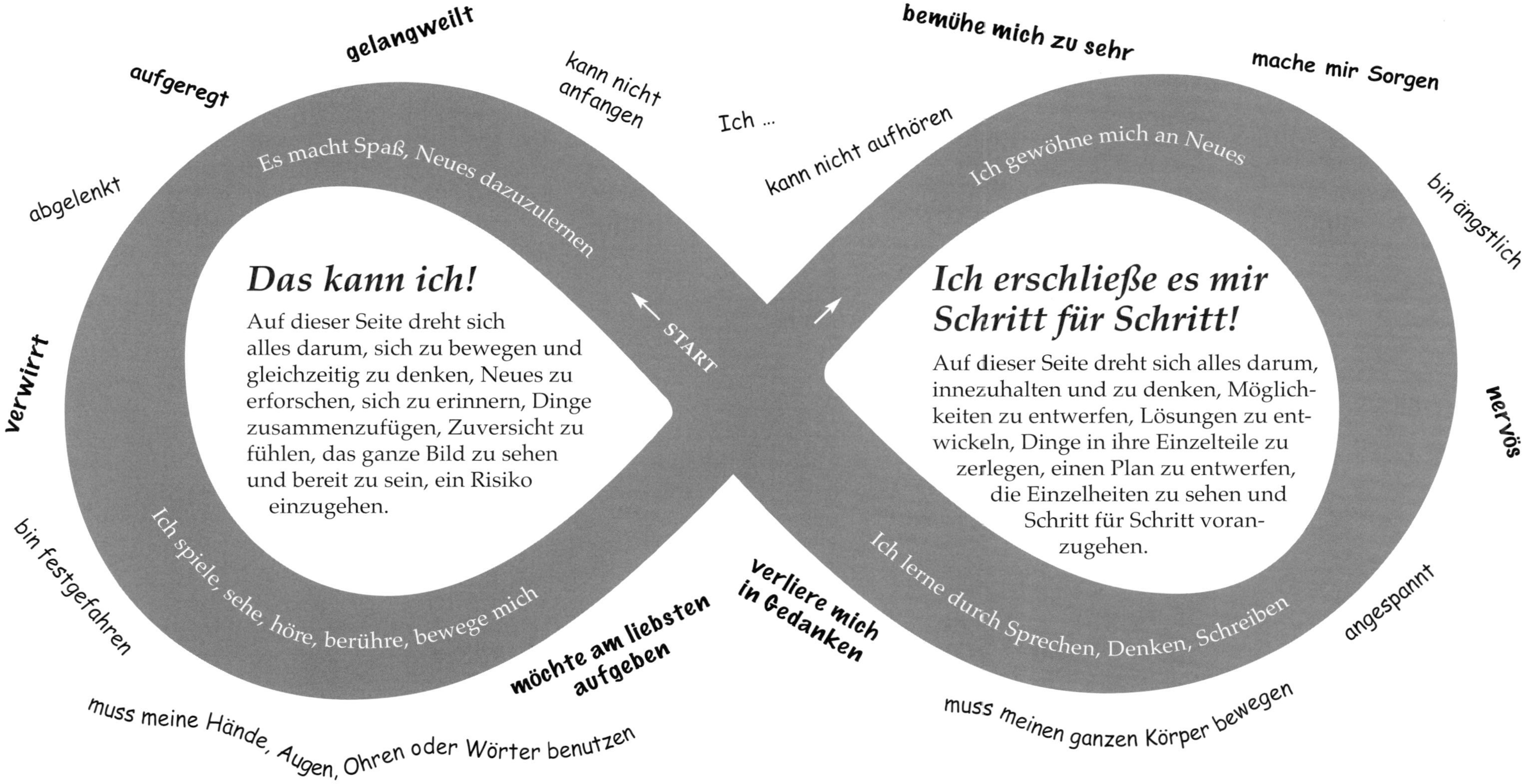

Wiederholbarkeit der Phase „Das kann ich!“ abwechselt; dieser Modus des neu Erlernten, des „Das kann ich!“ lädt dazu ein, weitere Erkundungen folgen zu lassen.

Der „Achter-Flow“ stellt einen Hintergrund zur Verfügung, der uns das „ganze Bild“ sehen lässt (auf der linken Seite), und ebenso einen Vordergrund aus Details und Einzelheiten (auf der rechten Seite). Mit diesem Lern-Flow zu arbeiten hilft den Lernenden, die Spannung auszuhalten, die entsteht, wenn wir nicht wissen, was als Nächstes geschehen wird. Natürlich können sie auch dann noch Dinge in ihr Gedächtnis hineinstopfen und wieder abrufen, wenn sie außerhalb des Lern-Flows sind; dies wird sich jedoch nie genauso befriedigend anfühlen. Sollten Sie bemerken, dass Sie selbst oder einer Ihrer Schüler in eine der Situationen geraten, die an der Außenseite des Achter-Flows aufgeführt sind, so können Sie eine Bewegungspause einlegen (oder vorschlagen), um wieder zurück in den Lernfluss zu kommen. Dies ist dann möglich, wenn die Lernenden sich mit dem verbinden, was für sie sicher und vertraut ist – also mit dem, was sie bereits wissen.

Sie werden viele Möglichkeiten finden, diesen Kreislauf des Lernens in Lern- oder Unterrichtssituationen einzusetzen. Lernende, die außerhalb ihres Lernflusses feststecken, können eingeladen werden, wieder einzusteigen. (Fragen Sie die Schüler, an welcher Stelle des Schaubilds sie sich befinden, oder zeigen Sie ihnen auf der Seite von „Das kann ich!“ die Aspekte eines bestimmten Themas, die sie bereits beherrschen.) Einige werden vielleicht nur für ein paar Augenblicke an bestimmten Punkten verweilen. Für die vielen jedoch, die auf der Seite von „Ich erschließe es mir Schritt für Schritt“ beginnen (und die ohne Bewegung vielleicht nicht weiterkommen) oder die an der Außenseite des Schaubilds stehen, kann der Aufwand oder Preis in Form von Stress ganz erheblich sein.

An welchem Punkt des Lern-Flows stehe ich?

In dem Prozess, den das Schaubild zeigt, steht jeder von uns immer an irgendeinem Punkt (innen oder außen). Stehen beide Kreise des Lern-Flows jederzeit und gleichzeitig zur Verfügung, so ist ein gutes Aufmerksamkeitsverhalten möglich. Steht nur eine Seite zur Verfügung, so ist der Fluss unterbrochen und der Lernende wird wahrscheinlich sehr bald in Stress geraten und in einem der Zustände feststecken, wie sie mit den Begriffen an der Außenseite der Liegenden Acht beschrieben werden.

Die Phase von „Das kann ich!“ – das Element der konkreten sensorischen Erfahrung – stellt breite Aufmerksamkeit und einen umfassenden/räumlichen Kontext für ein Lernen zur Verfügung, bei dem die Verarbeitung vom Ganzen zu den Einzelheiten stattfindet. Dieser Aspekt des Lernens durch Spielen und Üben baut auf dem auf, was bereits bekannt ist – und sorgt so für eine sichere, vertraute und automatisierte Struktur für die neuen Erfahrungen, die auf der rechten Seite auftauchen.

Die Phase des „Ich erschließe es mir Schritt für Schritt“ – das geistig-kognitive, zielgerichtete Element – entwickelt die fokussierte Wahrnehmung für das, was noch nicht gelernt ist; dazu werden Unterscheidungen getroffen und die Verarbeitung findet linear, von den Einzelheiten zum Ganzen statt; sobald der Gegenstand der Bearbeitung gelernt und zu etwas Vertrautem geworden ist, wird er in den linken Kreis verschoben. Dieser auf Einzelheiten gerichtete Aspekt des Lernens beinhaltet auch die Kodierung neuer Informationen für das Zuweisen symbolischer Bedeutung.

Wie Sie die körperlichen Voraussetzungen für Lernen bewusst wahrnehmen (Noticing)

Nehmen Sie sich einen Augenblick Zeit für folgendes Experiment: Stehen Sie, machen Sie einen Schritt nach vorne, dann einen Schritt nach hinten. Nehmen Sie wahr, dass bei jeder Richtungsbewegung eine andere Muskelgruppe beteiligt ist. Was geschieht, wenn Sie einfach nur daran *denken*, einen Schritt nach vorne zu machen? Spüren Sie in Ihrem Körper den Impuls, dieselbe Muskelgruppe zu aktivieren?

Die drei Bewegungsarten, die in Kapitel 1 erörtert wurden (nach oben und unten, vorwärts und rückwärts, nach links und rechts) stehen uns – den Erfordernissen des Augenblicks entsprechend und in Abhängigkeit von persönlichen Einschränkungen – grundsätzlich immer gleichzeitig zur Verfügung. Unsere Bewegungen und unsere Haltung ermöglichen es uns, zu jedem beliebigen Zeitpunkt eine Absicht in die Tat umzusetzen oder uns zurückzuhalten.

Mit der Zeit werden Ihnen die „26" immer vertrauter und Sie werden feststellen, dass das, was Sie bei den Übungen in Ihren Muskeln und bei Ihren Bewegungen spüren, das eigentliche Geschenk ist. Natürlich sind neue Fertigkeiten und andere positive Veränderungen aufregend und übertragen sich häufig von selbst, ohne direkte Anleitung, auf das abstrakte Lernen; es sind jedoch die subtilen kinästhetischen Empfindungen, die das Gefühl der Leichtigkeit ausmachen.

Jedes neue Lernen bedeutet Wachstum. Es verlangt von uns, dass wir die körperlichen Veränderungen (eben jene Empfindungen von Muskeln und Bewegungen) wahrnehmen, die Lernen erst möglich machen … Erinnern Sie sich daran, wie Sie Fahrradfahren lernten. In der Edu-K bezeichnen wir diese Form des bewussten Wahrnehmens als Noticing – ein System des auf dem Körper, auf körperlichen Empfindungen basierenden Eigenfeedbacks, das es uns ermöglicht, Gedanken, Gefühle und körperliche Empfindungen zu vereinen und zum Maß für unser Lernen zu machen.

Sobald Sie mit den Übungen beginnen, werden Sie diese subtile Form der Eigenbeobachtung an sich selbst erleben, und Sie können Sie einfach dadurch in Gang setzen, dass Sie bewusst darauf achten, ob Sie bei Ihren Bewegungen entspannt sind und sich wohlfühlen.

Dieses bewusste Wahrnehmen dessen, was man in seinem Körper spürt, gibt uns die Möglichkeit, Absichten in Handlungen umzusetzen, und gibt uns ein Instrument an die Hand, mit dem wir die eigenen Bedürfnisse, das persönliche Wohlbefinden und unser Wachstum überprüfen können. Von dieser sensorischen Ausgangsposition aus lässt sich neues Lernen ohne umfangreiche Beurteilungen, Erwartungen oder Vergleiche mit anderen feststellen. Haben Ihre Schüler das Gefühl, dass sie zu selbstkritisch sind, so leiten Sie sie an, ihr inneres Feedback zu nutzen; im Folgenden einige Beispiele:

Oh, dieses Mal ist mir das Drehen des Kopfes nach rechts leichter gefallen als nach links.

Dieses Mal haben sich meine Augen schneller bewegt und wurden nicht so schnell müde.

Ich habe das Gefühl, dass ich jetzt rhythmisch betonter gehe.

Die Farben (oder Umrisse/Oberflächen/Kontraste) sind jetzt klarer.

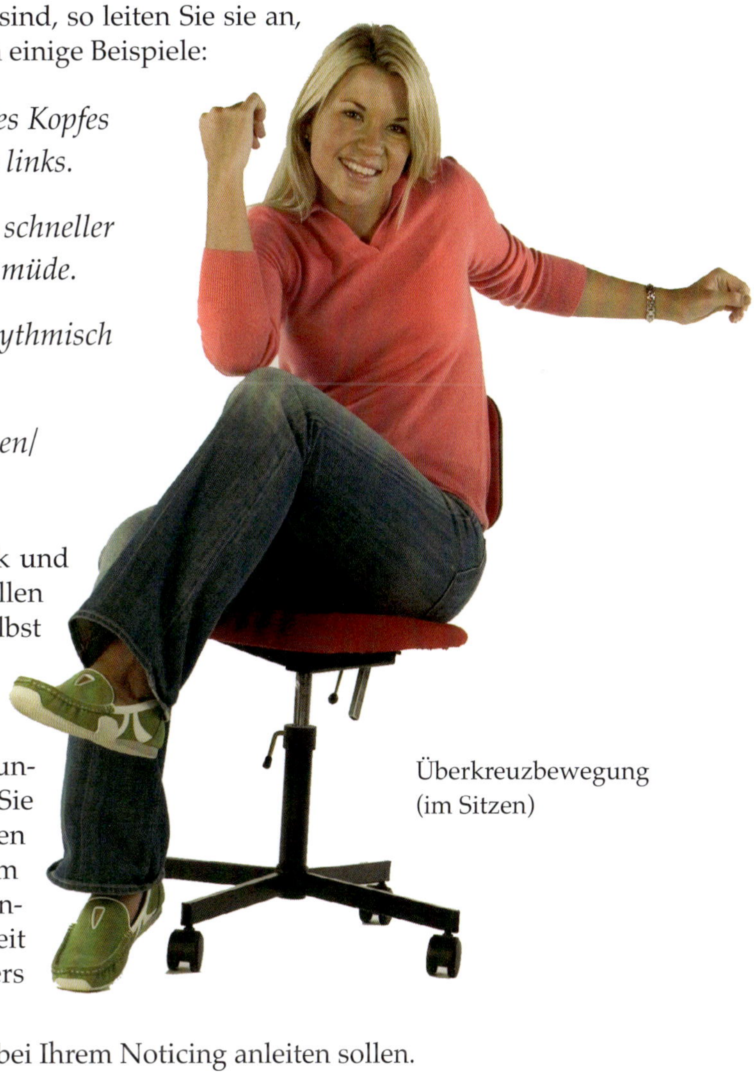

Überkreuzbewegung (im Sitzen)

Sich selbst helfen zu können ist ein Geschenk und dazu gehört auch, dass wir einen liebevollen Umgang mit uns selbst pflegen, anstatt uns selbst immer nur zu kritisieren; sich selbst zu helfen sorgt nämlich automatisch für Selbstdisziplin. Am besten lernen Sie diese Art des Noticings dadurch, dass Sie üben, Ihre Bewegungen auf entspannte Art zu beobachten. Lassen Sie zu, dass Sie auf Ihre sensorischen Erfahrungen neugierig sind anstatt sie zu bewerten, in dem Wissen, dass Lernen die Sache eines Augenblicks sein kann und dass Sie eine Fertigkeit beim nächsten Mal wahrscheinlich völlig anders anwenden werden als dieses Mal.

Im Folgenden finden Sie einige Tipps, die Sie bei Ihrem Noticing anleiten sollen.

Sensomotorische Tipps für die Ausführung der Übungen

Die Brain-Gym-Übungen zeigen uns Möglichkeiten auf, unseren Körper dreidimensional einzusetzen. Bewegungspausen werden am besten spielerisch gestaltet, sollen aber auch die sensorisch-motorische Wahrnehmung aktivieren. Sie können die Übungen unter einem oder mehreren der folgenden Aspekte machen – behalten Sie diese während der Übung im Hinterkopf:

Zugang zum Mittelfeld

- Stehen Sie aufrecht, die Füße hüftbreit auseinander, die Beine gerade, das Gewicht über den Fersen, die Außenkanten der Füße stehen parallel zueinander. (Die Zehen scheinen dabei ganz leicht nach innen zu zeigen.)
- Nehmen Sie Ihr Gleichgewichtszentrum bewusst wahr. (Sie können dies unterstützen, indem Sie eine Hand auf den Nabel legen.) Wenn Sie symmetrische Bewegungen ausführen, achten Sie darauf, wie die eine Körperseite das Gegengewicht zur anderen bildet oder wie sich die Bewegung des Kopfes zu der des Steißbeins verhält. Erkunden Sie, wie es sich anfühlt, wenn Sie Ihr Gewicht nach und nach ins Gleichgewicht und wieder aus dem Gleichgewicht bringen.
- Bewegen Sie jeweils eine Schulter und die gegenüberliegende Hüfte sanft aufeinander zu und wieder auseinander, öffnen und verengen Sie dabei Ihren Rumpf und spüren Sie die Verbindung zwischen Schulter und Hüfte (eine Variation der Übung „An ein X denken").
- Führen Sie zu Beginn eine Runde Bauchatmen durch, dies kann Ihren Bewegungen mehr Leichtigkeit und Wohlgefühl vermitteln. Folgen Sie dann mit Ihren Bewegungen Ihrem Atemrhythmus; machen Sie alle Aufwärtsbewegungen zusammen mit einer Einatmung und alle Abwärtsbewegungen und anstrengenden Bewegungen zusammen mit einer Ausatmung.

Zugang zu Spiel und Stabilisierung

- Halten Sie die Schultern im Sitzen auseinander und lassen Sie sie entspannt fallen; Daumen oder Handflächen zeigen nach oben.
- Benutzen Sie Ihr Brustbein als Bezugspunkt für die Wahl der Richtung, in die Ihre Bewegung gehen soll – ohne dass dabei die Rippen nach vorne kommen. (Dies gilt auch für die Ausrichtung Ihres Körpers, wenn Sie bei bestimmten Aufgaben, etwa beim Schreiben, ein „Werkzeug" benutzen; die Gehirnpunkte dienen hier als Erinnerungshilfe.)
- Stellen Sie sich vor, dass während der Minute, die Sie ungefähr benötigen, um eine Übung zu machen, die Zeit sozusagen angehalten oder „ausgesetzt" würde, und experimentieren Sie damit; richten Sie dabei Ihre Aufmerksamkeit auf Ihr Gewicht in der Schwerkraft oder auf die langsame Bewegung Ihres Körpers im Raum.
- Damit Sie Ihren Füßen den vollen Nutzen aus den Bewegungen im Stehen zukommen lassen können, machen Sie sie so oft wie möglich barfuß auf einer elastischen Unterlage, etwa einem Holzboden, einem Teppich oder auf dem Rasen; oder tragen Sie Schuhe mit flexiblen Sohlen.

Zugang zu ausdauernder Aufmerksamkeit

- Beginnen Sie jede Bewegung mit dem Gefühl, nach oben gezogen zu werden, wie eine Marionette am Faden. Diese Mikrobewegungen heben die Rückseite des Kopfes an (sodass das Kinn nach unten gedrückt wird und auf einer horizontalen Ebene zu ruhen scheint), sie dehnen die Rückseite des Nackens, die Rippen öffnen sich im rechten Winkel zur Wirbelsäule und bewegen sich nach unten und hinten.
- Unsere Muskeln bewegen sich in Systemen, wobei einige von anderen unterstützt werden. Verbinden Sie sich mit der Ganzheit einer Bewegung – mit allen beteiligten Muskeln vom Kopf bis zu den Zehen- und Fingerspitzen; nutzen Sie dazu Ihren ganzen Körper und halten Sie Ihre Aufmerksamkeit auf einen ganz spezifischen Bereich gerichtet.

- Stehen Sie bei einer Übung aufrecht, so stellen Sie sich vor, dass entlang jeder Körperseite ein Lot verläuft, das die Spitze der Ohren mit der Außenseite der Schulter, der Außenseite der Hüfte, der Außenseite des Knies und der Außenseite Ihres Fußknöchels verbindet. Bei einer sitzenden Übungsposition sitzen Sie auf beiden Sitzbeinhöckern, die Beine stehen nebeneinander auf dem Boden, die Schultern werden über den Hüften balanciert.
- Sind Sie erst einmal mit den „26“ vertraut, so werden Sie sie hin und wieder auch mit geschlossenen Augen machen wollen, um das propriozeptive System in Schwung zu bringen. (So können zum Beispiel die Augen, auch wenn sie geschlossen sind, den Bewegungen der Hand bei der Liegenden Acht folgen.)

Zwei Beispiele aus der Anfangszeit von Brain-Gym®

Paul Dennison: Wie ich die Übungen für meine eigene Fähigkeit, vor anderen Menschen zu sprechen, nutzte

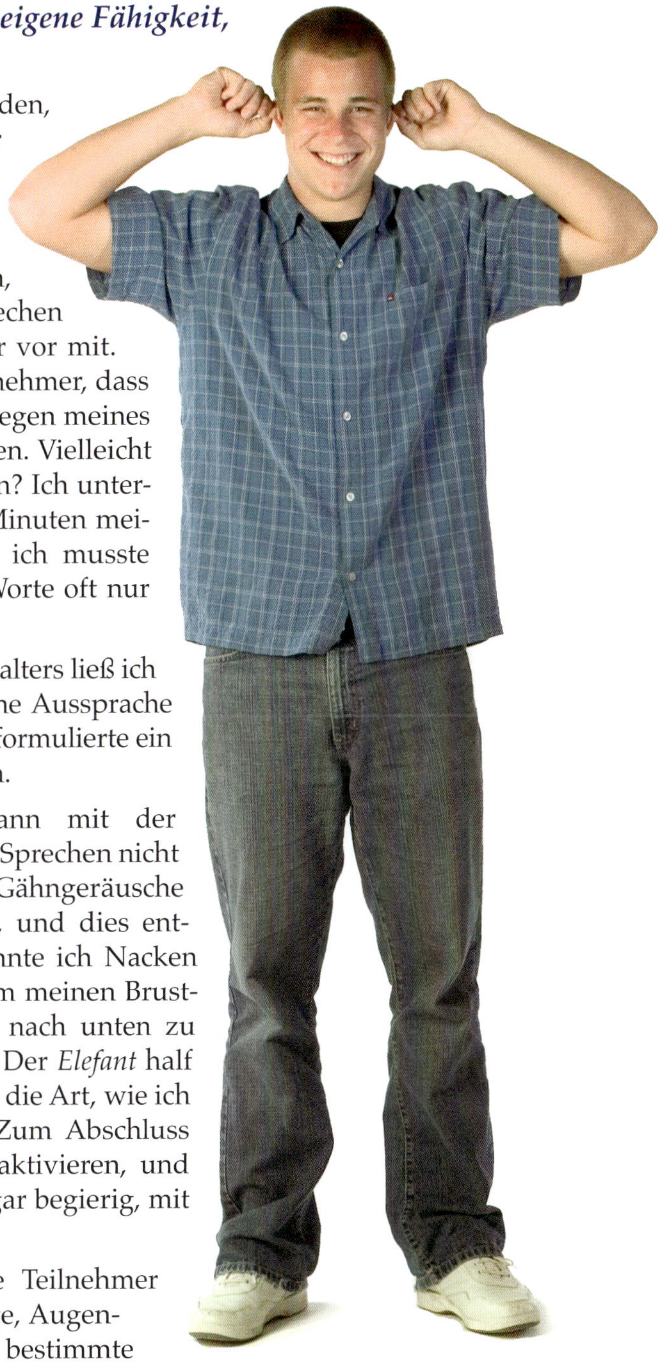

Anfang der 1980er-Jahre wurde ich erstmals eingeladen, in Deutschland zu unterrichten. Die Teilnehmer kamen aus ganz Europa und waren begierig darauf, mehr über das Programm zu erfahren, das so vielen Kindern und Erwachsenen zu leichterem Lernen verhalf. Da die meisten ein wenig Englisch sprachen, arbeitete ich ohne Dolmetscher. Als ich zu sprechen begann, sah ich jedoch viele erschrockene Gesichter vor mit. Auf meine Nachfrage hin erklärte mir einer der Teilnehmer, dass zwar alle etwas Englisch verstünden, dass sie mir wegen meines starken Bostoner Akzents jedoch nicht folgen könnten. Vielleicht könnte ich etwas langsamer und deutlicher sprechen? Ich unterbrach meinen Unterricht und hörte mir die ersten Minuten meines Vortrags an, der aufgenommen worden war; ich musste zugeben, dass meine Stimme flach klang und die Worte oft nur schwer zu verstehen waren.

Mit Unterstützung meines deutschen Seminarveranstalters ließ ich die Gruppe wissen, dass ich zuversichtlich sei, meine Aussprache mithilfe der Brain-Gym-Übungen zu verbessern. Ich formulierte ein Ziel: mich mit Wohlbehagen und Klarheit ausdrücken.

Die Gruppe unterstützte mich und ich begann mit der *Bauchatmung*, denn ich konnte spüren, dass ich beim Sprechen nicht tief genug atmete. Beim *Energiegähnen* gab ich laute Gähngeräusche von mir, um meinen Stimmapparat zu aktivieren, und dies entspannte meinen Kiefer. Mit der *Denkmütze* entspannte ich Nacken und Hals. Dann ging ich zum *Energetisierer* über, um meinen Brustkorb zu öffnen und die Gewohnheit loszulassen, nach unten zu schauen, wenn ich eine Gruppe ansprechen wollte. Der *Elefant* half mir, mir beim Sprechen selbst zuzuhören, sodass ich die Art, wie ich mich selbst ausdrückte, besser variieren konnte. Zum Abschluss machte ich *Überkreuzbewegungen*, die das Gehirn aktivieren, und fühlte mich schließlich nicht nur bereit, sondern sogar begierig, mit dem Unterricht fortzufahren.

Als ich wieder zu sprechen anfing, brachen die Teilnehmer spontan in Beifall aus, denn ich war nun in der Lage, Augenkontakt herzustellen, rhythmisch zu sprechen und bestimmte Punkte lebhaft zu betonen. Ich war so sehr daran gewöhnt, anderen die Übungen zu vermitteln, dass ich nicht darauf gekommen war, diese für mich selbst zu nutzen, für die Situation des Unterrichtens. Als ich diesen Schritt gemacht hatte, durfte ich nicht nur aufs Neue ihre Wirksamkeit erfahren, sondern ich hatte auch ein neues und wichtiges persönliches Ziel erreicht.

Bericht einer Schule über den langfristigen Einsatz der „26"

Jeder Tag ist für die 150 Schüler der Sun-Grove-Schule ein Brain-Gym-Tag. Jeder Morgen beginnt damit, dass alle die PACE-Übungen machen, dann formuliert einer (mit Unterstützung der anderen Schüler) ein persönliches Ziel und daraufhin machen alle zusammen einige der „26", um das Ziel zu unterstützen.

Während des Tages hat jeder die Gelegenheit, Pausen einzulegen und Brain-Gym-Übungen zu machen. Wir sind der Meinung, dass Brain-Gym allen Schülern einen „Ankerplatz" zur Verfügung stellt und deshalb nach kurzer Zeit zu einem festen Bestandteil ihres Lernprozesses wird. Offenbar hilft es den Schülern auch dabei, Verantwortung für ihr Handeln zu übernehmen. Habe ich schon erwähnt, dass wir das schon seit vierundzwanzig Jahren machen?

Wir alle (Lehrer, Schüler und Eltern) haben sehr von den Brain-Gym-Übungen profitiert, ich könnte Hunderte von Erfolgsgeschichten erzählen. Hier nur eine einzige: Eine Schülerin einer höheren Grundschulklasse hatte Schwierigkeiten mit einer Schreibaufgabe und entschied sich, die Liegende Acht an der Tafel zu machen. Nach nur ungefähr einer Minute ging sie zurück an die Arbeit und brachte sie perfekt zu Ende.

Barbara Scott, Sun-Grove-Montessori-Schule, Fort Pierce (USA)

Gail Dennison: Wie ich für mich das Schreiben wiederentdeckte

In den Anfängen unserer gemeinsamen Arbeit hielten Paul und ich einen Kurs für ungefähr dreißig Anfänger ab. Als er einen Freiwilligen suchte, der seine Handschrift verbessern wollte und niemand sich meldete, stellte ich mich spontan zur Verfügung. Kreatives Schreiben machte mir zwar viel Freude, ich hatte jedoch oft Probleme damit, gleichmäßig zu schreiben oder beim Schreiben einen Gedanken zu Ende zu bringen – was mich frustrierte und verwirrte.

Ich schrieb einen Satz an die Tafel und achtete dabei bewusst darauf, wie es sich anfühlte, diesen Satz zu schreiben. Paul ließ mich nach links, rechts, oben, unten und zur Mitte schauen und registrierte dabei jeden Stress. Dann wählte ich aus den „26" vier aus, die ich machen wollte. In der einen Minute, in der ich den *Double Doodle* machte, war ich mir des seltsamen Gefühls bewusst, das ich manchmal verspürte, wenn meine linke Hand meiner rechten spiegelbildlich folgen sollte und wenn der Fokus meiner Augen von einer Hand zur anderen wechseln sollte. Ich war überrascht, als ich plötzlich einfach wusste, dass ich einen weichen Fokus wählen musste, um die Übung machen zu können, worauf ich eine neue visuelle Klarheit gewann. Die Spannung in meinem Gesicht, meinen Händen und Schultern schien dahinzuschmelzen.

Paul führte mich durch einige *Liegende Achten* und ich empfand zunächst Stress dabei, meine Augen meinen Händen um jeden Kreis und über die Mittellinie folgen zu lassen. Als Nächstes ging er mit mir durch die *Alphabet-Acht* und ich begann die Ähnlichkeiten der Buchstabenformen auf neue Weise zu sehen und zu fühlen. Im Gegensatz zu meiner vorherigen visuellen Vorstellung von den Buchstaben und ihren Unterschieden, die nun zu verblassen begann, erschienen mir ihre Formen jetzt fast zu einfach.

Als wir dann die *Positiven Punkte* hielten, fand ich mich plötzlich in mein drittes Schuljahr zurückversetzt und ich hörte die Stimme meiner Lieblingslehrerin während einer Unterrichtsstunde über Schreibschrift. Für einen Augenblick erinnerte ich mich an die Spannung in meiner Hand, als ich wackelige Vorwärts- und Rückwärtsbewegungen ausführte, die die Verbindung zwischen den Buchstaben bilden sollten, und ich konnte „sehen", wie die Streifen, die der Radiergummi auf meiner Heftseite hinterließ, langsam zu einem Loch wurden. Ich konnte mich daran erinnern, wie mich plötzlich ein Schwindel überkam und ich mich beim Malen dieser Brücken so orientierungslos fühlte, dass ich mich im Sanitätsraum hinlegen musste.

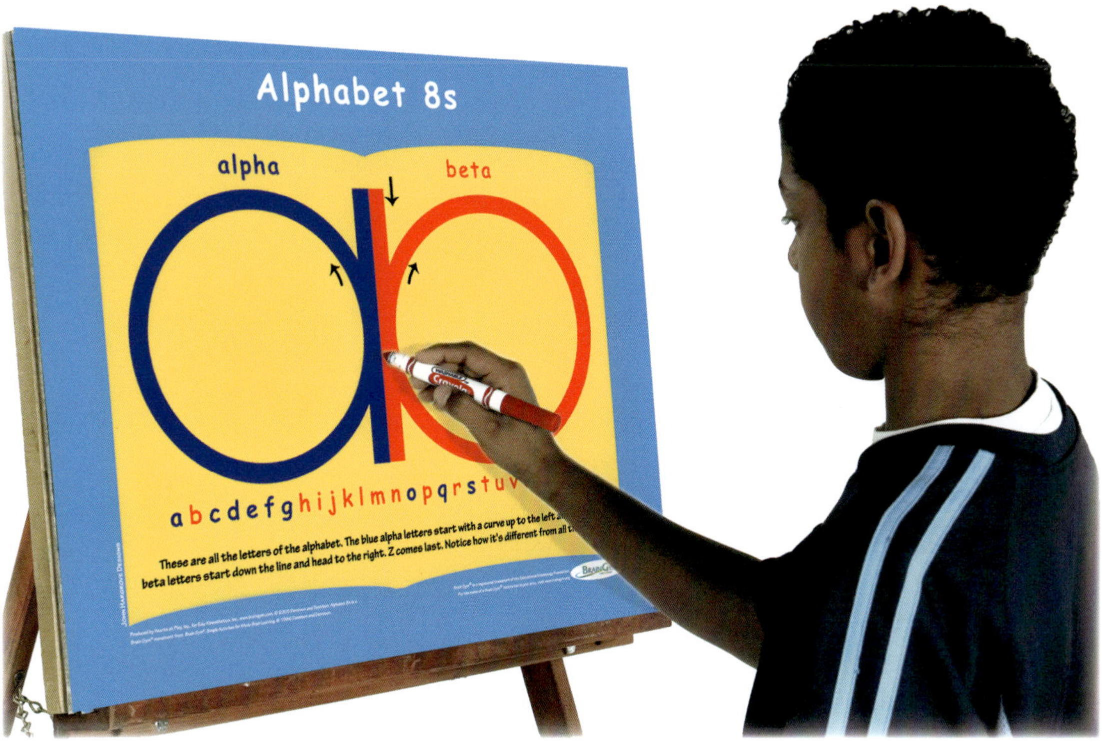

Dann kam eine andere Erinnerung: Ich befand mich in meinem Klassenzimmer irgendwann zu Beginn des vierten Schuljahres. Wir hatten neue Sozialkundebücher – mein erstes großformatiges Buch. Ich las normalerweise recht schnell und war deshalb sehr überrascht zu sehen, wie rasch die anderen Schüler die Seiten umblätterten, während ich immer wieder dieselben breiten Absätze las, ohne sie zu verstehen. In meinem Kopf drehte sich alles und ich begann, mich auf ein Wort nach dem anderen zu fokussieren. Als die Pausenglocke erklang, hatte ich gerade mal den ersten Abschnitt zu lesen begonnen. Wir gingen nach draußen, um zu spielen; ich entschied mich jedoch gegen meine Lieblingsspiele (Basketball oder Prellball) und für Hüpfekästchen: Ich wollte meine Orientierung dadurch aufrechterhalten, dass ich meinen Fokus nach unten richtete, wie ich es beim Lesen getan hatte.

Im gleichen Augenblick sah ich, wie ich in diesem Schuljahr grobmotorische Bewegungen vermied und Hüpfekästchen oder ähnliche Spiele bevorzugte, bei denen ich die kompensatorische Wirkung meines stabilisierenden, nach unten gerichteten Fokus nicht verlieren würde.

Als Paul und ich die *Positiven Punkte* beendeten, spürte ich, wie tief entspannt sich meine Augen anfühlten. Es fiel mir jetzt leicht, nach oben, unten, nach rechts, links und zur Mitte zu schauen. Als ich nochmals an die Tafel schrieb, sah ich zwar noch keinen Unterschied in meiner Handschrift (dies kam erst später), die Worte flossen jedoch irgendwie ohne den sonst üblichen Lärm in meinem Kopf. Als ich erkannte, dass ich endlich die körperlichen Fertigkeiten für das Schreiben gelernt hatte, empfand ich ein leichtes, friedvolles Gefühl!

Nach diesen fünfzehn Minuten, in denen ich zum ersten Mal die Erfahrung gemacht hatte, wie es ist, die Übungen sozusagen für ein schulisches Ziel einzusetzen, fühlten sich meine Sinne erfrischt an, mein Geist war entspannt und die Angst, die ich oft im Zusammenhang mit dem Schreiben empfunden hatte, war verschwunden. (Seit dieser Erfahrung habe ich mehr als ein Dutzend Bücher oder Kursskripten selbst verfasst oder mitgestaltet.) Was aber am wichtigsten ist: Ich hatte wieder einmal erfahren, dass Lernen mehr ist als das Aufnehmen von Informationen.

Die Brain-Gym®-Übungen auf einen Blick

Die Mittellinienbewegungen

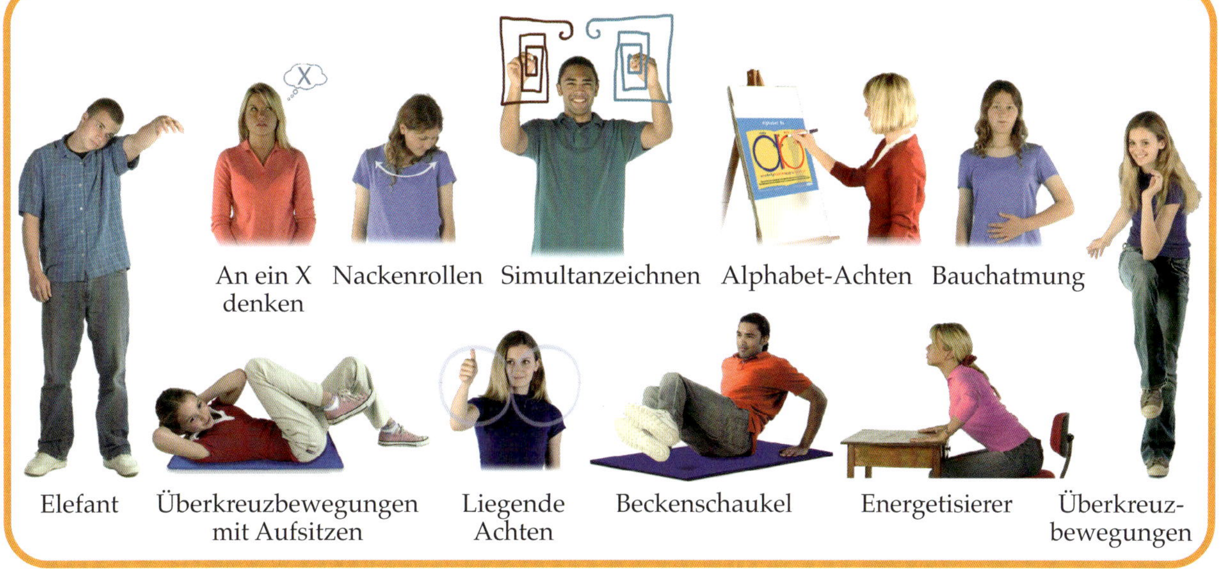

Die Energieübungen

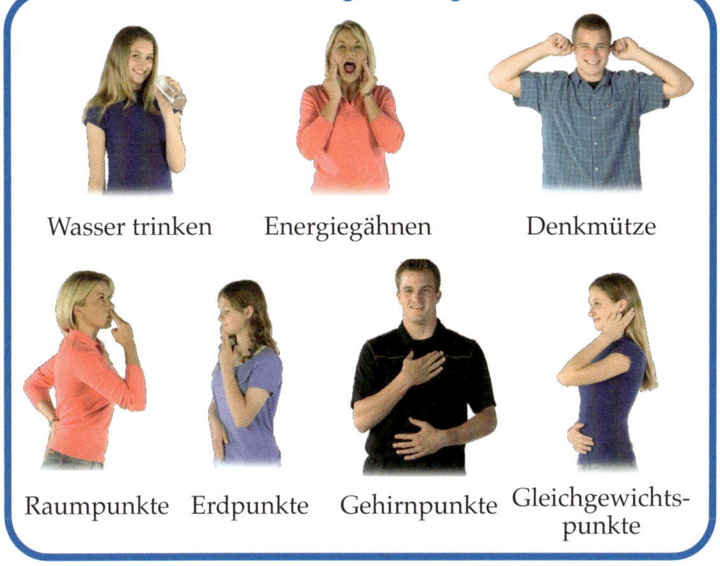

Fördern positiver Einstellungen

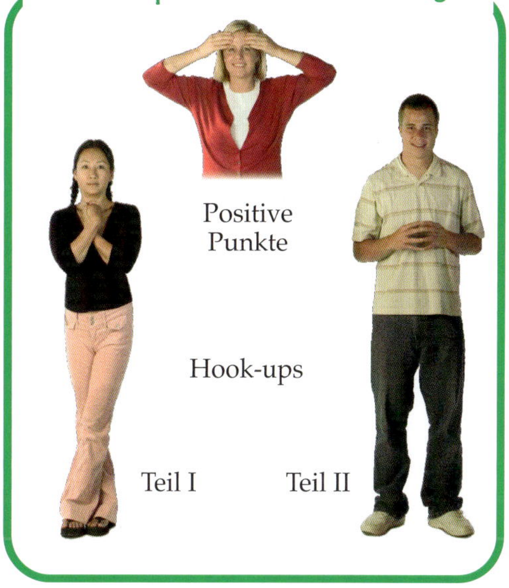

Die Längungsbewegungen

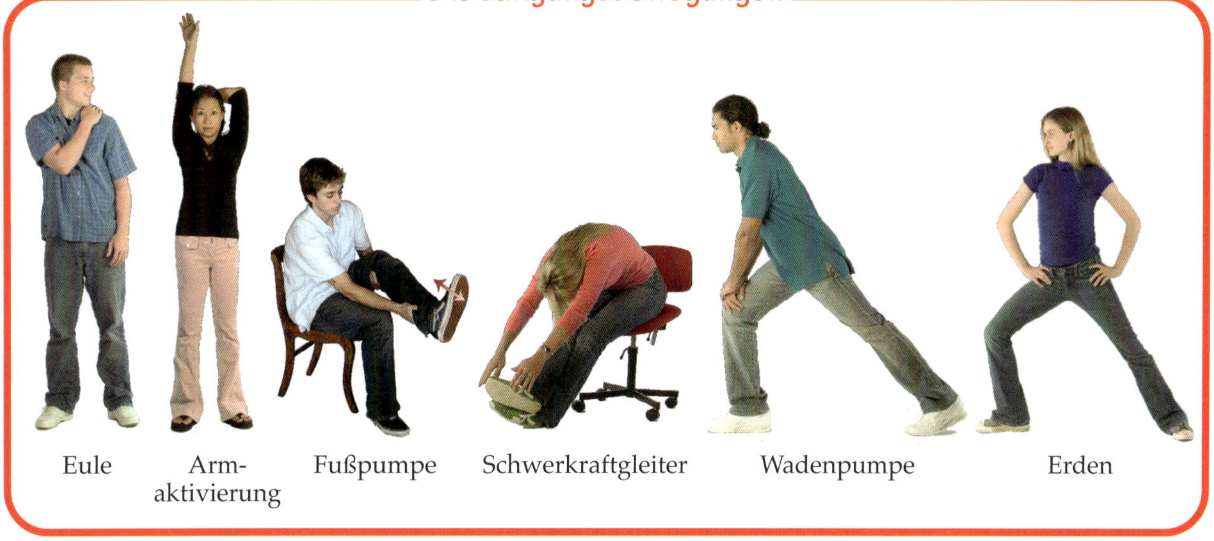

Brain Gym® ist eine geschützte Marke von *Brain Gym® International.*

KAPITEL 3

Die 26 Übungen im Detail

Die Kunst des Lehrens besteht lediglich darin, die natürliche Neugier junger Menschen zu wecken, um sie anschließend zu befriedigen.

ANATOLE FRANCE

In diesem Kapitel finden Sie genaue Anleitungen zu jeder einzelnen der 26 Übungen, die in vier Kategorien unterteilt sind. Die *Mittellinienbewegungen* werden als erste besprochen, da es beim Lernen um das Verarbeiten von Informationen geht und die Lernenden aus den Übungen dieser Kategorie den größten unmittelbaren Nutzen ziehen können.

An den Mittellinienbewegungen und ganz besonders an den *Längungsbewegungen* sind sämtliche wichtigen Muskelsysteme des Körpers beteiligt; bei den *Energieübungen* und den *Übungen zum Fördern positiver Einstellungen* geht es um Ausrichtung im Raum, , um das Gleichgewichtssystem und um Stressabbau (innere Ruhe). Die Übungen zielen auf die Entwicklung sensorischer Fertigkeiten wie Hören mit beiden Ohren, Bewegen der Augen über die visuelle Mittellinie und Fokussieren beider Augen im visuellen Mittelfeld. In ihrem Zusammenspiel sind diese Bewegungskategorien auch darauf ausgelegt, den Lernenden Zugang zu grundlegenden Bewegungsmustern zu eröffnen; dazu zählen zum Beispiel der aufrechte Gang in der Schwerkraft, die Fähigkeit, eine angenehme stehende oder sitzende Position einzunehmen, und das Entwickeln der Händigkeit.

Die vier Kategorien von Brain-Gym-Übungen

Die Mittellinienbewegungen helfen den Lernenden, die sensomotorische Koordination zu meistern, und gewährleisten so die Organisation symmetrischer Aktivitäten, an denen beide Körperseiten beteiligt sind. Sie bilden die Grundlagen für die Hand-Augen-Koordination, die die visuellen, auditiven, taktilen und kinästhetischen Modalitäten aktiviert und für koordinierte Funktionen zentralisiert. Die Integration der beiden Körperseiten ermöglicht das Überqueren der vertikalen Körpermittellinie für Bewegungen mit dem ganzen Körper sowie für das Arbeiten mit beiden Händen, beiden Augen und beiden Ohren im Mittelfeld, wie es für die Verarbeitung eines linearen, symbolischen, geschriebenen Kodes notwendig ist.

Die Energieübungen zielen auf Fertigkeiten der Stabilisierung, sie unterstützen die Erdung, die Ausrichtung im Raum und die Ausrichtung der Körperhaltung in der Schwerkraft. Die Koordination von oben und unten ermöglicht es den Lernenden, ihr Gleichgewicht zu finden und die Erfahrung zu machen, dass ihr Körper ein fester Bezugspunkt ist, an dem sie sich für Planung, Organisation und Reihenfolge ausrichten können.

Die Übungen zum Fördern positiver Einstellungen stellen ein Gefühl der Ruhe, der Selbstkontrolle und der Verbundenheit her. Die Koordination der oberen und unteren Körperbereiche hilft den Lernenden, ihre Emotionen zu stabilisieren und die Kampf- oder-Flucht-Reaktion durch Wohlbefinden auszugleichen.

Die Längungsbewegungen steuern Kontraktion und Entspannung der Muskeln für die Fertigkeiten der Fortbewegung. Sie unterstützen die Entwicklung von Fokus und entspannter Aufmerksamkeit und die Fähigkeit, Entscheidungen zu treffen und sich selbst auszudrücken. Die Integration von vorne und hinten ermöglicht es den Lernenden, sich je nach Situation zu beteiligen oder zurückzuhalten und die Wahrnehmung von Einzelheiten mit einem Gesamtkontext in Einklang zu bringen.

Finde dein PACE!

Wir finden unser PACE (Erläuterungen dazu siehe nächste Seite), indem wir die vier PACE-Übungen durchführen und ihre Wirkung auf uns beobachten. Sind wir erst einmal mit ihnen vertraut, so können wir auch einfach nur *die* Übungen auswählen, die wir unserem Gefühl nach am dringendsten brauchen, um in unser PACE zu kommen. Viele Menschen berichten, dass sie diese Möglichkeit außerordentlich schätzen, vor allem in Zeiten vermehrten Stresses wieder zu ihrem natürlichen Rhythmus und Timing, zu ihrer natürlichen Gangart zu finden. Beginnen Sie damit, dass Sie in kleinen, bewussten Schlucken *Wasser* trinken, gehen Sie dann zu den *Gehirnpunkten* über und fahren Sie dann im Kreis mit den Übungen fort; lassen Sie jede Übung ganz natürlich auf die vorhergehenden folgen:

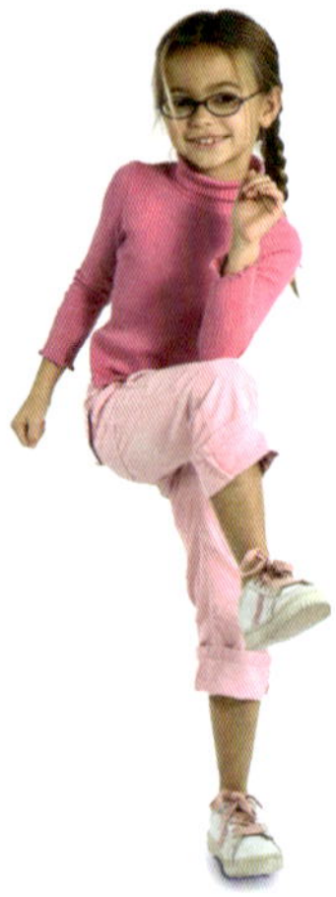

Überkreuzbewegung

Aktiv

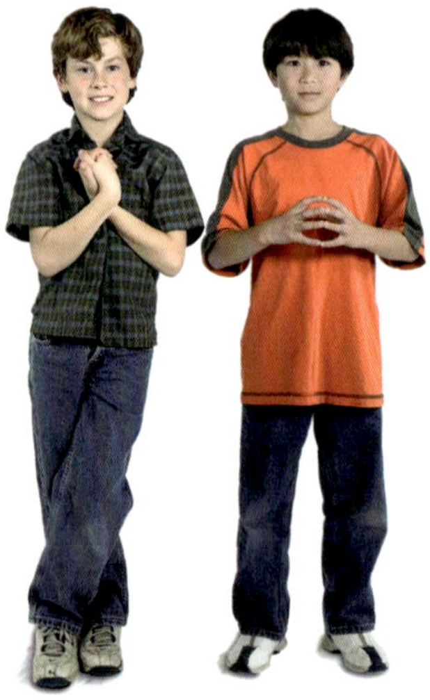

Teil I Teil II

Hook-ups

Positiv

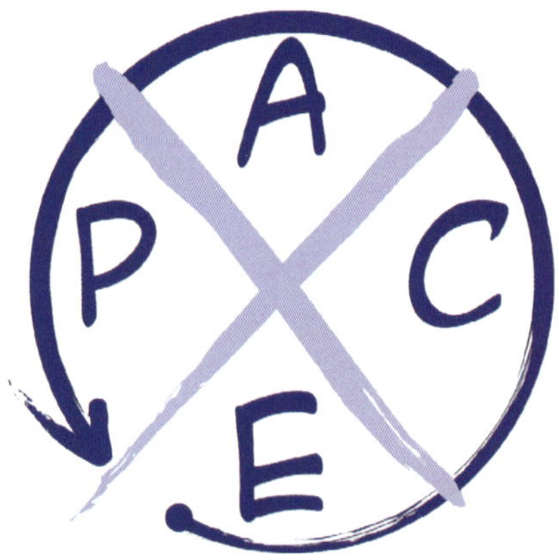

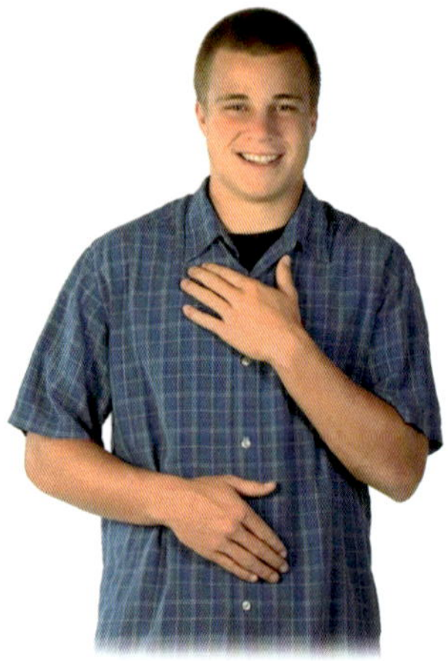

Gehirnpunkte

Klar (Clear)

Energievoll

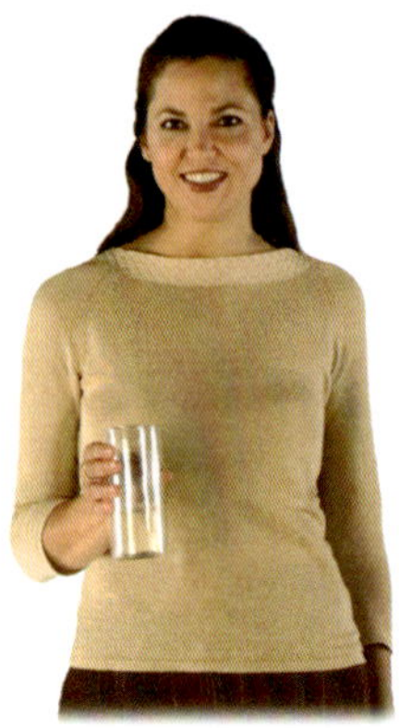

Wasser trinken

Wie wir unser PACE finden

Jeder Mensch hat andere Bedürfnisse und Talente. Intelligenz wird häufig mit Schnelligkeit verwechselt; dieser Zwang zu schnellen Antworten hindert jedoch manche Lernenden daran, ihre Gedanken im Einklang mit dem natürlichen Rhythmus ihrer motorischen Fertigkeiten zu organisieren. Immer wenn Sie Vorbereitungen treffen zu lernen, sollten Sie sich daher die Möglichkeit einräumen, ihr eigenes, ganz persönliches Timing zu finden – diesen entspannten, stressfreien, aus sich selbst heraus entstehenden Rhythmus, der optimales Lernen möglich macht.

In diesen Prozess einzugreifen hat für die eigene Person und für Kinder dann den größten Nutzen, wenn dadurch das Gleichgewicht unterstützt wird; der PACE-Prozess ist eine Methode, die genau diese Unterstützung anbietet. Der Begriff PACE ist eine Abkürzung für „Positiv, Aktiv, Klar (engl.: *Clear*) und Energievoll". Wir beginnen den PACE-Ablauf beim „E" (für die Eigenschaft „Energievoll") und arbeiten uns in umgekehrter Reihenfolge (ECAP) vorwärts, wobei uns jede der vier Übungen auf die nächste vorbereitet. Können wir entspannen und bewusst wahrnehmen, was uns für erfolgreiches Lernen unmittelbar zur Verfügung steht, und können wir uns dann auch darauf einlassen, so findet Lernen ganz von selbst, aus unserem Inneren heraus statt. So sind wir auch in der Lage, den nächsten angemessenen Lernschritt zu erkennen.

Energievoll – Wasser trinken

Behalten Sie beim Trinken jeden Schluck Wasser für einen Moment im Mund, bevor Sie ihn schlucken.

Clear (Klar) – Gehirnpunkte

Formen Sie mit einer Hand ein „U" und legen Sie Daumen und Zeigefinger in die weichen Vertiefungen unmittelbar unterhalb des Schlüsselbeins, auf beiden Seiten des Brustbeins; legen Sie die andere Hand auf den Nabel. Massieren Sie die Gehirnpunkte etwa dreißig Sekunden lang sanft und bewegen Sie Ihre Augen gleichzeitig langsam entlang einer horizontalen Linie nach links und nach rechts; die untere Hand liegt ruhig auf dem Nabel. Wechseln Sie dann die Hände und wiederholen Sie die Übung.

Aktiv – Überkreuzbewegung

Stehen Sie bequem und überqueren Sie die Körpermittellinie: Bewegen Sie dazu abwechselnd einen Arm und das gegenüberliegende Bein nach vorne und berühren Sie dabei rhythmisch mit der Hand oder dem Ellbogen das gegenüberliegende Knie. Spüren Sie, wie diese kontralaterale Bewegung aus dem Körperzentrum heraus entsteht? Sobald Sie sich mit den Grundbewegungen beim Überqueren der Mittellinie wohlfühlen, können Sie Varianten ausprobieren, die Sie dazu herausfordern, Ihren Körper auf neue Art und Weise einzusetzen.

Positiv – Hook-ups

Erster Teil: Überkreuzen Sie die Beine in Höhe der Fußknöchel. Strecken Sie nun die Arme vor sich aus und legen Sie ein Handgelenk über das andere; verschränken Sie dann die Finger und ziehen Sie die zusammengelegten Hände zur Brust. Bleiben Sie für mindestens eine Minute in dieser Position, atmen Sie langsam ein und aus, die Augen sind nach Belieben offen oder geschlossen. Berühren Sie beim Einatmen mit der Zungenspitze den Gaumen (unmittelbar hinter den Schneidezähnen) und entspannen Sie die Zunge beim Ausatmen wieder.

Zweiter Teil: Sobald Sie sich dazu bereit fühlen, lösen Sie die erste Position wieder auf, die Füße stehen nun fest nebeneinander auf dem Boden; führen Sie die Fingerspitzen vor Ihrer Brust zusammen, atmen Sie für etwa eine Minute weiter tief ein und aus und führen Sie Ihre Zungenspitze beim Einatmen weiter an den Gaumen.

Die Mittellinienbewegungen

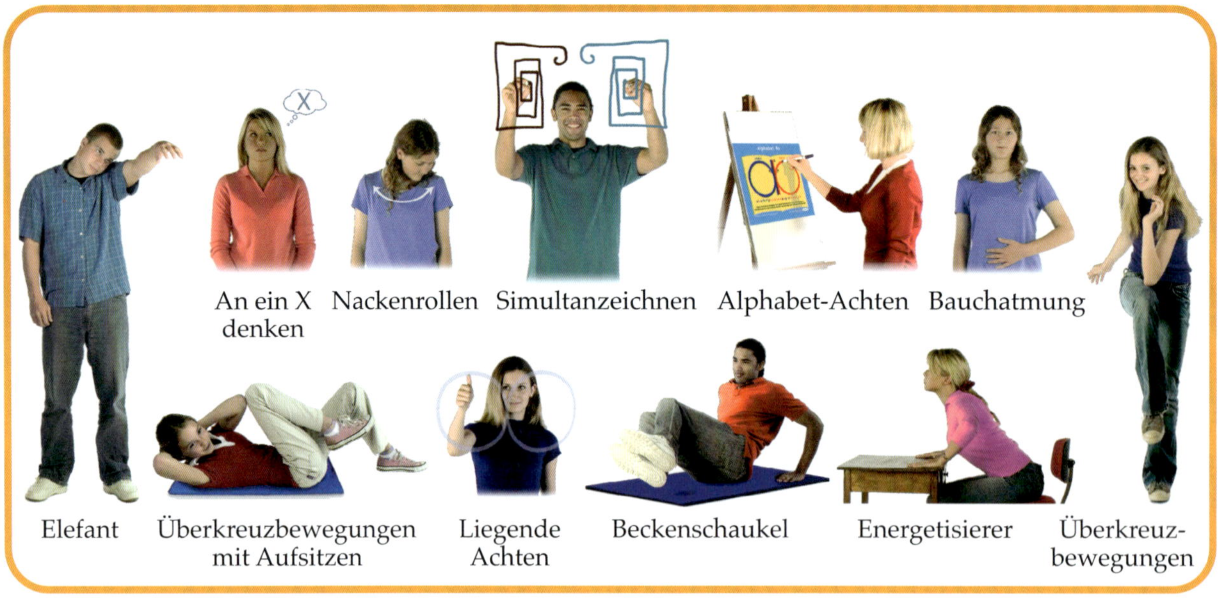

Viele Schulanfänger sind von ihrem Entwicklungsstand her noch nicht auf die bilateralen, zweidimensionalen Fertigkeiten vorbereitet, die zur Arbeit im visuellen Nahbereich nötig sind. Einige von ihnen verfügen zwar bereits über die Koordination im dreidimensionalen Raum, die für Sport und Spiel wichtig ist und die beidäugiges Sehen in der Entfernung, also jenseits der Armlänge erfordert; sie sind jedoch noch nicht so weit, dass sie beide Augen, Ohren, Hände und beide Gehirnhälften für die Arbeit im Nahbereich nutzen können, wie es für Lesen und Schreiben erforderlich ist, wo feinmotorische Koordination auf einer zweidimensionalen Ebene gefragt ist. Wieder andere verfügen bereits über die Koordination für Aktivitäten im Nahbereich und für schulische Fertigkeiten, jedoch noch nicht über die Ganzkörperkoordination, wie sie auf einem Spielfeld verlangt wird.

Sehen, Hören und Koordinieren beider Seiten für Kommunikation

Zu Beginn des letzten Jahrhunderts begann sich ein Verständnis von Lateralität zu entwickeln und in der Folge wurden Überkreuzbewegungen mit gutem Erfolg für effektives Stimulieren des Neokortex eingesetzt, der die Quelle von Erkenntnisprozessen und bewusster Bewegung ist. Frühe Befürworter eines Bewegungsansatzes in der Pädagogik setzten solche Übungen bei Lernenden erfolgreich ein; die Edu-K entwickelte daraus ihre Mittellinienbewegungen.

Die Entwicklung bilateraler Bewegungsfertigkeiten, die selbst initiierte Bewegungen für Krabbeln, Laufen und auch für Tiefenwahrnehmung ermöglichen, unterstützt das Aufkeimen des Autonomiegefühls beim Kind. In der Arbeit mit Edu-K stellen wir fest, dass grobmotorische Bewegungen einen ersten Zugang zum Mittelfeld verschaffen und dass dadurch die sensorischen und feinmotorischen Fertigkeiten für Sehen, Hören und den Einsatz beider Hände, also Fertigkeiten, die für logisches Denken und ebenso für die verbale oder schriftliche Kommunikation von zentraler Bedeutung sind, bereits eingeschliffen werden. Wurden in der frühen motorischen Entwicklung bestimmte Schritte ausgelassen, so helfen die Mittellinienbewegungen, diese Lücken zu schließen. Auch nach einer Erkrankung oder Verletzung können die Übungen den Lernenden helfen, sich wieder mit ihrer natürlichen Lern- und Bewegungsfähigkeit zu verbinden.

Haben Lernende, gleich welchen Alters, erst einmal ein Gefühl für die vertikale Körpermittellinie als zentralen Ort für alle zweiseitigen Bewegungsmuster entwickelt, so verbessern sich ihre Hand-Augen-Koordination und andere Fertigkeiten im Nahbereich. Dieses Phänomen der Seitigkeit schließt auch das Potenzial zur bilateralen Integration mit ein – die Fähigkeit, die zentrale Körpermittellinie zu überqueren und in einem visuell-auditiv-kinästhetischen Lernraum zu arbeiten, den die Edu-K als Mittelfeld bezeichnet.

Haben Lernende die feinmotorischen Fertigkeiten gemeistert, so können sie einen linearen, symbolischen, geschriebenen Kode von links nach rechts und von rechts nach links besser verarbeiten (eine Fähigkeit, die Grundlage für jeden schulischen Erfolg ist). Erhalten Lernende das Etikett „lernverzögert", so ist dies häufig darauf zurückzuführen, dass diese Kinder die zentrale Körpermittellinie nicht überqueren können. Die Edu-K bezeichnet bestimmte bilaterale Bewegungen als Mittellinienbewegungen; diese zeichnen sich dadurch aus, dass sie offenbar die Integration der beiden Gehirnhälften erleichtern und den Lernenden helfen, die Mittellinie zu überqueren und Zugang zum Mittelfeld zu erhalten, dem zentralen Bereich, in dem es zu einer Überlappung beider Seiten kommt. Diese Bewegungen entsprechen wichtigen Meilensteinen in der motorischen Entwicklung und sorgen dafür, dass die entscheidenden Voraussetzungen für die Koordination von Händen, Augen, Ohren, also für die Koordination von all dem, was die linke und rechte Körperseite ausmacht, zur Verfügung stehen.

Das visuell-auditiv-taktil-kinästhetische Mittelfeld ist der Raum, in dem Kinder als Erstes lernen, Bewegungen und Gesten als Symbole zu verwenden; später lernen sie dann, gesprochene und geschriebene Sprache für eine fortgeschrittene Form des symbolischen Ausdrucks zu nutzen. Genau in diesem Mittelfeld beginnen Kinder beim Spielen Werkzeuge einzusetzen und hier lernen sie auch, die verschiedenen Richtungen zu unterscheiden; dabei bauen sie auf vorher eingeübten konkreten Betätigungen auf, mit denen sie körperliche Fertigkeiten für das Lernen erworben haben, etwa das Bewegen der Augen zum Lesen oder der Hand zum Schreiben. In diesem Bereich, wo linkes und rechtes Sehfeld einander überschneiden, funktionieren beide Augen und die damit verbundenen Muskeln als Einheit – Voraussetzung für leichtes Lernen im visuellen Nahbereich.

Über ihr Mittelfeld treten Kinder mit anderen in Beziehung – dazu stellen sie Verbindung zu deren Augen und Gesichtern her; genauso treten sie in Beziehung zu Gegenständen in der dreidimensionalen Welt und sie erden sich in der Erfahrung wechselseitiger Beziehungen und Handlungen. Das Mittelfeld ist die Spielarena, und während das Kind heranwächst, verwandelt sich sein Spiel immer mehr zum kognitiven Spiel, zu der Fähigkeit, mit abstrakten Symbolen wie Wörter, Buchstaben oder Zahlen in Verbindung zu treten und diese sinnvoll zu verwenden, sei es beim Sprechen, auf einer Buch- oder Heftseite oder in Gedanken.

Sind Lernende zum Beispiel beim Malen, Schreiben oder Rechnen kreativ, so stehen die Zeichen auf einer Heft- oder Buchseite zunächst stellvertretend für konkrete Gegenstände in der physischen Welt. Im Laufe der Zeit verschafft dieses Spiel den Lernenden die Voraussetzungen für höheres Denken – die Fähigkeit, jedem Symbol einen verbalen Gegenspieler zuzuordnen. Später repräsentieren diese Symbole eine gedankliche Landkarte aus sprachlichen, mentalen und räumlichen Beziehungen. Je öfter und intensiver Kinder sich auf dieses abstrakte Spielen einlassen, das Gestalten von Symbolen auf einer Heftseite, umso mehr Nervenbahnen für imaginative, kognitive und sprachliche Prozesse werden angelegt.

Die Überkreuzbewegung

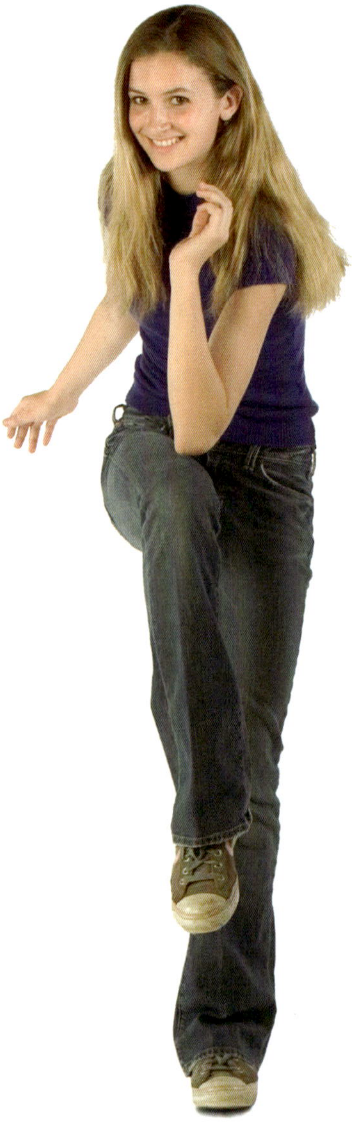

Die Überkreuzbewegung ist eine kontralaterale Bewegung; dabei werden abwechselnd ein Arm und das gegenüberliegende Bein bewegt, ähnlich wie beim Gehen auf der Stelle. An dieser Bewegung sind die Muskeln der Hüften beteiligt, die das Becken stabilisieren, sowie weitere Muskelsysteme, die die Schultern mobilisieren. Die Überkreuzbewegung sorgt in idealer Weise für abwechselnde Drehung von Ober- und Unterkörper, es verbessert die Balance im Allgemeinen ebenso wie Koordination und strukturelle Integration. Eine übertrieben betonte Ausführung der Übung sorgt dafür, dass die Ganzkörperbewegung wieder zur Verfügung steht, die den Rahmen für andere Handlungen des täglichen Lebens bildet. Die Überkreuzbewegung ist eine ideale grobmotorische Aufwärmübung zur Vorbereitung auf feinmotorische Fertigkeiten wie Lesen und Schreiben, die ein Überqueren der vertikalen Körpermittellinie erfordern. Das Bewegen gegenüberliegender Gliedmaßen verschafft uns ein Gefühl für die Verbindung zwischen Händen, Füßen, Armen, Beinen, Kopf und Steißbein sowie Ober- und Unterkörper. Die rhythmischen, symmetrischen Bewegungen sorgen für eine Neuverteilung des Körpergewichts und die Gliedmaßen fühlen sich leicht an.

Anleitung: Stehen Sie bequem und überqueren Sie Ihre Körpermittellinie, indem Sie immer einen Arm und das gegenüberliegende Bein gleichzeitig bewegen, abwechselnd damit dann den anderen Arm und das andere Bein; berühren Sie dabei mit Hand oder Ellbogen rhythmisch das gegenüberliegende Knie. Spüren Sie, dass diese kontralaterale Bewegung ihren Ursprung im Rumpf hat? Sobald Sie sich beim Überqueren der Mittellinie mit dieser Grundform der Überkreuzbewegung wohlfühlen, können Sie einige der unten aufgeführten Variationen ausprobieren; diese werden Sie dazu anregen, Ihren Körper in möglichst vielen neuen Varianten zu bewegen. Können Sie sich mit der Überkreuzbewegung im Stehen nicht gleich anfreunden, so machen Sie sie im Liegen oder auf einem Stuhl sitzend und blicken Sie dabei um sich, bis sie sich für Sie angenehmer anfühlt. Sollten Sie Schwierigkeiten mit der Überkreuzbewegung haben, so könnte eine Lateralitätsbahnung helfen; diese wird immer zusammen mit einem Brain-Gym-Instruktor oder einer -Instruktorin durchgeführt.

Tipps zur Überkreuzbewegung

- ***Noticing:*** Die Übenden sollten zunächst im Raum auf und ab gehen und dabei bewusst darauf achten, ob ihre Arme und Beine sich bei den wechselseitigen Bewegungen koordiniert anfühlen. Schwingen die Arme beim Gehen locker vor und zurück? Lassen Sie nun die Überkreuzbewegung durchführen und fordern Sie dann die Teilnehmer auf, noch einmal durch den Raum zu gehen und ihre Koordination bewusst wahrzunehmen.
- *Wassertrinken* und Massieren der *Gehirnpunkte* helfen Gehirn und Körper vorzubereiten, sodass sie besser auf die Überkreuzbewegung ansprechen.
- Bei Gleichgewichtsproblemen: Halten Sie die Übenden dazu an, die Bewegung *langsam* zu machen; sie sollen auf jeder Seite kurz innehalten, damit ihr Gleichgewicht sich stabilisieren kann.
- Die Überkreuzbewegung kann durchaus auch *tänzerisch* ausgeführt werden: Fordern Sie die Teilnehmer auf, es auszuprobieren und die Überkreuzbewegung zu tanzen. Eine *sportliche* Übung können Sie daraus machen, wenn Sie eine schnellere, aber dennoch flüssige Variante wählen.

- Weitergehende Aktivierung lässt sich erreichen, indem das Standbein fest nach unten gedrückt wird und Kopf und Rumpf angehoben werden, während das Knie mit leichtem Druck gegen die gegenüberliegende Hand nach oben geführt wird.
- Sie können auch mit der Hand nach *hinten* greifen und hinter dem Rücken den jeweils gegenüberliegenden Fuß berühren.
- Sie können den Arm und das gegenüberliegende Bein so weit wie möglich *in unterschiedliche Richtungen* ausstrecken (nach vorne, nach hinten und zu den Seiten).
- *Im Sitzen:* Die Bewegung nach vorne ausführen, der Rücken bleibt gerade; einen Ellbogen oder eine Hand zum gegenüberliegenden Knie führen, das gleichzeitig angehoben wird; den anderen, freien Arm entspannt nach hinten führen. Diese Variante sorgt dafür, dass die Übenden mit dem ganzen Gewicht auf einem Stuhl sitzen.

Variationen

- Für besseres Fokussieren kann die Überkreuzbewegung in *Zeitlupe* gemacht werden, Arm und gegenüberliegendes Bein werden dabei langsam gedehnt und voll durchgestreckt.
- Zwischen den Überkreuzbewegungen können Sie *hüpfen* (oder leicht nachfedern); dies ist besonders hilfreich für die Zentrierung und reduziert visuellen Stress (Überkreuzhüpfen).
- Zur Verbesserung des Gleichgewichts kann die Überkreuzbewegung *mit geschlossenen Augen* gemacht werden oder man stellt sich vor, dass man sie im Schwimmen macht.
- Kinder haben Spaß daran, wenn Sie ihnen Aufkleber oder Bänder in unterschiedlichen Farben für Hände und Füße geben: Hand und gegenüberliegendes Bein haben dieselbe Farbe!
- Experimentieren Sie mit verschiedenen *Rhythmen* oder machen Sie die Übung zu verschiedenen Musikstücken.
- Für mehr Leichtigkeit des Gangs können aufeinanderfolgende Aspekte für balanciertes Gehen ausprobiert werden, bevor die eigentliche Überkreuzbewegung durchgeführt wird. *Noticing:* Wird der Fuß mit der Ferse zuerst auf dem Boden aufgesetzt? Schwingen die Arme frei nach vorne und hinten? Sind Brustkorb und Schultern entspannt? Stehen die Füße parallel zueinander (zeigen die Zehen nach vorne)? Stößt sich der Betreffende bei jedem Schritt mit dem hinteren Fuß ab? Im Anschluss an diese Beobachtungen wird die Überkreuzbewegung durchgeführt, danach wird das Noticing wiederholt.

Geförderte Funktionen im Bereich Wahrnehmen und Erkennen

- Überqueren der visuellen, auditiven, kinästhetischen und taktilen Mittellinie
- Binokulares (beidäugiges) Sehen (Beide Augen werden zusammen benutzt.)
- Räumliche Wahrnehmung

Geförderte schulische Fertigkeiten

- Buchstabieren / Rechtschreibung und Schreiben
- Zuhören
- Lesen und Leseverständnis

Verwandte Übungen

- Liegende Acht
- Gehirnpunkte
- Denkmütze

Entsprechungen in Haltung und Verhalten

- Verbesserte Links-rechts-Koordination
- Leichtigkeit der Bewegung durch Ausgeglichenheit der Gliedmaßen
- Verbesserte Atmung und Vitalität
- Zuhören und Aufmerksamkeit verbessert

Die Liegende Acht

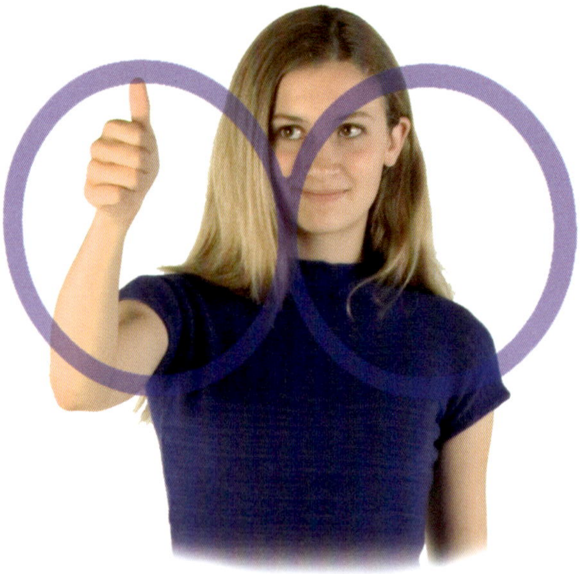

Das Zeichnen der Liegenden Acht (= des Unendlichkeitssymbols) unterstützt die Koordination der Augen für das Überqueren der visuellen Mittellinie ohne Unterbrechung; dadurch werden innerhalb des linken und rechten sowie im zentralen Sehfeld Fertigkeiten für integrierte Augenbewegungen entwickelt. Die Acht wird gemalt, als läge sie auf der Seite; sie hat einen eindeutigen Mittelpunkt sowie einen linken und einen rechten Bereich, die mit einer durchgehenden Linie verbunden sind. Während die Augen den fließenden Bewegungen der Hand folgen, lernen sie, für natürliches beidäugiges Sehen zusammenzuarbeiten.

Anleitung: In Augenhöhe wird auf eine Tafel (oder, für Gruppen, mit dem Daumen vor dem Körper in die Luft) eine große, auf der Seite liegende Acht gemalt; die Bewegung verläuft dabei immer zuerst (von der Mittellinie aus) gegen den Uhrzeigersinn, also zunächst zur linken Seite nach oben und in einem Bogen abwärts wieder zurück; dann, wieder im Mittelpunkt der Acht angelangt, im Uhrzeigersinn nach rechts oben und in einem Bogen abwärts wieder zurück. Die Bewegung wird dreimal zunächst mit der einen, dann mit der anderen Hand ausgeführt und schließlich dreimal mit *beiden* Händen. Dazu werden die Hände zusammengelegt und die Daumen verschränkt. (Achtung: Beginnen Sie immer mit einer Aufwärtsbewegung, denn dies ist bereits ein Muster für die Buchstaben des Alphabets; eine Acht, die nach unten beginnt, folgt nicht dem Fluss des Alphabets. Siehe auch Alphabet-Acht.)

Tipps zur Liegenden Acht

- ***Noticing:*** Lassen Sie die Teilnehmer vor der Übung einen Abschnitt aus einer Zeitung oder einem Buch lesen und darauf achten, ob sich die Augen mit Leichtigkeit bewegen, während die Informationen aufgenommen werden. Nach Abschluss der Übung wird der Abschnitt erneut gelesen und es wird darauf geachtet, ob die Augen nun entspannter sind.
- Man richtet das Brustbein auf einen Punkt in der Mitte eines Flipcharts aus: Dies ist der Mittelpunkt der Acht. Dann sollte eine bequeme Position für das Malen der Acht eingenommen werden, Höhe und Breite der Schwünge richten sich nach den persönlichen Gegebenheiten. (Am besten nutzt man das gesamte Sehfeld und die volle Reichweite beider Arme aus.) Es können Stifte oder Marker in zwei verschiedenen Farben benutzt werden.
- Man sollte mit der linken Hand beginnen, damit sofort das linke Sehfeld aktiviert wird.
- Die Bewegung beginnt an der Mittellinie, Hand und Arm werden zunächst gegen den Uhrzeigersinn geführt (in Richtung der Rundung des Kleinbuchstabens „a" – in Schreibschrift!): nach oben, zur linken Seite und in einer Kurve nach unten. Dann erfolgt die Bewegung im Uhrzeigersinn: nach oben, zur rechten Seite und in einer Kurve nach unten zurück zum Ausgangspunkt auf der Mittellinie.
- Während die Augen der Liegenden Acht fließend folgen, bewegt sich der Kopf ganz leicht mit, der Hals bleibt entspannt.
- Die Liegende Acht kann auch mit Papierschlangen oder Fähnchen in die Luft gezeichnet werden oder auf verschiedene Oberflächen wie Sand, Papier, Teppichboden oder eine Wandtafel.

Variationen

- Sie können die auditive Verarbeitung und den Richtungssinn der Lernenden mit einbeziehen, indem Sie Anweisungen geben wie diese: „Aufwärts, nach links und in einem Bogen nach unten, dann zurück zur Mittellinie; die Mittellinie kreuzen und aufwärts nach rechts, in einem Bogen nach unten und zurück zur Mittellinie."
- Sie können die Übung mit geschlossenen Augen machen lassen: Dies aktiviert die kinästhetische Wahrnehmung.
- Summen beim Zeichnen fördert die Entspannung.
- Sie können die Acht in der Größe abstufen (lassen): Zunächst auf einer großen vertikalen Fläche in Kopfhöhe beginnen, später zum Zeichnen am Tisch übergehen, sodass die Bewegung mit dem Schreiben in Verbindung gebracht werden kann. Man kann sich vorstellen, dass man einen Pinsel an der Nasenspitze hat, mit dem man „Schmetterlings-Achten" auf den oberen Teil der gegenüberliegenden Wand malt. (Das Kinn sollte dabei leicht nach vorne geschoben werden, damit der Hals offen bleibt.)
- Ist jemand nicht in der Lage, dem Fluss der Acht mit den Augen zu folgen, so sollten zuerst die Gehirnpunkte massiert und das Simultanzeichnen durchgeführt werden. Bieten Sie auch kinästhetische Liegende Achten an, malen Sie dem Lernenden zum Beispiel eine Acht auf den Rücken, dann lassen Sie die Acht auf eine große Tafel malen und schließlich wieder in die Luft.
- Zur Entspannung von Fingern und Daumen: Jeden Finger aufrecht gegen dessen „Partner" an der anderen Hand legen und sie sanft in Form einen Liegenden Acht bewegen.

Geförderte Funktionen im Bereich Wahrnehmen und Erkennen

- Überqueren der visuellen Mittellinie
- Verbindung zum visuellen Mittelfeld für besseres binokulares Sehen
- Fähigkeit, ein sich bewegendes Objekt zu erkennen und ihm mit den Augen zu folgen
- Tiefenwahrnehmung
- Weicher Fokus; *Skimming* (Überfliegen) und *Scannen* (Abtasten) eines Textes
- Integration des linken und rechten Sehfeldes

Geförderte schulische Fertigkeiten

- Mechanik des Lesens (Links-rechts-Augenbewegung)
- Symbolerkennung und -verständnis zum Entschlüsseln geschriebener Sprache
- Leseverständnis (assoziatives Langzeitgedächtnis)

Entsprechungen in Haltung und Verhalten

- Entspannung von Augen, Nacken und Schultern beim Fokussieren
- Verbesserte Zentrierung, Körperkoordination und Gleichgewicht
- Verbesserte Hand-Augen-Koordination (vor allem für Augenfolgebewegungen)

Verwandte Übungen

- Gehirnpunkte
- Überkreuzbewegung
- Simultanzeichnen

Das Simultanzeichnen

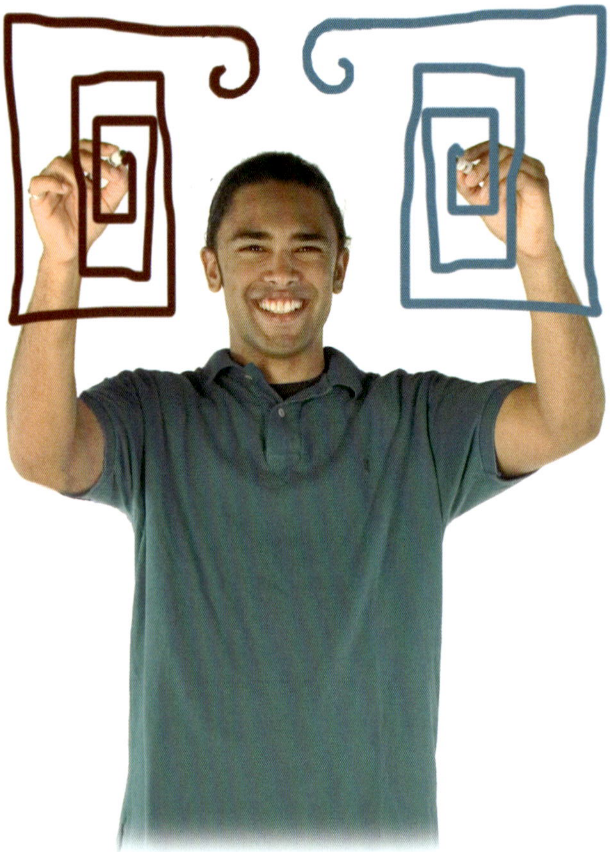

Simultanzeichnen ist eine beidseitige, also „bilaterale“ Zeichenübung, die im Mittelfeld ausgeführt wird, um den Richtungs- und Orientierungssinn auszubilden, mit dem Brustbein und der Mittellinie des Körpers als Bezugspunkt. Haben die Lernenden einmal die Fähigkeit entwickelt, links und rechts sicher, sozusagen „blind“ zu unterscheiden, so erfahren sie beim Zeichnen und Schreiben sich selbst im Zentrum der Bewegungen. Bewegungen finden für sie dann immer auf sich zu oder von sich weg, auf oder ab statt und sie erleben ihr Zentrum immer als Bezugspunkt. *Bevor* diese Selbstwahrnehmung entwickelt ist, müht sich das Kind ab, eine bestimmte Form (wie beim „Formen“ eines Buchstabens oder einer Zahl) allein aus der visuellen Erinnerung heraus zu rekonstruieren.

Anleitung: Simultanzeichnen wird am besten mit den großen Arm- und Schultermuskeln praktiziert und erfahren. Zeichnen Sie mit Händen und Armen in simultanen Bewegungen spiegelbildliche Formen auf ein großes Flipchart-Blatt oder eine Tafel und benutzen Sie zwei unterschiedliche Farben. Lassen Sie die Bewegung aus der Schulter heraus entstehen, während Ihre Hände in fließenden Bewegungen nach innen oder außen und nach oben oder unten fahren und dabei interessante Formen entstehen lassen.

Tipps zum Simultanzeichen

- *Noticing:* Die Teilnehmer sollen zunächst darauf achten, wie entspannt Hals, Augen, Arme, Hände und Schulter sind. Lassen Sie sie *nach* der Übung nochmals überprüfen, wie entspannt der Oberkörper sich anfühlt.
- Lassen Sie die Übenden zunächst mit beiden Händen gleichzeitig „kritzeln“ (wie beim Fingermalen, die Mittellinie darf überquert werden).
- Wenn Sie an einer großen Tafel arbeiten, lassen Sie die Übenden mit großen Armbewegungen beginnen; Hals und Augen bleiben entspannt.
- Mit dem Simultanzeichnen lassen sich auch reale Formen (wie Kreise, Dreiecke, Sterne, Herzen, Bäume oder Gesichter) zeichnen; dies macht am meisten Spaß, wenn sie spontan entstehen. Wichtig ist, dass diese Formen im Vorfeld mit vielen lockeren, fließenden Bewegungen vorbereitet werden.

Variationen

- Stehen Sie hinter dem Übenden und *führen* Sie seine Arme und Hände durch einige einfache Bewegungen. Lehren Sie ihn, für die unterschiedlichen Bewegungsrichtungen den Bezug zum Brustbein herzustellen; sagen Sie: „nach außen, nach oben, nach innen, nach unten …“, während Sie ihm beim simultanen Zeichnen von Vierecken, Kreisen, Dreiecken oder anderen Formen die Hände führen. Sobald er fähig ist, beide Hände mühelos gleichzeitig und spiegelbildlich zu bewegen, lassen Sie ihn alleine fortfahren.

- Unterstützen Sie den Lernenden darin, Kopf und Augen entspannt zu bewegen, die Schultern locker fallen zu lassen und die Hände fließend zu bewegen; richten Sie Ihre Aufmerksamkeit auf den Bewegungsablauf, nicht auf das sichtbare Ergebnis. Vermeiden Sie wertende Bemerkungen. Ermutigen Sie zu Kreativität und Experimentierfreude.
- Gehen Sie nach und nach von der großen Tafel zu kleineren Blättern über, die auf einem Tisch oder am Boden befestigt werden.
- Bieten Sie unterschiedliche Arbeitsmittel an (zum Beispiel Kreide, Farbe, Filzstifte oder Buntstifte).
- Gruppenübung: zu passender Musik in die Luft zeichnen lassen, mit Handbewegungen wie beim Dirigieren. Um mögliche Spannungen abzubauen, lassen Sie die Lernenden das Simultanzeichnen auch mit ihren Schultern, Ellbogen, Handgelenken oder Füßen in der Luft durchführen.
- Im Sitzen: doppeltes Simultanzeichnen, mit Händen und Füßen gleichzeitig (danke an Carla Hannaford für diese Variation!)
- Bei Teilnehmern mit Bewegungsproblemen: Singen Sie gemeinsam oder spielen Sie Musik; führen Sie selbst die Simultanbewegungen aus, als würden Sie dirigieren, so können die Lernenden beobachten, wie Ihre Hände sich im Mittelfeld bewegen und dann zur Peripherie wandern. Streuen Sie immer wieder Liegende Achten ein, damit die Mittellinie überquert wird.

Geförderte Funktionen im Bereich Wahrnehmen und Erkennen

- Übergang von grobmotorischer zu feinmotorischer Koordination
- Arbeiten im visuell-taktil-kinästhetischen Mittelfeld
- Räumliche Wahrnehmung und visuelles Unterscheiden
- Peripheres Sehen
- Sanfter Fokus; *Skimming* (Überfliegen) und *Scannen* (Abtasten) eines Textes
- Visuelle Fusion

Geförderte schulische Fertigkeiten

- Einer Richtungsangabe folgen
- Ent- und Verschlüsseln geschriebener Symbole
- Schreiben, Buchstabieren/Rechtschreibung, Rechnen

Entsprechungen in Haltung und Verhalten

- Verbesserung des Bewusstseins von links, rechts, oben, unten und der Mitte
- Verbesserung der Hand-Augen-Koordination und der Spezialisierung als Voraussetzung für Händigkeit
- Verbesserung von Bewegungs- und sportlichen Fertigkeiten

Verwandte Übungen

- Liegende Acht
- Alphabet-Acht
- Elefant

Die Alphabet-Acht

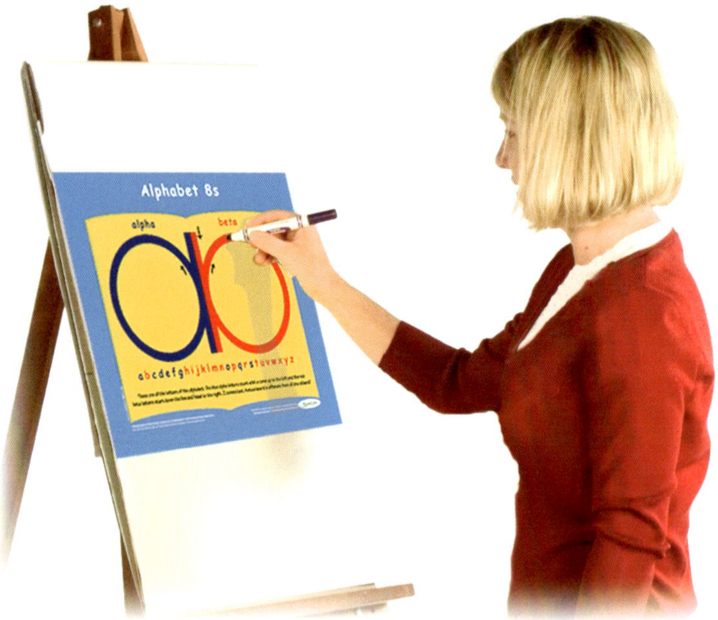

Das Wort „Alphabet“ leitet sich von den griechischen Buchstaben „Alpha“ (Buchstabe a) und Beta (Buchstabe b) her. Die Alphabet-Acht ist eine Liegende Acht, die zum Erlernen des Schreibens der kleinen Druckbuchstaben von a bis t verwendet wird; diese erfordern alle *ähnliche* Schreibbewegungen wie das kleine a oder das b und sie stammen aus der arabischen Schrift, während die Buchstaben u bis z aus dem römischen Alphabet stammen. Die „Alpha-Buchstaben“ beginnen im Mittelpunkt der Liegenden Acht und führen in einem Bogen nach links oben. Die „Beta-Buchstaben“ beginnen von der Mitte aus abwärts und führen dann in einem Bogen nach rechts oben. Die Buchstaben u bis z werden auch nach rechts „gezeichnet“.

Die Übung integriert die Bewegungen, die für das Formen dieser Buchstaben erforderlich sind, und befähigt die Schreibenden, die visuelle Mittellinie ohne Problem zu überqueren. Jeder Buchstabe ist klar der einen oder der anderen Seite der Liegenden Acht zugeordnet. Die Alphabet-Acht soll dem Schreibenden helfen zu erfahren, wie sich die Buchstaben der Alpha-Gruppe und der Beta-Gruppe unterscheiden und welche Ähnlichkeiten Buchstaben derselben Gruppe trotz unterschiedlichen Aussehens aufweisen. Verbessert sich die Fähigkeit, die kleinen Druckbuchstaben zu schreiben, so bringt dies in der Regel auch Verbesserungen bei der Handschrift. Durch mehr Leichtigkeit in der Mechanik des Schreibens verbessert sich häufig auch der Fluss des kreativen Selbstausdrucks.

Anleitung: Zunächst werden große Liegende Achten gemalt, die mit zusammengelegten Händen ausgeführt werden, um die großen Muskeln in den Schultern und der Brust zu aktivieren. Die Füße stehen dabei parallel, etwa schulterbreit auseinander. Nun wird jeder Buchstabe des Alphabets in die Luft geschrieben; dabei soll beobachtet werden, wie das a im Mittelpunkt der Liegenden Acht beginnt, in einem Bogen nach links oben führt, nach unten wieder zurück und schließlich abwärts an der Mittellinie endet. Das b fließt die Mittellinie entlang abwärts, dann in einem Bogen aufwärts nach rechts, dann nach unten, um auf der Mittellinie zu enden. Weisen Sie auf die strukturellen Ähnlichkeiten zwischen einzelnen Buchstaben hin! Sind die Lernenden bereits mit dem Alphabet vertraut, so brauchen sie nur die Buchstaben a bis g zu erleben, um das Muster zu erkennen und jeden Buchstaben als Teil einer gleichartigen Gruppe zu erkennen.

Tipps zur Alphabet-Acht

- ***Noticing:*** Die Übenden stellen sich zunächst vor, wie sie die Buchstaben a und b schreiben (oder einen anderen Buchstaben, mit dem sie Schwierigkeiten haben). Lassen Sie sie dann diese Übung machen und sich anschließend noch einmal *vorstellen*, wie sie die Buchstaben schreiben.
- Die Lernenden sollten zuerst die Liegende Acht üben, bevor sie mit dieser Übung beginnen.
- Die Übung soll zuerst in großen Bewegungen an einer Tafel oder mit zusammengelegten Händen in der Luft gemacht werden, um die großen Muskeln der Arme, der Schultern und der Brust zu aktivieren.

- Weisen Sie darauf hin, dass die Buchstaben im linken Sehfeld an der Mittellinie mit einem „Bogen nach links oben" beginnen und dass die Bewegung erst „rundherum" und dann „abwärts" verläuft.
- Weisen Sie ebenfalls darauf hin, dass die Buchstaben im rechten Sehfeld an der Mittellinie „mit dem Abstrich" beginnen und dass die Bewegung dann meist „aufwärts" und „rundherum" verläuft.
- Sind die Lernenden in der Lage, die Buchstaben in das „Alpha-Beta-Muster" der Liegenden Acht einzuordnen, können sie damit beginnen, die Übung auf einem kleineren Blatt Papier auszuprobieren.

Variationen

- Stellen Sie sich dem Übenden gegenüber und fassen Sie ihn beim Malen der Buchstaben an den Händen, sodass Sie die Buchstaben spiegelverkehrt malen. Bewegen Sie sich gemeinsam entsprechend der Beschreibung und dem Rhythmus jedes Buchstabens, indem Sie auch die Knie beugen.
- Helfen Sie dem Lernenden, indem Sie seine auditive, visuelle, kinästhetische und taktile Integration mit einbeziehen; sprechen Sie dazu bei jedem Buchstaben laut aus: „aufwärts, rundherum und abwärts" oder „abwärts, aufwärts und rundherum".
- Sie können die Buchstaben in Sand oder auf andere unterschiedlich beschaffene Oberflächen schreiben lassen, damit die Übenden das Fließen besser spüren.
- Für besseres Verfolgen der Buchstabenform: die Übung mit geschlossenen Augen machen lassen.
- Sobald die großen Muskeln genug praktische Erfahrung haben und integriert sind: die Alphabet-Acht kleiner werden lassen (in der Größe der Handschrift).
- Lassen Sie beim Buchstabieren von Wörtern die Buchstaben gemäß der Alphabet-Acht schreiben.

Geförderte Funktionen im Bereich Wahrnehmen und Erkennen

- Überqueren der kinästhetisch-taktilen Mittellinie für integriertes Schreiben im Mittelfeld unter Beteiligung beider Hemisphären
- Erkennen und Unterscheiden von Symbolen
- Periphere Wahrnehmung

Geförderte schulische Fertigkeiten

- Feinmotorische Kontrolle
- Kreatives Schreiben
- Schönschreiben, mechanische Schreibfertigkeit
- Buchstabieren / Rechtschreibung
- Schreibschrift

Entsprechungen in Haltung und Verhalten

- Entspannung von Augen, Nacken, Schultern und Handgelenken beim Schreiben
- Verbesserte Konzentration beim Schreiben und verbesserter Schreibfluss
- Verbesserte Hand-Augen-Koordination (besonders für Augenfolgebewegungen)

Verwandte Übungen

- Armaktivierung
- Nackenrollen
- Simultanzeichen

Der Elefant

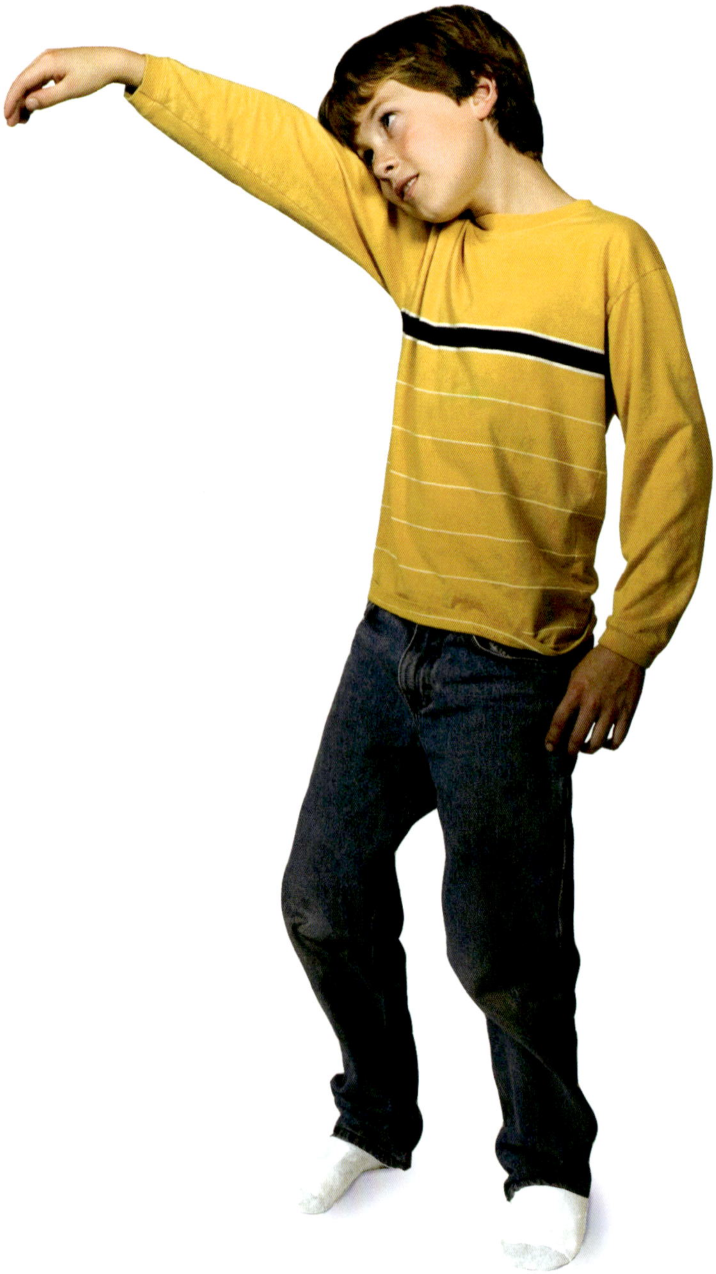

Ein indischer Elefantenbulle mag mehr als 4000 Kilogramm wiegen – und doch ist sein schwerer Körper so gut ausbalanciert, dass er sein Gewicht mit Anmut trägt. Die Ohren eines afrikanischen Elefanten machen ungefähr ein Drittel seiner Körperoberfläche aus – sein hervorragendes Hörvermögen ist wahrscheinlich mitverantwortlich für seine hoch entwickelte Intelligenz.

Die Bewegung, die wir unter der Bezeichnung *Elefant* kennen, erleichtert das Drehen des Kopfes für das Hören mit beiden Ohren. (Beim stillen Lesen verspannen sich häufig die Nackenmuskeln als Reaktion auf unbewusste Lippenbewegungen oder visuellen Stress.) Das auditive Langzeit- wie auch das Kurzzeitgedächtnis hängen von der Aufmerksamkeit im gegenwärtigen Augenblick ab, jede Verbesserung der auditiven Aufmerksamkeit kommt daher auch dem Gedächtnis zugute. Der *Elefant* unterstützt das Sehen in der Distanz und die Beidäugigkeit und hilft visuelle, auditive und kinästhetische Informationen zu integrieren. Bei dieser Übung agieren Rumpf, Kopf sowie ausgestreckter Arm und Hand als eine Einheit. Diese Einheit bewegt sich in Form einer weit entfernten Liegenden Acht, der Fokus der Augen ist dabei über die Hand hinaus gerichtet. Der ganze Körper bewegt sich, der Arm macht keine eigenen Bewegungen. Die Übung aktiviert auch das Gleichgewichtssystem.

Anleitung: Stehen Sie aufrecht mit leicht gebeugten Knien und blicken Sie auf den Mittelpunkt einer wirklichen oder einer vorgestellten Liegenden Acht auf der anderen Seite des Raums. *Ein* Arm zielt auf diese andere Seite des Raums, Wange und Schulter dieses Armes „kleben“ zusammen. Der Fokus der Augen ist über die Hand hinaus weit in die Ferne gerichtet. (Es ist normal, dass die Hand doppelt oder aber nicht im Fokus zu sehen ist, wenn beide Augen Informationen verarbeiten.) Nun wird der ganze Oberkörper vom Brustkorb aus bewegt und im Mittelfeld des in weite Ferne gerichteten Blicks wird eine große Liegende Acht gemalt. (Der Körper dreht sich nicht.) Die Augen bleiben weiter geöffnet, die Liegende Acht wird nun auf eine seitliche Fläche in weiter Ferne gemalt, beginnend in deren Mitte, die an der Körpermittellinie ausgerichtet ist. Die Übung wird auf der anderen Körperseite wiederholt, hier „klebt“ die Wange ebenfalls an der Schulter des ausgestreckten Arms. Auch auf dieser Seite wird eine Liegende Acht gemalt, dabei schwingt der Arm wie ein Elefantenrüssel mit der Bewegung des Körpers.

Tipps zum Elefanten

- *Noticing:* Bevor mit der Übung begonnen wird, sollen die Übenden ihren Kopf langsam nach links und nach rechts drehen und dabei bewusst wahrnehmen, wie weit er sich drehen lässt und wie entspannt Nacken und Schultern sind. Dann wird die Übung durchgeführt, anschließend drehen die Übenden den Kopf nochmals langsam nach links und rechts und überprüfen dabei Entspannung und Beweglichkeit.

Variationen

- Bevor sie mit der Übung beginnen, zeigen Sie den Lernenden, wohin sie die Liegende Acht malen sollen. Setzen Sie den Mittelpunkt und die beiden Seiten der Liegenden Acht in Bezug zu einer Form in der unmittelbaren Umgebung (zum Beispiel zu einem Fensterkreuz).
- Lassen Sie die Übung im Sitzen machen.
- Die Übenden können den Arm auf unterschiedliche Sehfelder (wie oben oder unten) richten und so verschiedene Bereiche entspannen.

Geförderte Funktionen im Bereich Wahrnehmen und Erkennen

- Überqueren der auditiven Mittellinie (für Erinnerung, Aufmerksamkeit, Unterscheidungsfähigkeit und Wahrnehmung)
- Regulieren der Lautstärke der eigenen Stimme beim Sprechen
- Kurzzeit- und Langzeitgedächtnis
- Lautloses Sprechen als Aspekt des Denkens
- Tiefenwahrnehmung und Fähigkeit zur Zusammenarbeit beider Augen

Geförderte schulische Fertigkeiten

- Auditive Unterscheidungsfähigkeit (für phonetische Unterscheidungen zwischen Lauten wie puh, buh und duh)
- Sprechen (für lautes Lesen)
- Dekodieren (Entschlüsseln der einzelnen Silben geschriebener Wörter) für Buchstabieren/ Rechtschreibung
- Kodieren (Zusammenfügen von Silben zur Bildung geschriebener Wörter) für Buchstabieren/ Rechtschreibung
- Erinnern von Zahlenfolgen (zum Beispiel Telefonnummern, Uhrzeiten usw.)

Entsprechungen in Haltung und Verhalten

- Fähigkeit, den Kopf nach links oder rechts zu drehen
- Binokulares (beidäugiges) Sehen
- Entspannter Nacken während Phasen der Konzentration
- Koordination von Ober- und Unterkörper
- Verbessertes Gleichgewichtsgefühl (besonders hilfreich bei Jetlag oder Reisekrankheit)
- Integration von Sehen, Hören und Ganzkörperbewegung

Verwandte Übungen

- Denkmütze
- Eule
- Nackenrollen

Das Nackenrollen

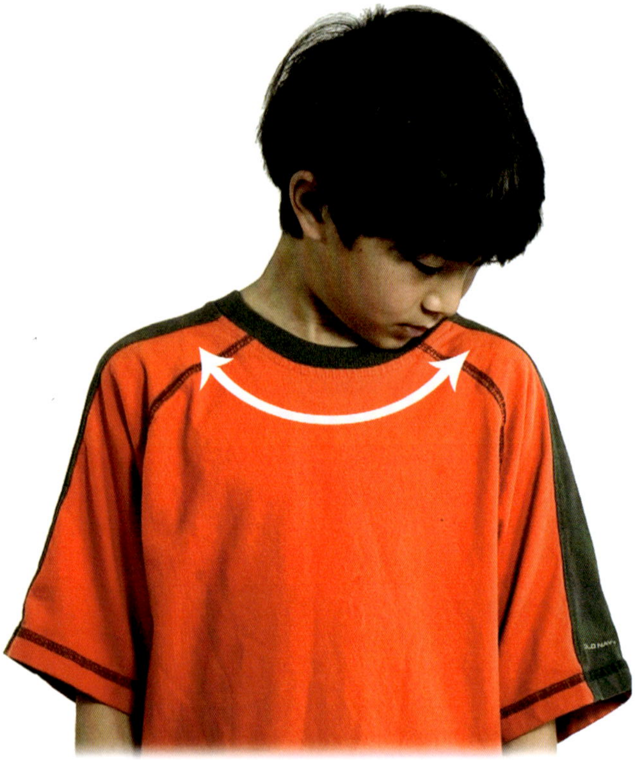

Nackenrollen entspannt den Nacken und löst Spannungen, die entstehen können durch Vorschieben des Kinns oder durch Probleme, zwischen Kopf- und Schulterbewegungen zu unterscheiden, oder durch Schwierigkeiten beim Überqueren der visuellen Mittellinie oder beim Arbeiten im Mittelfeld. Wird diese Übung vor dem Lesen oder Schreiben durchgeführt, so fördert sie die Fertigkeiten des Sehens mit beiden Augen und des Hörens mit beiden Ohren.

Anleitung: Bei dieser Übung stehen oder sitzen Sie aufrecht, mit geradem Rücken, mit locker nach hinten hängenden Schultern, die Füße stehen parallel und schulterbreit auseinander. Atmen Sie tief ein, atmen Sie dann aus, entspannen Sie dabei Ihre Schultern und lassen Sie den Kopf nach vorne sinken; das Kinn wird sanft in Richtung Hals gezogen. Lassen Sie Ihren Kopf langsam von einer Seite zur anderen rollen und atmen Sie dabei jede Spannung aus. Das Kinn streift in einem sanften Bogen über den oberen Brustkorb, die Bewegung endet jeweils kurz unterhalb der Schulter.

Tipps zum Nackenrollen

- *Noticing:* Bevor sie mit der Übung beginnen, sollen die Übenden zunächst bewusst auf den Klang der eigenen Stimme oder auf Spannungen in Nacken und Schultern achten. *Nach* der Übung sollen sie genau darauf achten, ob der Klang der eigenen Stimme sich verändert hat oder ob der Oberkörper sich entspannter anfühlt.
- Der Kopf soll nur nach vorne gerollt werden; Chiropraktiker und Physiotherapeuten raten dringend davon ab, den Kopf auch nach hinten zu rollen.
- Die Übenden sollen tief ein- und ausatmen und dabei den Kopf langsam von einer Seite zur anderen rollen lassen, als wäre er ein schwerer Ball.
- Das Kinn sollte an den beiden seitlichen Endpunkten der Bewegung nicht über die Enden der Schlüsselbeine hinaus gedreht werden.
- Die Übenden sollten auf verhärtete Punkte oder Spannungen im Nacken achten, den Kopf dann an dieser Stelle anhalten und tief atmen oder mit dem Kinn kleine Kreise beschreiben, bis der Nacken sich entspannt.
- Die Übenden sollen den Kopf zunächst nach vorne hängen und die Schultern fallen lassen, damit der Nacken sich entspannt; bei der nachfolgenden Kopfbewegung sollen sie sich vorstellen, dass sie den Kopf nicht nach unten drücken, sondern ihn aus den Schultern herausheben.
- Lassen Sie die Übung erst mit geschlossenen, dann mit offenen Augen durchführen.

Variationen

- Sie können die Übung mit der Vorstellung verbinden, dass ein warmer Wasserfall den Nacken hinunterfließt.
- Kommt der Kopf beim Rollen in eine Position, in der Spannung zu spüren ist: winzige Kreisbewegungen mit dem Kinn machen. Wenn sich die Spannung dadurch noch nicht löst: winzige Liegende Achten oder kleine Kreisbewegungen von einer Seite zur anderen machen; diese Bewegungen allmählich größer werden lassen.
- Zum Verbessern der Mundstellung und der Ausrichtung des Kiefers bei Zungen- oder anderen Sprachfehlern: die beiden Zahnreihen leicht zusammenhalten, die Zunge wie eine Decke am oberen Gaumen flach andrücken und dabei das Nackenrollen ausführen.
- Die Übenden können die Hände zusammenlegen und ohne Druck hinter den Kopf halten, dabei das Nackenrollen ausführen oder kleine Kreise oder Liegende Achten mit der Nase machen.
- Die Übenden stellen sich vor, ihr Kopf sei eine wohlgeformte Skulptur, die in perfekter Balance aufrecht auf einem Sockel ruht. Sie sollen mit dem Kopf sehr sanfte Bewegungen machen, damit der Kopf seinen idealen Gleichgewichtspunkt finden kann.

Geförderte Funktionen im Bereich Wahrnehmen und Erkennen

- Fähigkeit, der eigenen Stimme beim Sprechen zuzuhören
- Auditive Sprachverarbeitung (einschließlich Fertigkeiten für Aufmerksamkeit, Wahrnehmen, Unterscheiden und Erinnern)
- Koordination visueller und auditiver Fertigkeiten
- *Skimming* (Überfliegen) und *Scannen* (Abtasten) eines Textes

Geförderte schulische Fertigkeiten

- Lautes Lesen
- Lautloses Lesen (beim Selbststudium)
- Sprachverständnis und Sprechen
- Fokussieren im Nahbereich und Ausrichten der Augen

Entsprechungen in Haltung und Verhalten

- Verbesserte Atmung
- Vertiefte Entspannung der Nacken- und der inneren Augenmuskulatur
- Entspanntes Sinkenlassen der Schultern und des Brustkorbs
- Emotionale Erdung und Zentrierung

Verwandte Übungen

- Eule
- Energetisierer
- Gehirnpunkte
- Balancepunkte

Die Beckenschaukel

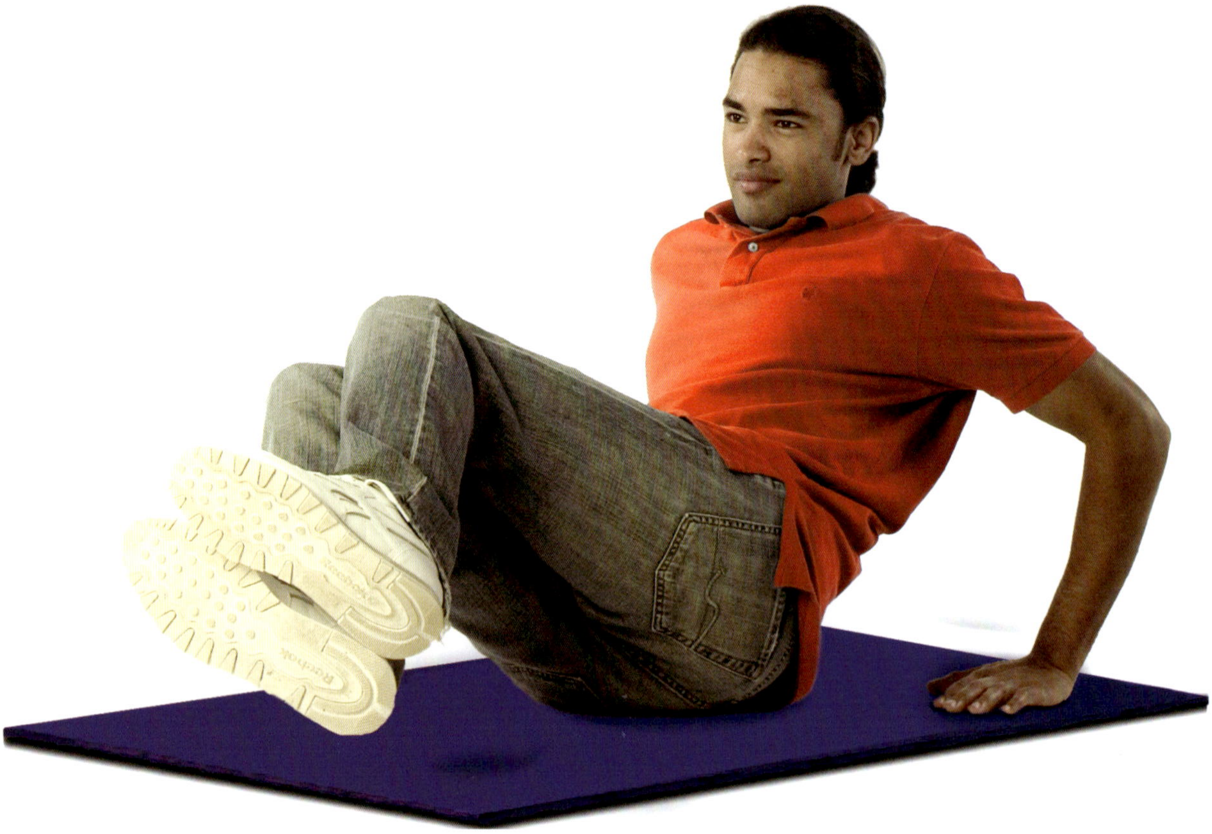

Die Beckenschaukel löst den unteren Rücken und das Kreuzbein durch Massieren der Unterschenkelflexoren (Kniesehnen) und der Glutaeusmuskulatur (Gesäßmuskeln); dies stimuliert auch die Hüftmuskeln, wenn sie von zu langem Sitzen (am Schreibtisch oder im Auto) blockiert sind. Die entgegengesetzten Bewegungen von Kopf und Steißbein helfen, das eigene Zentrum in der Schwerkraft wieder zu finden. Dies erhöht die Flexibilität der Wirbelsäule und wirkt energetisierend. Die so erlebte Entspannung fördert Aufmerksamkeit und Gedächtnis.

Anleitung: Diese Übung wird am Boden sitzend durchgeführt (auf einer gepolsterten Unterlage, um das Steißbein zu schonen). Ziehen Sie das Kinn leicht in Richtung Brust, damit der Nacken leicht gedehnt und entspannt bleibt. Lehnen Sie sich nun mit angezogenen Knien zurück, die Füße lösen sich vom Boden. Stützen Sie sich nach hinten auf den Händen ab und verteilen Sie so Ihr Gewicht zwischen Händen und Füßen. Schaukeln Sie nun etwa dreißig Sekunden lang sanft vor und zurück oder in kleinen Kreisen oder Liegenden Achten und massieren Sie dabei zunächst die eine, dann die andere Hüfte; nehmen Sie wahr, wie jede Spannung dahinschmilzt. Vermeiden Sie starken Druck auf das Steißbein.

Tipps zur Beckenschaukel

- *Noticing:* Bevor sie mit der Übung beginnen, sollen die Übenden auf die Entspannung in Hüften und unterem Rücken achten. *Nach* der Übung soll der Grad der Entspannung in diesen Bereichen erneut überprüft werden.
- Zeigen Sie den Übenden, wie sie ihr Gewicht mit Händen und Unterarmen abstützen können.
- Regen Sie die Übenden dazu an, eventuelle Spannungen zuerst in der einen, dann in der anderen Hüfte durch kleine kreisende Schaukelbewegungen zu lösen.

Variationen

- Auf einem Stuhl sitzend: Der Übende hält sich an den Armlehnen oder an den Seitenkanten des Sitzes fest, um sich abzustützen, während er die Füße gegen den Boden stemmt und schaukelt.
- Die Übenden können in Zweiergruppen arbeiten: Einer sitzt neben dem anderen, legt seine Arme um dessen Knie und Rücken und stützt ihn so, während er den Körper des anderen in kleinen Kreisen bewegt, um die Hüftregion zu massieren.

Geförderte Funktionen im Bereich Wahrnehmen und Erkennen

- Zentrierung; Fähigkeit, im Mittelfeld zu arbeiten
- Beidäugiges Sehen (Beide Augen arbeiten zusammen.)
- Aufmerksamkeit und Verständnis (da geistige Müdigkeit vertrieben wird)

Geförderte schulische Fertigkeiten

- Steigert die Fertigkeiten des Lernens.
- Erleichtert Prüfungssituationen. (Stellt die Koordination von Hüfte und Schulter wieder her, falls diese durch langes Sitzen oder Stress blockiert ist.)
- Erhöht die Aufmerksamkeit für Arbeiten am Computer.

Entsprechungen in Haltung und Verhalten

- Verbessert den Fokus und erhöht die Leichtigkeit, fördert bei längerem Sitzen eine aktivere Körperhaltung.
- Stabilisiert das Becken und verbessert so die Fähigkeit, aufrecht und mit dem ganzen Gewicht auf einem Stuhl zu sitzen.
- Löst Hohlkreuz und Verdrehungen der Hüfte.
- Hüften, Schultern und Augen werden gleichmäßig ausgerichtet.
- Gesteigertes Energieniveau, tiefere Atmung und mehr Resonanz der Stimme
- Verbesserte Koordination des ganzen Körpers

Verwandte Übungen

- Überkreuzbewegung
- Bauchatmen
- Energetisierer
- Schwerkraftgleiter

Das Bauchatmen

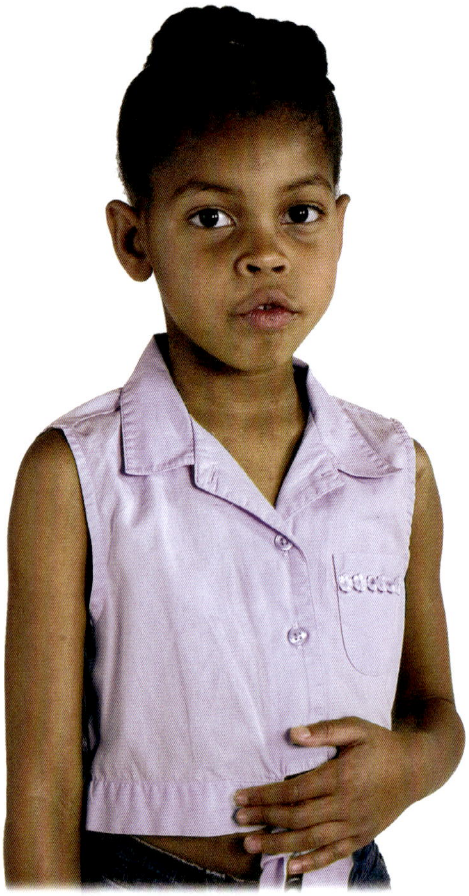

Die Luft anzuhalten ist eine weitverbreitete Reaktion auf körperliche Anstrengung oder auf konzentriertes geistiges Arbeiten. Das Bauchatmen erinnert die Lernenden daran, immer voll durchzuatmen, und ist besonders dann wirkungsvoll, wenn zuvor der Sehnenschutzreflex gelöst wurde (siehe unter „Längungsbewegungen"). Bei dieser Übung soll der Atem den Brustkorb in alle Richtungen ausdehnen (nach hinten und nach vorne, nach rechts und nach links), während gleichzeitig jede Spannung im Bauchraum gelöst wird. Atmen wir korrekt, so wird reichlich Sauerstoff aufgenommen und damit optimales Funktionieren des Gehirns gewährleistet.

Anleitung: Bei dieser Übung liegt eine Hand auf dem Bauch. Das Kinn wird leicht in Richtung Brust gezogen, die Rippen sind entspannt; zunächst werden die Lungen geleert, atmen Sie dazu in kurzen, weichen Stößen aus (als wollten Sie mit Ihrem Atem eine Feder in der Luft halten). Dabei wird der Nabel nach innen (in Richtung Wirbelsäule) gezogen. Atmen Sie nun langsam und tief wieder ein, füllen Sie die Lungen sanft mit Sauerstoff. Sie können dieses Ausatmen in kurzen Stößen noch ein- oder zweimal wiederholen, wenn Sie das Bedürfnis verspüren. Beim zweiten Teil der Übung atmen Sie langsam und regelmäßig aus dem Bauch heraus aus und wieder ein. Beim Einatmen hebt sich die Hand, die auf dem Bauch liegt, beim Ausatmen sinkt sie mit der Bauchdecke nach unten. Beugen Sie den Rücken in der Taille ganz leicht nach vorne, damit die Luft noch tiefer einfließen kann. Wiederholen Sie diesen Vorgang noch dreimal. Zur Ergänzung dieser Übung können Sie Ihre Hände (mit dem Daumen am Rücken) seitlich an Ihre Rippen legen und beim Ausatmen sanften Druck ausüben; beim Einatmen dehnt der Atem die Rippen wieder aus. Wiederholen Sie dies mehrmals und kehren Sie allmählich wieder zu Ihrem normalen Atmen zurück.

Tipps zur Bauchatmung

- ***Noticing:*** Bevor sie mit der Übung beginnen, sollen die Übenden bewusst darauf achten, ob sie ein allgemeines Gefühl von Leichtigkeit verspüren. Nach der Übung sollen sie vergleichen, ob sich ihr Gefühl von Leichtigkeit oder der Klang der Stimme verändert haben.
- Die Übenden atmen durch die Nase ein und zunächst durch den Mund aus, während sie die Luft in kurzen Stößen ausatmen und die Lippen dabei gespitzt halten. Anschließend atmen sie durch die Nase aus.
- Während der Übung liegt die Hand auf dem Unterbauch und sie spüren, wie dieser sich beim Ein- und Ausatmen leicht hebt und wieder senkt.
- Die Übenden sollen langsam einatmen, dabei bis drei zählen, den Atem anhalten und wieder bis drei zählen, dann ausatmen und nochmals bis drei zählen. Dann wird der Atem wieder angehalten und auf drei gezählt, anschließend wird die gesamte Sequenz wiederholt. Diesen Rhythmus kann man variieren, indem man beim Ein- und Ausatmen jeweils bis zwei zählt, ohne anzuhalten.
- Im Idealfall sollte rhythmisches Atmen die Regel sein. Langsame, rhythmisch betonte Musik kann das unterstützen, sodass Zählen überflüssig wird.

- Erinnern Sie die Übenden daran, bei jeder Anstrengung auszuatmen, etwa bei Tätigkeiten, bei denen sie etwas hochheben oder schieben oder drücken müssen, oder beim Kicken oder Werfen eines Balls.

Variationen

- In Rückenlage: mit einem Buch auf dem Bauch atmen. Bei jeder Einatmung hebt sich das Buch an, bei jeder Ausatmung sinkt es wieder ab.
- „3-D-Atem-Acht“: In Hockstellung gehen und die Hände vor sich flach auf den Boden legen (zwischen den gespreizten Knien), um beim Atmen das Zwerchfell zu spüren. Dann eine imaginäre Acht zwischen linker und rechter Seite des Brustraums machen und spüren, wie sich beide Hälften der Acht beim Einatmen ausdehnen und beim Ausatmen wieder zusammenziehen. Dann wird die Acht zwischen Magen und Wirbelsäule „aufgespannt“, schließlich wird sie aufgestellt, sodass sie zwischen Brust und Unterbauch steht und diesen Bereich ausdehnt und wieder zusammenzieht. – Die Übenden können schließlich versuchen, alle drei Achten gleichzeitig zu dehnen.
- Beim Atmen kann man sich vorstellen, wie man jeweils eine Acht nacheinander auf jeder der eben genannten Körperebenen zeichnet. Dabei kann man sich vom Atem die Hand führen lassen: Beim Einatmen die eine Hälfte der Acht zeichnen, beim Ausatmen die andere Hälfte. Die Acht kann auch über Körperbereiche gelegt werden, die angespannt sind, oder über die Brennpunkte anderer Brain-Gym-Übungen (zum Beispiel über die beiden Hände, während man die Gehirnpunkte hält).
- Umhergehen und gleichzeitig langsam und gleichmäßig atmen.

Geförderte Funktionen im Bereich Wahrnehmen und Erkennen

- Arbeiten im kinästhetischen Mittelfeld
- Entspannung in Geist und Körper für besseren Fokus und besseres Gedächtnis

Geförderte schulische Fertigkeiten

- Lesen (Ver- und Entschlüsseln)
- Rhythmisches Sprechen und Betonen beim lauten Lesen
- Fokus und Aufmerksamkeit

Entsprechungen in Haltung und Verhalten

- Verbesserung des Tonfalls und der Ausdruckskraft beim Sprechen
- Erhöhtes Energieniveau
- Aktivierung der Muskeln für die Zwerchfellatmung
- Zentrierung und Erdung

Verwandte Übungen

- Beckenschaukel
- Energiegähnen
- Siehe auch: Längungsbewegungen

Die Überkreuzbewegung mit Aufsitzen

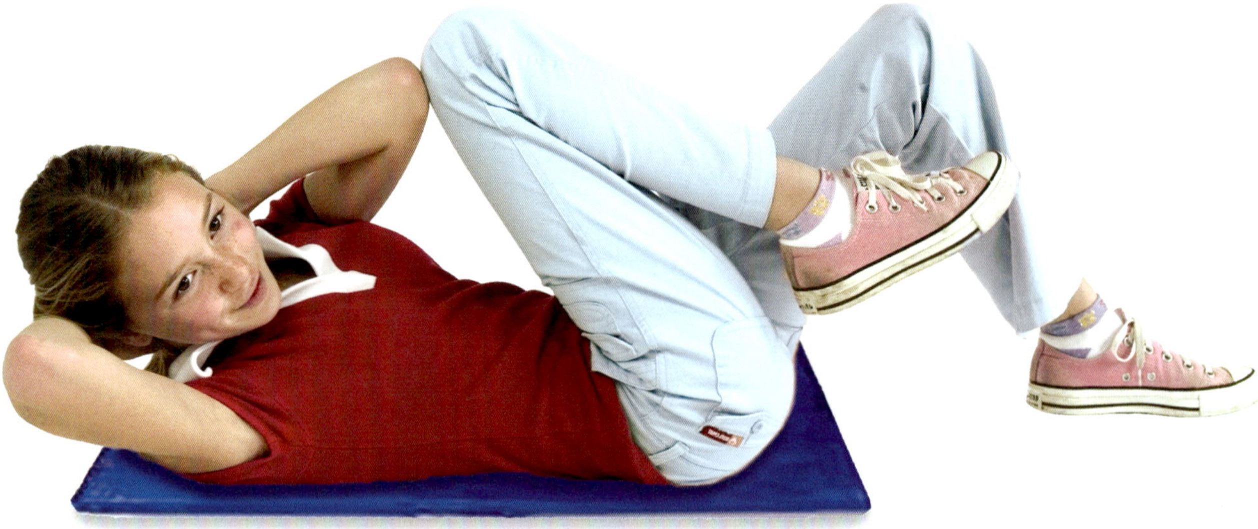

Diese Übung wird zur Stärkung der Muskulatur des Bauchs und des oberen Rückens eingesetzt und sorgt dadurch für Entspannung des unteren Rückens. Kopf und Steißbein bewegen sich abwechselnd und entgegen den Bewegungen von Armen und Beinen und sorgen so dafür, dass wir unser Zentrum in der Schwerkraft finden und die Gliedmaßen wieder ihre natürliche Länge erreichen. Die Übung koordiniert die zentrale Rumpfmuskulatur, wodurch das Gewicht wieder stärker auf das Zentrum des Körpers verteilt wird; dadurch fühlen sich Arme und Beine frei und leicht an.

Anleitung: Die Übung wird in Rückenlage durchgeführt (auf einer gepolsterten Unterlage, um das Steißbein zu schonen). Die Knie werden angewinkelt und in Richtung Brust gezogen, die Hände werden hinter dem Kopf zusammengeführt, die Handflächen liegen lose hinter den Ohren. Der Kopf wird nach hinten geschoben, das Kinn nach innen in Richtung Brust gezogen, der Rücken wird auf die Unterlage gedrückt und die Bauchmuskeln werden mithilfe des X, das wir uns zwischen Rippen und Hüftknochen vorstellen, angespannt. Die Schultern sinken entspannt nach unten und wir führen den Ellbogen des einen Arms zum gegenüberliegenden, angehobenen Knie; das andere Bein wird etwas ausgestreckt. Nun wird abwechselnd jeder Ellbogen in langsamen und gleichmäßigen Bewegungen zum gegenüberliegenden Knie geführt.

Tipps zur Überkreuzbewegung mit Aufsitzen

- ***Noticing:*** Vor der Übung sollen die Übenden darauf achten, wie wach und munter sie sind; oder lassen Sie sie in sich hineinspüren, ob sie mit Leichtigkeit sitzen, stehen und sich bewegen und ob dies aus der zentralen Rumpfmuskulatur heraus geschieht oder ob sie dabei auf Kopf oder Gliedmaßen angewiesen sind. Im Anschluss an die Übung sollen die Übenden nochmals bewusst darauf achten, wie wach sie sind und wie gut ihre zentrale Rumpfmuskulatur arbeitet.
- Bitten Sie die Übenden, ihre Aufmerksamkeit auf die Bauchmuskulatur zu richten, indem sie sich ein X vorstellen, das Hüften und Schultern verbindet.
- Der Nacken sollte entspannt, der Atem ruhig und regelmäßig sein.

- Um den schrägen Bauchmuskeln mehr Energie zufließen zu lassen, können die Übenden den Bauch leicht anspannen.
- Kinder haben besonderen Spaß an der Ähnlichkeit dieser Bewegungen mit Schwimmbewegungen.

Variationen

- Bevor die Übung durchgeführt wird, finden sich die Übenden paarweise zusammen und „malen" sich gegenseitig von den Schultern zur jeweils gegenüberliegenden Hüfte ein X auf den Rücken; dadurch lenken sie die Aufmerksamkeit auf die zentrale Rumpfmuskulatur.
- Während der Übung sollten sie an ein X denken.
- Für Übende, denen das Anheben des Kopfes schwerfällt, hier eine weitere Möglichkeit, die Bauchmuskeln zu stärken: Sie liegen flach auf dem Rücken, mit gestreckten Beinen und über den Kopf ausgestreckten Armen. Sie heben ein Knie und berühren es mit der gegenüberliegenden Hand, wie bei der Überkreuzbewegung im Stehen.

Geförderte Funktionen im Bereich Wahrnehmen und Erkennen

- Arbeiten im visuell-taktil-kinästhetischen Mittelfeld
- Zentrierung und Erdung
- Gleichgewicht und Wahrnehmung der zentralen Rumpfmuskulatur

Geförderte schulische Fertigkeiten

- Lesen (Ent- und Verschlüsseln)
- Hörverständnis
- Mathematik (Rechnen)
- „Mechanik" des Buchstabierens und Schreibens

Entsprechungen in Haltung und Verhalten

- Zentrierung des Kopfes über der Brust
- Stärkung der Bauchmuskulatur für leichteres Sitzen und Stehen
- Stärkung und Entspannung der Lendenwirbelsäule (unterer Rücken)
- Aktivierung des Zwerchfells für leichteres Atmen
- Fokus, Leichtigkeit und aktivere Körperhaltung für Wohlbefinden bei langem Sitzen

Verwandte Übungen

- Gehirnpunkte
- Liegende Acht
- Denkmütze
- Eule
- Überkreuzbewegung

Der Energetisierer

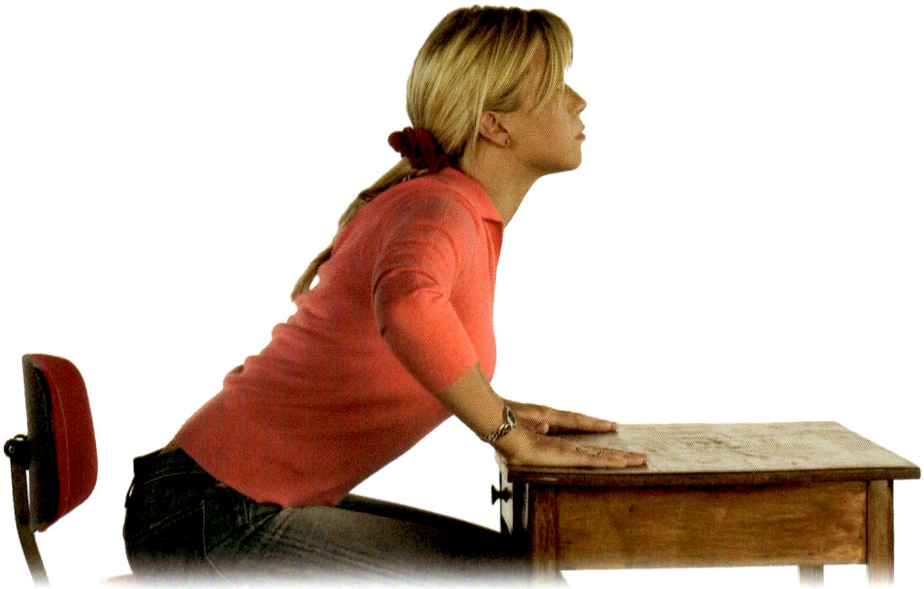

Bei seinen ersten Bewegungen muss ein Kleinkind das Gewicht seines Kopfes und sein Steißbein durch Beugen und Strecken der Wirbelsäule ständig im Gleichgewicht halten. Zu dem Zeitpunkt, an dem das Kind zu krabbeln beginnt, verfügt es bereits über ein ausreichendes Spektrum an Bewegungen für Drehen und Heben des Kopfes sowie für Hüftbewegungen. Bei Schuleintritt haben viele Kinder dieses Bewegungsspektrum von Kopf, Hüfte und Wirbelsäule jedoch wieder eingeschränkt, um im Nahbereich arbeiten zu können. Nicht selten sieht man Schüler den ganzen Tag mit gebeugtem Rücken und hochgezogenen Schultern steif und unbeweglich auf ihrem Stuhl sitzen, ihr Gewicht ist über das Steißbein hinaus nach oben verschoben und ihr Fokus ist auf den Bereich etwa dreißig Zentimeter vor ihnen gerichtet. In einem solchen überfokussierten Zustand bringt der Energetisierer Entspannung, er bringt neue Vitalität sowohl für die Arbeit im Nahbereich wie auch für Aufgaben, bei denen die Augen im Fernbereich eingesetzt werden müssen. Die Übung kehrt die typische, nach vorne gebeugte Haltung um und verhilft so zu Gleichgewicht und Flexibilität der Wirbelsäule; sie hilft den Übenden außerdem, sich mit dem Mittelfeld zu verbinden und das Brustbein zum zentralen Bezugspunkt für die Arbeit im Nahbereich zu machen. Menschen, die diese Übung anwenden, stellen fest, dass sich die Spannung in Nacken, Schultern und Rücken löst und sich dadurch Fokus und Aufmerksamkeit für Arbeiten im Nahbereich wieder einstellen.

Anleitung: Bei dieser Übung sitzen die Übenden bequem auf einem Stuhl an einem Tisch oder Schreibtisch. (Sitzen Sie auf einem Bürostuhl mit Rollen, so achten Sie darauf, dass die Rollen festgestellt sind!) Die Füße stehen schulterbreit auseinander und fest auf dem Boden. Die Hände werden vor den Schultern flach auf die Tischplatte gelegt, die Finger sind leicht nach innen gerichtet, die Stirn wird zwischen den Händen auf dem Tisch abgelegt. Beim Einatmen werden Hände und Unterarme fest auf die Tischplatte gedrückt und der Kopf wird langsam und ohne Anstrengung angehoben, zuerst die Stirn, dann das Brustbein und schließlich der mittlere Rücken; Schultern und Unterkörper bleiben entspannt. Zwerchfell und Brust bleiben offen, während der Atem wie eine Energiefontäne entlang der Körpermittellinie nach oben fließt. Das Sinkenlassen ist ebenso wichtig wie das Aufrichten: Beim Ausatmen wird zuerst das Kinn zur Brust gezogen, dann bewegt sich die Stirn langsam wieder nach unten, bis sie auf dem Tisch zu liegen kommt. Dabei wird die Nackenmuskulatur gedehnt. Entspannen Sie und atmen Sie tief ein und aus. Wiederholen Sie die Übung mindestens zweimal.

Tipps zum Energetisierer

- *Noticing:* Die Übenden achten zunächst genau darauf, wie hoch ihr Energieniveau ist, während sie an einem Schreibtisch oder einem anderen Tisch sitzen. Fühlt der Kopf sich schwer an? Haben sie das Gefühl, nach vorne zu sinken? Wie geweitet und stabil fühlt sich ihr Rücken an? Wie entspannt und gedehnt sind Nacken und Wirbelsäule? Im Anschluss an die Übung wird das Noticing wiederholt, die Übenden sollen Körperhaltung und Energieniveau nochmals bewusst wahrnehmen.
- Die Schultern werden nach außen gezogen und bleiben entspannt.
- Die Übenden sollen in das untere Ende der Wirbelsäule hinein atmen.
- Sie sollen ihren *Atem* (nicht ihre Muskeln) als Quelle ihrer Stärke erleben.
- Beim Wiederholen der Übung sollen sie darauf achten, ob ihnen die Übung jedes Mal leichter fällt.

Variationen

- Sie können einen Übenden bei seiner Erfahrung von Muskelentspannung durch Bewegung unterstützen, indem Sie mit Ihrer Hand entlang der Wirbelsäule des Übenden nach oben fahren, während dieser den Kopf anhebt; lassen Sie die Hand zwischen den Schultern des Übenden liegen, während er die Stirn langsam wieder auf die Tischplatte zurücksinken lässt.
- Stehen keine Tische zur Verfügung, kann die Übung auch auf dem Stuhl sitzend gemacht werden; die Füße stehen etwa schulterbreit flach auf dem Boden. Der Übende legt die Hände auf die Knie und zieht das Kinn zur Brust. Dann hebt er den Kopf – die Ellbogen sind leicht gebeugt – und dehnt die Hüften nach hinten, dabei beugt er den Rücken, sodass sein Gewicht über den Sitzbeinhöckern liegt.
- Der Energetisierer kann auch auf einer Matte am Boden gemacht werden. Dazu liegen die Übenden entspannt auf dem Bauch, die Hände mit den Handflächen nach unten unter den Schultern. Dann werden Hände und Unterarme fest gegen die Unterlage gedrückt, beim Einatmen werden zuerst der Kopf und dann der obere Rücken angehoben, Hüfte und Unterkörper bleiben entspannt auf der Matte liegen.

Geförderte Funktionen im Bereich Wahrnehmen und Erkennen

- Koordination für das Arbeiten im Mittelfeld
- Zugang zum Aufmerksamkeitsfokus im Nahbereich
- Auditive Aufmerksamkeit und Unterscheidungsfähigkeit

Geförderte schulische Fertigkeiten

- Binokulares Sehen und Zusammenarbeit beider Augen
- Hörverständnis
- Sprech- und Sprachfertigkeiten
- Feinmotorische Steuerung von Augen- und Handmuskeln
- Effektive Unterrichtsstunden aufgrund bequemer Körperhaltung

Entsprechungen in Haltung und Verhalten

- Korrekte Ausrichtung der Körperhaltung
- Verbesserte Konzentration und Aufmerksamkeit
- Verbesserte Atmung und Stimmresonanz
- Beteiligung signalisierende Körperhaltung bei sitzenden Tätigkeiten

Verwandte Bewegungen

- Eule
- Gehirnpunkte
- Bauchatmen

An ein X denken

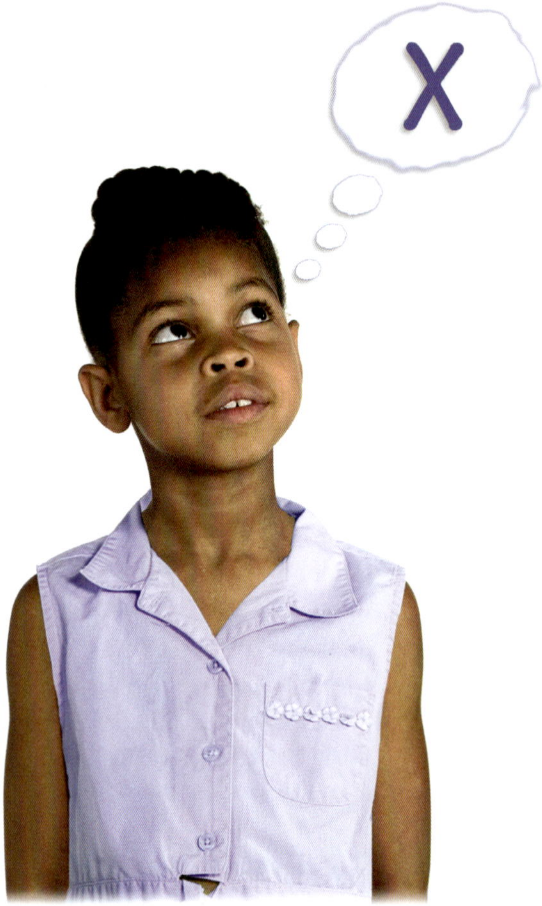

Die Übung „An ein X denken" aktiviert das linke und rechte Sehfeld für binokulares (beidäugiges) Sehen im Mittelfeld. Immer, wenn unsere Augen im Mittelfeld zusammenarbeiten, entspricht der Konvergenzpunkt dem Zentrum eines X, die „Beine" des X sind eine visuelle Darstellung unseres peripheren Sehens. Das X ist auch Symbol für die Symmetrie der großen Hüft- und Schultermuskeln, die sich, etwa beim Gehen, in einem wechselseitigen Gleichgewicht befinden. Das X fungiert als natürliches Symbol für den Einsatz beider Augen und das Kreuzen der lateralen Mittellinie (vgl. auch unser Buch *EK für Kinder*); je öfter die Übenden Überkreuzbewegungen und andere Brain-Gym-Übungen machen, desto wirksamer und automatischer wird das X als Erinnerungsstütze für sie werden.

Anleitung: Die Übenden stellen sich ein X vor, das jeweils *eine* Hüfte mit der *gegenüberliegenden* Schulter verbindet. Für leichteres Arbeiten im Mittelfeld stellen sich die Übenden einige Augenblicke, bevor sie lesen oder schreiben wollen, ein kleines X vor. Beim Sport sollen sich die Übenden vorstellen, dass ihr Körper die Form eines X hat. Die Übung kann auch im Sitzen durchgeführt werden.

Tipps zur Übung „An ein X denken"

- ***Noticing:*** Die Übenden gehen zunächst im Raum umher und achten bewusst auf ihre Koordination und auf ihr Körperbewusstsein. Wo spüren sie ihr Zentrum in der Schwerkraft? – Lassen Sie die Übung durchführen und lassen Sie dann das Noticing im Hinblick auf Koordination, Körperbewusstsein und Zentrum in der Schwerkraft wiederholen
- Sie können sich im Sitzen ein X vorstellen, das sich zwischen Schultern und Hüften aufspannt. Nun werden eine Schulter und die gegenüberliegende Hüfte (vorwärts) an *einer* Linie des X entlang aufeinander zubewegt; dann hält man in dieser Position einen Augenblick inne. Anschließend werden Schulter und Hüfte auseinanderbewegt (nach hinten) und schließlich wieder in ihre neutrale Position gebracht; dabei sollen die Übenden darauf achten, wie sich das X mit der Bewegung verschiebt. Die Übung wird mit der anderen Schulter und Hüfte wiederholt. Zur Entspannung des Brustkorbs und zur Stärkung der Bauchmuskulatur oder auch zur Lösung einseitiger Hüftspannung: Sich ein X vorstellen, das durch den Nabel verläuft und den unteren Rand der Rippen auf einer Körperseite mit dem oberen Rand des gegenüberliegenden Hüftknochens verbindet; die Verbindung kreuzt unmittelbar unterhalb des Nabels. Auch diese Punkte aufeinander zu- und voneinander wegbewegen.
- Bei allen Aktivitäten, die nur auf *einer* Körperseite stattfinden (etwas Schweres mit einer Hand heben oder etwas auf einer Schulter tragen), sollten Sie immer an ein X denken.
- Auch für das Unterscheiden der Form der einzelnen Buchstaben spielt die Form des X eine Rolle: Die Winkel des X zu malen ist eine gute Übung für das Schreiben von Buchstaben wie k, v, w, y und z.

Variationen

- In Stresssituationen, etwa bei einer Prüfung, können die Schüler an ein X denken und sich damit selbst daran erinnern, dass sie optimal auf Stress reagieren können.
- Um zentriertes Sehen, Tiefenwahrnehmung und perspektivisches Sehen zu aktivieren, kann sich der Schüler ein großes X vorstellen, das horizontal vor seinen Augen liegt, und es dann über Gegenstände im Raum legen. Der Mittelpunkt des X soll sich mit dem Brennpunkt der Aufmerksamkeit decken. Die Mitte des X und alles, was sich in dieser Mitte befindet, soll deutlich zu erkennen sein, während die vier „Beine" des X in den Hintergrund treten.
- Das X kann, um die visuelle Aufmerksamkeit der Schüler zu erregen, mit Schildern auf Augenhöhe platziert werden, wo immer dies angebracht erscheint.
- Um das X in unterschiedlichen visuellen Mustern zu verinnerlichen, können Spiele wie „Bei Müllers hat's gebrannt" oder „Em pom pie ..." gespielt werden. [Deutsche Quellen mit Tipps für passende Spiele: www.kikiweb.de/gruppen/klatschen und das Buch von Wolfgang Hering: *Bewegungslieder für Kinder.* Anmerkung der Übersetzerin]

Geförderte Funktionen im Bereich Wahrnehmen und Erkennen

- Arbeiten im auditiv-visuell-taktil-kinästhetischen Mittelfeld
- Verbindung zum visuellen Mittelfeld für verbessertes beidäugiges Sehen
- Räumliche Wahrnehmungs- und visuelle Unterscheidungsfähigkeit

Geförderte schulische Fertigkeiten

- Schreiben
- Organisation für Rechnen und Buchstabieren

Entsprechungen in Haltung und Verhalten

- Bessere Ausrichtung des Körpers beim Sitzen, Stehen, Gehen oder beim Anheben von Gegenständen
- Verbesserte Konzentration und Aufmerksamkeit
- Verbesserte Koordination für Bewegungen allgemein und für sportliche Leistungen im Besonderen
- Bessere Planung oder Festlegung von Prioritäten

Verwandte Bewegungen

- Überkreuzbewegung
- Liegende Acht
- Alphabet-Acht
- Gehirnpunkte

Die Energieübungen und die Übungen zum Fördern positiver Einstellungen

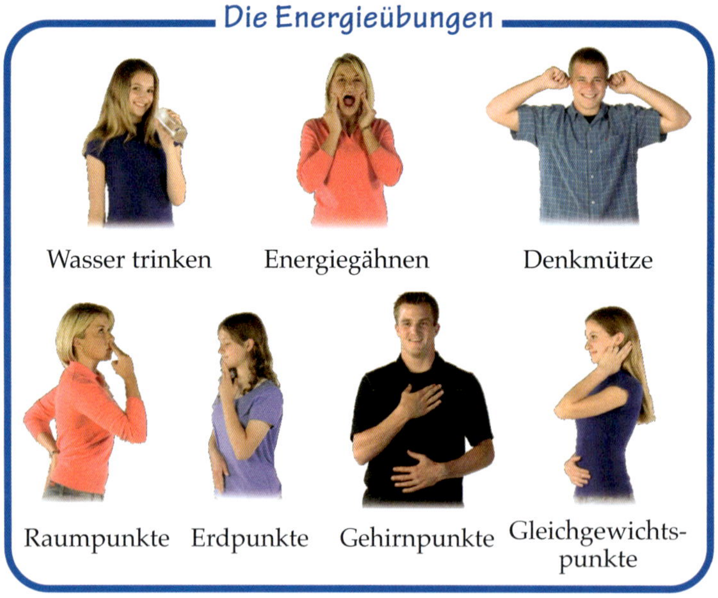

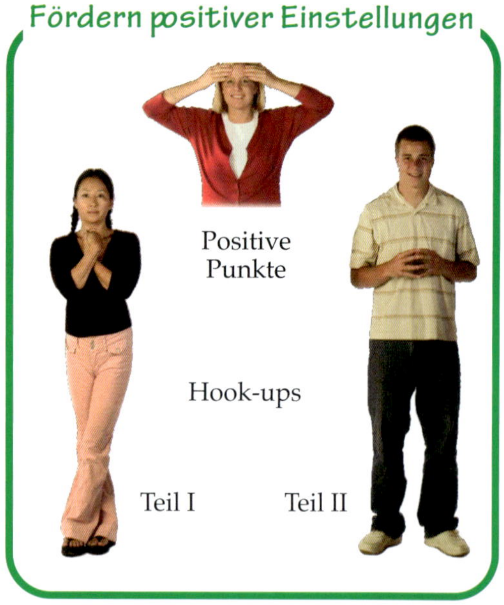

Nach Dr. John Ratey kommunizieren der Neokortex und das limbische System unseres Gehirns ständig miteinander. Dabei verlaufen nach seinen Angaben mehr Verbindungen von dem relativ kleinen limbischen Zentrum (das unsere Kampf-oder-Flucht-Stressreaktion steuert) zu dem viel größeren Neokortex (wo logisches Denken und Sprache angesiedelt sind) als in die andere Richtung; dies ist *eine* mögliche Erklärung dafür, warum Emotionen so großen Einfluss auf unser Verhalten haben. J. Ratey beschreibt zwei Wege zur Kampf-oder-Flucht-Reaktion (2001, S. 34): „Der Weg durch den Hypothalamus zur Amygdala (der untere Weg) ist rau und steinig, aber schnell. Der Weg über den Kortex (der obere Weg) ermöglicht eine genauere Einschätzung der Situation und führt wahrscheinlich zu einer besser durchdachten Reaktion …"

Die Fähigkeit, sich selbst in der Schwerkraft zu stabilisieren, Gefahren realistisch einzuschätzen sowie körperliche und emotionale Gesundheit zu bewahren, wird in hohem Maße durch das Wechselspiel zwischen den für Emotionen und den für Kognition zuständigen Gehirnbereichen beeinflusst. In Phasen verstärkter Stressbelastung, wenn der Adrenalinspiegel steigt, verringert sich das elektrische Potenzial in den Membranen der Nervenzellen; dies bereitet den Körper auf eine Kampf-oder-Flucht-Reaktion vor. Darauf antwortet der Körper mit einer Reaktion, die vor allem das Überleben sichern soll, indem er elektrische Energie vom Neokortex abzieht und dem limbischen Mittelhirn zuführt. Die sieben Energieübungen und die beiden Übungen zum Fördern positiver Einstellungen beeinflussen unseren Organismus nun so, dass Stress reduziert, rationales Denken gefördert und Denken und Handeln koordiniert werden.

Die Energieübungen und die Übungen zum Fördern positiver Einstellungen helfen, Stabilität und Gleichgewicht zu entwickeln. Sie unterstützen die aufrechte Körperhaltung und das Gleichgewichtssystem sowie das Gefühl, an der Mittellinie ausgerichtet und zentriert zu sein; durch diese Ausrichtung an unserer vertikalen Achse haben wir jederzeit Zugang zu Auf-und-Ab- und Drehbewegungen. Darüber hinaus helfen uns die Übungen, uns einerseits körperlich zu erden (für Gleichgewicht, Planung, Ausrichtung im Raum und körperliche Organisation) und uns auf der anderen Seite auch emotional zu erden (für Interaktion und Spiel).

Die Energieübungen und die Übungen zum Fördern positiver Einstellungen helfen uns auch, die Landkarte der Bewegung anzulegen, die uns einen Bezugsrahmen für die taktile und kinästhetische Wahrnehmung unserer – für die Körperhaltung verantwortlichen – Kernmuskulatur zur Verfügung stellt. Visuelle und auditive Fertigkeiten bauen idealerweise auf der propriozeptiven Landkarte der Bewegung und den sensorischen Fertigkeiten auf, die sich durch räumliches Erkunden entwickeln. Ist der Lernende in der Lage, Übereinstimmung herzustellen zwischen dem, was er über seine Sinne aufnimmt, und dem, was er kinästhetisch erfährt, so kann er Sehen, Hören und Fühlen mit seinen

Bewegungen abstimmen. Ohne diese Übereinstimmung führen unterschiedliche sensorische Kanäle zu Konflikten und erschweren koordinierte Bewegungen und Lernen.

Die Energieübungen bieten uns Erdung und Stabilität, die Übungen zum Fördern positiver Einstellungen sorgen für weitere Entspannung des gesamten Systems und bereiten den Lernenden darauf vor, Informationen ohne emotionalen Stress aufzunehmen und zu verarbeiten. In der Edu-Kinestetik gehen wir davon aus, dass die Energieübungen und die Übungen zum Fördern positiver Einstellungen die propriozeptive Wahrnehmung, die durch Stress, Spannung oder längere Passivität gestört sein kann, wieder herstellen. Darüber hinaus kann der Zugang zum Gleichgewichtssystem dabei helfen, Stimmungen zu stabilisieren, die Resilienz (= Widerstandsfähigkeit, Belastungstoleranz, auch Flexibilität o. Ä.) zu erhöhen und Lernenden Möglichkeiten an die Hand zu geben, ihr eigenes Verhalten zu steuern.

Energieübungen: für Gleichgewicht, Stabilität, Organisation und Ausrichtung im Raum

Ob wir in unterschiedlichen Situationen unser Gleichgewicht finden, das hängt davon ab, ob wir zuverlässig in der Lage sind, unser Gewicht und unser Zentrum in der Schwerkraft zu spüren. Die Energieübungen helfen den Lernenden, die horizontale Körpermittellinie zu überqueren und den Bezug zwischen körperlicher und emotionaler Stabilität herzustellen, die im limbischen System und im zerebralen Kortex angesiedelt sind. Sie helfen den Lernenden, sich (wieder) mit der Körpermittellinie als dem zentralen Ort für Ausgerichtetsein zu verbinden. Erdpunkte, Raumpunkte und Balancepunkte aktivieren die in der frühen Kindheit angelegten „Quellenpunkte“ für sämtliche Drehbewegungen um die zentrale Mittellinie.

Jean Piaget (2000) stellt fest, dass Kinder ihre erste Beziehung zur konkreten Welt durch Berührung, Bewegung und über die Sinne herstellen. Er erläutert detailliert, wie das Leben eines Kleinkindes auf dem körperlichen Kontakt mit Menschen und Gegenständen gründet: Babys stellen durch Interaktion von Angesicht zu Angesicht und mit ihren Händen, Augen, ihrem ganzen Körper eine Verbindung her. Emotionen rufen ganz spezifische Bewegungen und Möglichkeiten des Kontakts mit anderen Menschen hervor und so wird die Dynamik der Gefühle im Rahmen der körperlichen Wahrnehmung erlebt und zum Ausdruck gebracht. Körperliches Spielen bereitet die Lernenden auf späteres kognitives „Spielen“ vor – auf die Fähigkeit, einen Bezug zu Symbolen wie Wörtern, Buchstaben und Zahlen herzustellen und sie sinnvoll einzusetzen, sei es beim Sprechen, in Gedanken oder auf dem Papier.

Zeichnen, Malen, Schreiben oder Rechnen, ein Stück Papier mit Symbolen zu bedecken, die das Spektrum ihrer verbalen, visuellen und räumlichen Prozesse wiedergeben – sie sind buchstäblich das Kinderspiel überhaupt. Diese Art von Spiel entwickelt kognitive Stabilität und eröffnet den Zugang zu höherem Denken. Diese zentrale Bedeutung der räumlichen Wahrnehmung bildet die Grundlage der Edu-K-These, dass abstrakte, kognitive und sprachliche Prozesse – sämtlich Formen kognitiven Spiels – den Nervenbahnen folgen, die ursprünglich durch organisierte Bewegungen angelegt wurden.

Übungen zum Fördern positiver Einstellungen: für die innere Ruhe

John Ratey beschreibt, wie wir lernen können, mithilfe logischen Denkens eine (Stress-) Reaktion zu verhindern, indem wir uns die Stresssituation wieder ins Gedächtnis rufen, sie neu bewerten und uns damit die Möglichkeit eröffnen, die Angstreaktion zu entspannen. (2001, S. 235) Er schließt daraus: „Gelingt es, auf diese Weise die unteren (körperlichen) und oberen (kognitiven) Nervenbahnen auseinanderzuhalten, so könnte dies der Schlüssel für erfolgreiche Behandlung sein.“ In der Edu-K wurde diese neurowissenschaftliche Erklärung vereinfacht; wir beschreiben diesen Prozess mit den Begriffen der Eigenwahrnehmung und der Selbstkontrolle. Die Energieübungen verbessern unsere Wahrnehmung, während die Übungen zum Fördern positiver Einstellungen wieder ruhiges, bedächtiges Verhalten zulassen.

Einige der Übungen in diesem Abschnitt sind aus Akupressursystemen abgeleitet, etwa aus *Jin Shin Jiutsu* und *Jin Shin Do*. Andere sind inspiriert durch Techniken aus dem *Touch for Health*.

Wasser trinken

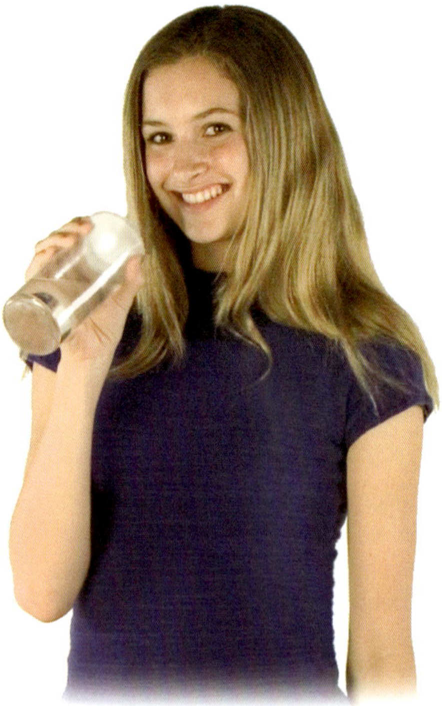

Wasser ist für das einwandfreie Funktionieren der Lymphbahnen unentbehrlich; diese sind zuständig für die Ernährung der Zellen und die Abfuhr der Schlacken. Durch natürliche körperliche Abläufe wie Ausscheiden von Urin, Atmen und Schwitzen verliert der Mensch im Durchschnitt etwa zwei Liter Wasser pro Tag (also etwa zehn Gläser).

Psychischer und umweltbedingter Stress entziehen dem Körper ebenfalls Wasser. Dennoch herrscht in Fachkreisen noch immer keine Einigkeit über die Notwendigkeit, diesen Flüssigkeitsverlust durch den Verzehr von Obst und Gemüse, das Meiden harntreibender und entwässernder Nahrungsmittel und durch ausreichendes Trinken auszugleichen. Auch über die Bedeutung hochwertiger Fette für die Fähigkeit des Körpers zum Ausnutzen des Wassers besteht keine Übereinstimmung

Wir sind der Meinung, dass Wassertrinken eine effektive Möglichkeit ist, die Flüssigkeitsversorgung des Körpers zu gewährleisten. Wie sanfter Regen vom Erdboden am besten aufgenommen werden kann, so wird auch Wasser vom Körper am besten aufgenommen, wenn es regelmäßig in kleineren Mengen getrunken wird. Wenn Sie feststellen, dass regelmäßiges Wassertrinken Ihr Energie- und Vitalitätsniveau verbessert, werden Sie von selbst den Wunsch verspüren, noch regelmäßigere Trinkpausen in Ihren Tagesablauf einzuplanen.

In ihrem Buch *Bewegung – das Tor zum Lernen* (S. 183 ff.) erklärt Carla Hannaford, dass Wasser bei der Geburt 80 Prozent des Körpergewichts ausmache und bei Erwachsenen etwa 70 Prozent: „Unsere Körpersysteme arbeiten elektrisch. Letztendlich ist es die elektrische Übertragung im Nervensystem, die uns zu fühlenden, lernenden, denkenden und handelnden Organismen werden lässt. Wasser wird als universelles Lösungsmittel für die elektrische Übertragung und für die Erhaltung des elektrischen Potenzials in unserem Körper gebraucht.“ Alle anderen Flüssigkeiten werden im Körper als Nahrung verarbeitet und können den Wasserbedarf des Körpers nicht decken (Batmanghelidj, 2008). F. Batmanghelidj, G. Goodheart und J. Thie gehören zu den zahlreichen Ärzten und Chiropraktikern, die immer wieder auf die positiven Auswirkungen des Wassers für die Gesundheit hingewiesen haben. Wir gehen davon aus, dass zwischen ausreichendem Wassertrinken, guten kognitiven Funktionen und emotionaler Ruhe ein eindeutiger Zusammenhang besteht.

Tipps zum Wassertrinken

- ***Noticing:*** Die Übenden sollen in sich hineinspüren und wahrnehmen, ob sie sich voller Energie fühlen. Dann sollen sie bewusst und mit Bedacht einige kleinere Schlucke Wasser trinken und überprüfen, ob sie danach mehr Energie haben. Es kann allerdings ein paar Tage dauern, bis der Unterschied in der Wasserversorgung des Körpers wahrnehmbar wird.
- Wasser wird am besten bei Raumtemperatur aufgenommen. Wird weniger als zwanzig Minuten vor oder weniger als eine Stunde nach einer Mahlzeit sehr viel Wasser getrunken, so verdünnt dies die Verdauungssäfte.
- Nahrungsmittel, die von Natur aus Wasser enthalten (Obst und Gemüse), helfen den Organismus (einschließlich der Eingeweide) zu befeuchten. Ihre Reinigungswirkung erleichtert die Absorption von Wasser durch die Darmwand.

- Die weithin übliche Berechnung des Wasserbedarfs geht davon aus, dass der Wasserbedarf pro Tag etwa 2 % des Körpergewichts beträgt. (Beispiel: 2 % von 70 kg = 1,4 kg Wasser, das entspricht 1,4 l pro Tag. Heute wird oft empfohlen, bis zu 2 l zu trinken.)
- Manche Menschen benötigen zur Absorption des Wassers mehr hochwertige Fette (Lipide)
- Wer nicht Arzt ist, sollte darauf verzichten, anderen Menschen ihren Wasserbedarf vorzuschreiben. Ausgestattet mit den entsprechenden Informationen kann jeder seinen eigenen Bedarf ermitteln.

Variationen

- Steht kein Wasser zur Verfügung, so kann bereits der Akt des Schluckens hilfreich sein. Haben Sie Wasser, so lassen Sie die Übenden einige kleine Schlucke trinken; dabei sollen sie darauf achten, wie die kühle Flüssigkeit entlang der Mittellinie in ihrem Hals nach unten fließt. Die beruhigende Abwärtsbewegung des Schluckmechanismus markiert die wichtigste Linie des Körpers – die vertikale Mittellinie, die die laterale Symmetrie bestimmt.

Geförderte Funktionen im Bereich Wahrnehmen und Erkennen

- Effektive elektrische und chemische Kommunikation zwischen Gehirn und Nervensystem
- Effizientes Speichern und Wiederabrufen von Informationen

Geförderte schulische Fertigkeiten

- Verbesserung aller zum Lernen benötigten Funktionen
- Wassertrinken ist besonders wichtig vor Prüfungen oder bei anderen Gelegenheiten, die Stress erwarten lassen.

Entsprechungen in Haltung und Verhalten

- Verbesserte Konzentration (verringerte geistige Müdigkeit)
- Erhöhte Fähigkeit, sich zu bewegen und zu beteiligen
- Verbesserte geistige und körperliche Koordination – Wasser verringert viele Schwierigkeiten, die mit neurologischem Abschalten (*Switching*) zusammenhängen
- Stressabbau für bessere Kommunikation und soziale Kompetenz

Verwandte Übungen

- Gehirnpunkte
- Erdpunkte
- Raumpunkte
- Hook-ups
- Überkreuzbewegung

Die Gehirnpunkte

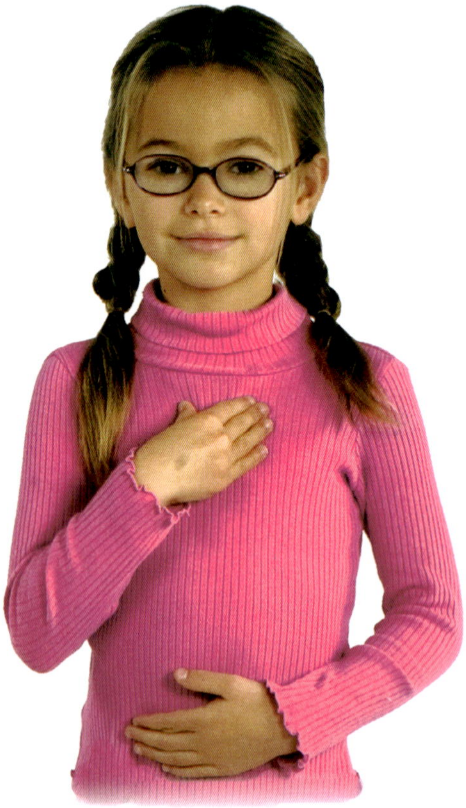

Diese Übung sorgt für einen stabilen körperlichen Bezugspunkt für Augenbewegungen nach links und rechts und dafür, dass wir mit unserer Aufmerksamkeit leicht zwischen Brennpunkt und weiterer Umgebung hin- und herwechseln können. Denjenigen, die die laterale Körpermittellinie nicht überqueren können, hilft diese Übung, das Mittelfeld (das von den beiden Punkten unterhalb der Schlüsselbeine markiert wird) als zentralen Bezugsbereich für horizontale Bewegungen hin zur und weg von der Mittellinie (markiert durch den Nabel) zu verankern.

Nach Norman Doidge (2007, S. 34) geben die Augen, wenn sie sich entlang einer horizontalen Linie bewegen, Rückmeldung über die eigene Orientierung im Raum. Wir gehen außerdem davon aus, dass die Koordination von Händen und Augen durch die Gehirnpunkte erleichtert wird. Nach Carla Hannaford (2005, S. 130) richtet sich mit dem Auflegen einer Hand auf den Nabel die Aufmerksamkeit auf das Schwerkraftzentrum des Körpers , dorthin, wo die Kernmuskulatur, dieser wichtige Pfeiler des körperlichen Gleichgewichts, angesiedelt ist. Wir haben festgestellt, dass Lernende, die zunächst nicht in der Lage waren, die visuelle Mittelinie zu überqueren oder die Überkreuzbewegung auszuführen, dies häufig nach einigen wenigen Sekunden Durchführung der Übung Gehirnpunkte konnten.

Anleitung: Um die Gehirnpunkte zu stimulieren, formen wir eine Hand zu einem U und legen Daumen und Zeigefinger in die weichen Vertiefungen direkt unterhalb des Schlüsselbeins, rechts und links vom Brustbein; die andere Hand liegt auf dem Nabel. Nun werden die beiden Punkte etwa zwanzig bis dreißig Sekunden lang (oder so lange, bis sie sich nicht mehr ganz so weich und empfindlich anfühlen) sanft massiert; die andere Hand bleibt ruhig auf dem Nabel liegen, die Augen bewegen sich langsam entlang einer horizontalen Linie nach links und rechts. Anschließend werden die Hände gewechselt und die Übung wird wiederholt.

Tipps zu den Gehirnpunkten

- *Noticing:* Die Lernenden sollen zunächst darauf achten, ob sie sich geistig klar fühlen und deutlich sehen können. Können sie ihre Arme frei schwingen lassen? Im Anschluss an die Übung wird das Noticing wiederholt; die Übenden achten nochmals genau auf geistige Klarheit, deutliches Sehen und freie Beweglichkeit der Arme.
- Die Gehirnpunkte können anfangs empfindlich sein; nach einigen Tagen verschwindet die Empfindlichkeit. Von da an können sie allein schon durch bloßes Halten (leichtes Berühren) aktiviert werden.

Variationen

- Die Übenden sollen ihren Oberkörper langsam nach links und rechts drehen, während sie die Gehirnpunkte massieren; immer, wenn sie sich zur Mitte zurückdrehen, sollen sie auf ihre Vertikalität achten.
- Die Gehirnpunkte können als Erinnerungsstütze dafür dienen, dass man das Brustbein (und so auch Augen und Hände) beim Lesen, Schreiben oder anderen Aktivitäten im Nahbereich immer zentriert.
- Um Augenbewegungen entlang einer horizontalen Linie (*Tracking*) zu erleichtern, lassen Sie die Übenden zuvor mehrmals das Bauchatmen durchführen und dabei gleichzeitig die Gehirnpunkte stimulieren.
- Lassen Sie die Übenden „Schmetterlings-Achten" an der Decke machen, während sie die Gehirnpunkte stimulieren; dazu liegen die Übenden auf dem Rücken und stellen sich an der Decke einen großen Schmetterling in Form einer Acht vor; während sie die Umrisse des Schmetterlings mit ihrer (verlängerten) Nase nachfahren, ziehen sie das Kinn sanft zur Brust, der Nacken bleibt entspannt und leicht gedehnt

Geförderte Funktionen im Bereich Wahrnehmen und Erkennen

- Effektives Verarbeiten sensorischer Informationen von der linken und der rechten Körperseite
- Überqueren der visuellen und kinästhetischen Mittellinie
- Visuelle Fusion, Fixieren

Geförderte schulische Fertigkeiten

- Leichtigkeit der Augenbewegungen im Kreuzen der visuellen Mittellinie beim Lesen
- Überqueren der Mittellinie für Körperkoordination (erleichtert das Ausführen der Überkreuzbewegung)
- Ausgerichtetsein, um beim Lesen mit den Augen immer an der richtigen Stelle zu bleiben (für korrektes Anordnen von Buchstaben und Zahlen sowie für Scannen von links nach rechts beim Verschmelzen von Konsonanten)
- Finger-Koordination und Hand-Augen-Koordination für Handschrift und Computerarbeit

Entsprechungen in Haltung und Verhalten

- Links-rechts-Körperbalance (Hüften auf einer Linie, Kopf aufrecht und zentriert)
- Erhöhtes Energieniveau
- Verbesserte Fertigkeiten zur Zusammenarbeit der Augen (mindert visuellen Stress und die Angewohnheit, die Augen zusammenzukneifen oder zu starren)
- Größere Entspannung der Nacken- und Schultermuskulatur

Verwandte Übungen

- Bauchatmen
- Überkreuzbewegung
- Liegende Acht
- Erdpunkte
- Raumpunkte
- Wasser trinken

Die Erdpunkte

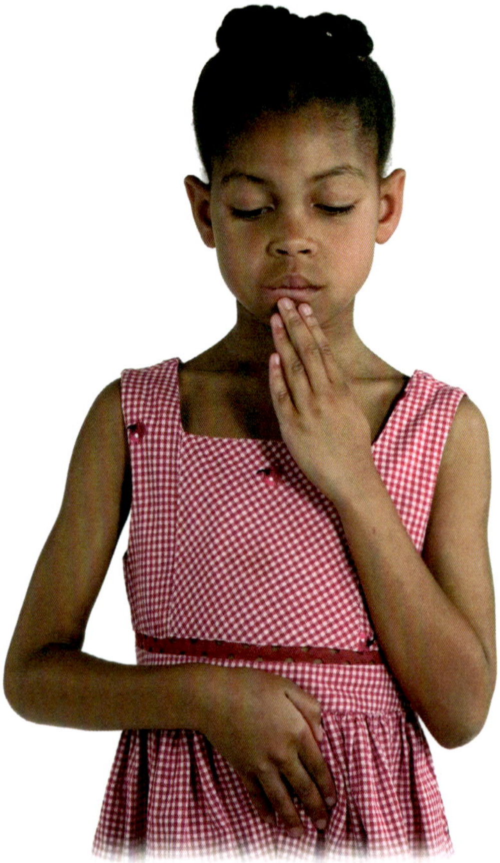

Die Erdpunkte markieren deutlich die vertikale Körpermittellinie, um die herum sämtliche Drehbewegungen stattfinden; sie geben uns einen körperlichen Bezugspunkt, den wir zum Wechsel unseres visuellen Fokus benötigen, wenn wir unseren Blick nach oben oder unten richten wollen. Ist unser Sehfeld so organisiert, dass der eigene Körper als Zentrum wahrgenommen wird, so verbessert sich die Koordination von Augen, Händen und gesamtem Körper. Das Erfahren dieser Verbindung zwischen Ober- und Unterkörper ermöglicht eine bessere Koordination für größere Stabilität. Die adäquate Ausrichtung des Kopfes genau über dem Brustbein bei leicht nach hinten gezogenem Kinn reduziert die Spannung im Nacken und ermöglicht eine gute Ausrichtung der Wirbelsäule.

Anleitung: Bei dieser Übung liegen die Fingerspitzen einer Hand unterhalb der Unterlippe; die andere Hand liegt auf dem Nabel und deren Fingerspitzen sind entlang der Körpermittellinie abwärtsgerichtet. Das Kinn wird automatisch etwas nach hinten gezogen. Stellen Sie sich nun vor, die Atemluft an der Körpermitte entlang nach oben steigen zu lassen. Schauen Sie nach unten und folgen Sie dann mit den Augen einer vertikalen Linie (zum Beispiel vom Boden zur Decke, zu einer Ecke und dann wieder nach unten). Halten Sie die Erdpunkte so lange, bis Sie fünf- oder sechsmal ein- und ausgeatmet haben und eine tief verwurzelte Verbindung zur Erde spüren. Wechseln Sie die Hände und wiederholen Sie die Übung.

Tipps zu den Erdpunkten

- *Noticing:* Die Übenden sollen zunächst darauf achten, ob sie sich wohl und organisiert fühlen, wenn sie nach unten blicken, um im Nahbereich visuelle Aufgaben durchzuführen, oder wenn sie nach unten und dann wieder nach vorne blicken (wie etwa an eine Tafel). Lassen Sie die Übung durchführen; anschließend sollen die Übenden nochmals beobachten, ob sie sich wohlfühlen, wenn sie noch unten blicken oder wenn sie ihren Fokus auf der Mittellinie ändern.
- Beim Halten der Punkte langsam und tief atmen und dabei einen Zustand der Entspannung erleben.
- Die Erdpunkte im Liegen zu machen, entweder vor dem Einschlafen oder nach dem Aufwachen, wirkt in der Regel beruhigend.

Variationen

- Lassen Sie die Übenden eine Kombination aus Erd- und Raumpunkten halten: Eine Hand liegt auf dem Nabel, die Punkte über und unterhalb der Lippen werden mit Zeige- und Mittelfinger der anderen Hand sanft massiert; die Punkte werden weiter stimuliert, die eine Hand geht nun vom Nabel zum unteren Rücken und wird dort (Handfläche nach oben oder nach unten) auf die Mittellinie gelegt.
- Während die Übenden die Erdpunkte stimulieren, sollen sie ihren Oberkörper zwei bis drei Zentimeter nach links, dann nach rechts drehen und dann ihre Vertikalität wahrnehmen, wenn sie sich wieder zur Mitte drehen.
- Beim Einatmen fahren die Übenden mit der Hand an der Mittellinie entlang nach oben, ohne dabei den Körper zu berühren, und stellen sich vor, dass eine Energiefontäne an der Körpermitte emporsteigt. Beim Ausatmen sinkt die Fontäne wieder zur Erde zurück. (Das ist die Übung „Energiefontäne" aus dem Kurs *Visioncircles*; Abwandlung einer Übung aus der Alexandertechnik; Vineyard, 2007.)

Geförderte Funktionen im Bereich Wahrnehmen und Erkennen

- Verbindung zum visuellen Mittelfeld für verbesserte Binokularität und visuelle Konvergenz
- Zentrierung, Tiefenwahrnehmung und Fähigkeit zur Zusammenarbeit beider Augen

Geförderte schulische Fertigkeiten

- Fertigkeiten der Organisation (Augen vertikal und horizontal bewegen, ohne die jeweilige Linie zu verlieren, etwa beim Lesen von Tabellen oder beim Buchstabieren).
- Umstellen von Nah- auf Fernsicht (zum Beispiel vom Blatt oder Buch zur Wandtafel)
- Beim Lesen in der richtigen Zeile bleiben
- Lesen ohne Desorientierung

Verwandte Fertigkeiten

- Organisieren und Dinge in eine gelungene Anordnung bringen, wie etwa in der Kunst oder in der Buchhaltung

Entsprechungen in Haltung und Verhalten

- Geistige Aufgewecktheit (verringerte geistige Müdigkeit)
- Hüften symmetrisch (nicht verdreht) und Kopf gerade
- Kopf aufrecht und nach hinten geneigt (Kinn in Richtung Brust gezogen)
- Augen sind offen und fühlen sich gut an (mildert die Angewohnheit, die Augen zusammenzukneifen oder zu starren)
- Erdung und Koordination des ganzen Körpers (beim Hinuntersteigen einer Treppe)

Verwandte Übungen

- Raumpunkte
- Hook-ups
- Balancepunkte
- Siehe auch: Wasser trinken

Die Balancepunkte

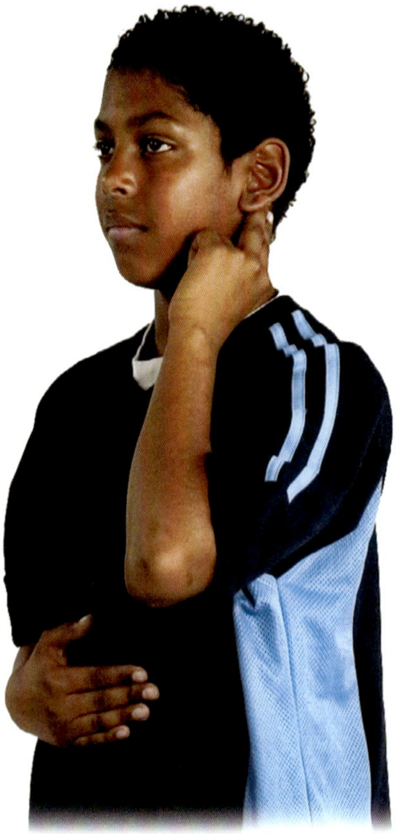

Die Balancepunkte sorgen für ein Gewahrsein der drei Bewegungsrichtungen links-rechts, oben-unten und vorne-hinten. Das Halten dieser Punkte dient dem Zweck, den Nacken zu dehnen und den Kopf wieder am restlichen Körper auszurichten. Sie stimulieren außerdem die Bogengänge des Innenohrs (wo unser Gleichgewichtszentrum angesiedelt ist) und unterstützen so unser Gleichgewichtsgefühl.

Anleitung: Die Übung kann im Stehen, Sitzen oder Liegen gemacht werden. Legen Sie zwei Finger auf die Einbuchtung hinter dem Ohr, direkt an der Schädelbasis, unmittelbar hinter dem Warzenfortsatz des Schläfenbeins (*Processus mastoideus*). Die andere Hand liegt auf dem Nabel. Stellen Sie sich vor, Energie durch Ihre Körpermitte nach oben zu atmen. Das Kinn ist leicht zur Brust gezogen, der Kopf wird gerade gehalten. Nehmen Sie Ihr Zentrum in der Schwerkraft wahr – hinter Ihrer unteren Hand – und balancieren Sie das Gewicht Ihrer Rippen und Ihres Kopfes genau darüber. Bleiben Sie für ungefähr dreißig Sekunden in dieser Position, dann wechseln Sie die Hände und machen das Gleiche auf der anderen Körperseite.

Tipps zu den Balancepunkten

- *Noticing:* Finden die Übenden leicht ihr Gleichgewicht, wenn sie auf *einem* Bein stehen? (Den Nabel etwas in Richtung des Standbeins zu schieben kann hilfreich sein.) Lassen Sie die Übung durchführen. Anschließend sollen die Übenden nochmals genau nachspüren, ob sich ihre grundsätzliche Fähigkeit, ihr Gleichgewicht zu finden, verbessert hat.
- Den Punkt hinter dem Ohr jeweils mit zwei oder drei Fingern halten, um sicherzustellen, dass er wirklich getroffen wird.
- Beim Halten des Punktes kann ein leichtes Pulsieren zu spüren sein.
- Die Balancepunkte im Liegen zu halten, entweder vor dem Einschlafen oder unmittelbar nach dem Aufwachen, wirkt in der Regel beruhigend.

Variationen

- Vor dem Halten der Punkte den Punkt hinter dem Ohr durch sanfte Massage stimulieren.
- Während die Punkte gehalten werden: mit der Nasenspitze Kreise um einen entfernten Gegenstand zeichnen, den Kopf von einer Seite zur anderen bewegen oder um sich blicken; dabei Augen- und Nackenmuskulatur entspannen.
- Den Kopf sanft nach hinten gegen die Finger drücken: Dies löst Nackenverspannungen.
- Beim Einatmen die hinteren Rippen dehnen, die vorderen Rippen unten lassen.
- Beim Halten der Balancepunkte den Oberkörper langsam nach links und rechts drehen und beim Zurückdrehen zur Mitte die eigene Vertikalität wahrnehmen.

Geförderte Funktionen im Bereich Wahrnehmen und Erkennen

- Aufmerksamkeit und Fokus
- Konzentration und assoziatives Denken
- Wechsel des visuellen Fokus von einem Punkt zum nächsten

Geförderte schulische Fertigkeiten

- Verstehen dessen, was „zwischen den Zeilen“ steht
- Erkennen des Standpunkts des Autors
- Kritisches Beurteilen und Entscheiden
- Fertigkeiten der Organisation für Buchstabieren und Rechnen

Verwandte Fertigkeiten

- Visuelle Flexibilität für das Schreiben von Berichten oder die Arbeit mit Nachschlagewerken
- Aufmerksames Zuhören am Telefon
- Organisiertes Planen am Computer
- Lösen von Reiseübelkeit oder Druckgefühl im Ohr (in großer Höhe)

Entsprechungen in Haltung und Verhalten

- Gefühl des Wohlbefindens
- Offene und aufnahmebereite Haltung
- Augen, Ohren und Kopf mehr an der Schulterlinie ausgerichtet
- Verbesserte Muskelpropriozeption für Balance und Gleichgewicht
- Entspannung einer überfokussierten Körperhaltung oder Einstellung
- Kinn wird näher zur Brust gezogen; entspannter Kiefer
- Größere Aufgewecktheit

Verwandte Übungen

- Positive Punkte
- Hook-ups
- Raumpunkte
- Erdpunkte

Die Raumpunkte

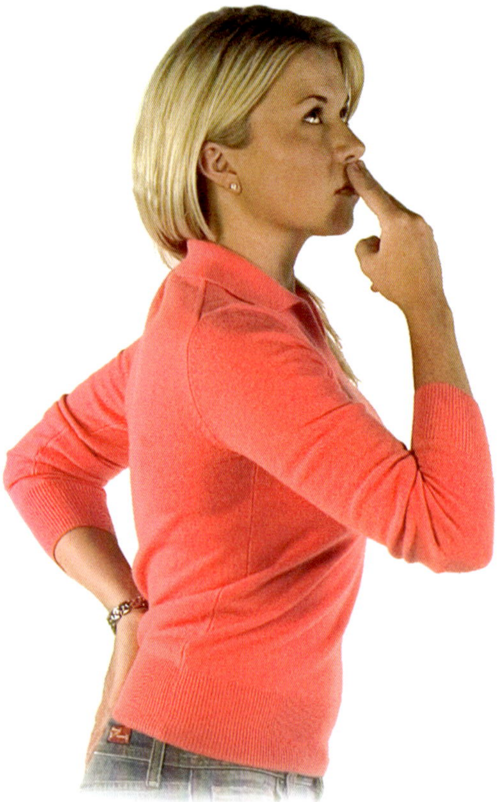

Das Halten der Raumpunkte vermittelt bessere räumliche Wahrnehmung. Beim Halten der Punkte werden die Augen nach oben und dann in die Ferne bewegt, dann wieder zurück, in den Nahbereich und nach unten zum Boden.

Anleitung: Bei dieser Übung werden zwei Fingerspitzen auf die Stelle oberhalb der Oberlippe gelegt (vordere Mittellinie), die andere Hand liegt (mit der Handfläche oder dem Handrücken) auf der hinteren Mittellinie direkt über dem Steißbein. Der Kopf wird über den Hüften zentriert. In bestimmten Situationen fühlen manche Menschen sich vielleicht wohler, wenn sie einen beliebigen anderen Punkt auf der hinteren Mittellinie halten. Halten Sie die Punkte mindestens dreißig Sekunden lang (vier bis sechs vollständige Atemzüge). Dann werden die Hände gewechselt und die Übung wird wiederholt.

Tipps zu den Raumpunkten

- *Noticing:* Die Übenden achten darauf, ob sie sich bei einer räumlichen Aufgabe wohlfühlen (Beispiele: quer durch den Raum schauen, Tennis spielen, von der Tafel ablesen oder ein Auto parken). *Nach* der Übung vergleichen die Übenden, ob sie sich mit den räumlichen Aufgaben wohler fühlen.
- Die Übenden stellen sich vor, dass sie Energie die Wirbelsäule hinaufatmen, und nehmen die dabei eintretende Entspannung wahr.
- Werden die Raumpunkte vor dem Einschlafen oder unmittelbar nach dem Aufwachen gehalten, so wirkt dies in der Regel beruhigend.

Variationen

- Der Übende hält die Raumpunkte und schaut gerade nach unten (für die Erdung), dann lässt er seinen Blick Zentimeter für Zentimeter zu einem entfernten Punkt wandern (für visuelle Nah-fern-Fertigkeiten).
- Erdpunkte und Raumpunkte werden zu *einer* Übung kombiniert: Eine Hand liegt auf dem Nabel, während die „Knöpfe" über und unter den Lippen mit Zeige- und Mittelfinder der anderen Hand sanft massiert werden; dann geht die Hand vom Nabel auf die hintere Mittellinie (auf der Höhe der Taille), mit der anderen Hand werden weiter die „Knöpfe" massiert.
- Während die Raumpunkte stimuliert werden, bewegt der Übende seinen Oberkörper langsam nach links und nach rechts, kehrt dann zur Mitte zurück und achtet darauf, wie fließend die Drehbewegungen sind und wie dabei die Vertikalität zu spüren ist.
- Es kann hilfreich sein, die Punkte mit festem Druck oder mit Massage zu stimulieren, insbesondere, wenn das Steißbein durch eine Verletzung angeschlagen und das Sitzen deshalb unangenehm ist.

Geförderte Funktionen im Bereich Wahrnehmen und Erkennen

- Visuelle organisatorische Fertigkeiten
- Fähigkeit, im Mittelfeld zu arbeiten
- Stabilerer Augenkontakt
- Tiefenwahrnehmung (zum Beispiel zum Fangen eines Balles)
- Übergang von Nahsicht zur Fernsicht (zum Beispiel von einem Buch oder Papier zur Tafel)

Geförderte schulische Fertigkeiten

- Beim Lesen die Zeile halten
- Fähigkeit, sich auf eine Aufgabe zu konzentrieren
- Organisationsfertigkeiten (vertikales und horizontales Bewegen der Augen ohne Verwirrung, wie in Zahlenkolonnen oder beim Buchstabieren)
- Verbesserte Aufmerksamkeit und Motivation
- Organisation und Dinge in eine gelungene Anordnung bringen, etwa in Kunst und Design, in Buchhaltung oder bei der Computerarbeit

Entsprechungen in Haltung und Verhalten

- Fähigkeit, das „Versuchen“ durch Intuition und Wissen zu ersetzen
- Fähigkeit zu entspannen
- Hüften symmetrisch (nicht verdreht)
- Kopf gerade (nicht zur Seite oder nach vorne geneigt)
- Fähigkeit, bequem und aufrecht auf einem Stuhl zu sitzen
- Verlängerte Aufmerksamkeitsspanne (Konzentration mindert hyperaktives Verhalten)

Verwandte Übungen

- Gehirnpunkte
- Erdpunkte
- Balancepunkte
- Wasser trinken
- Überkreuzbewegung

Das Energiegähnen

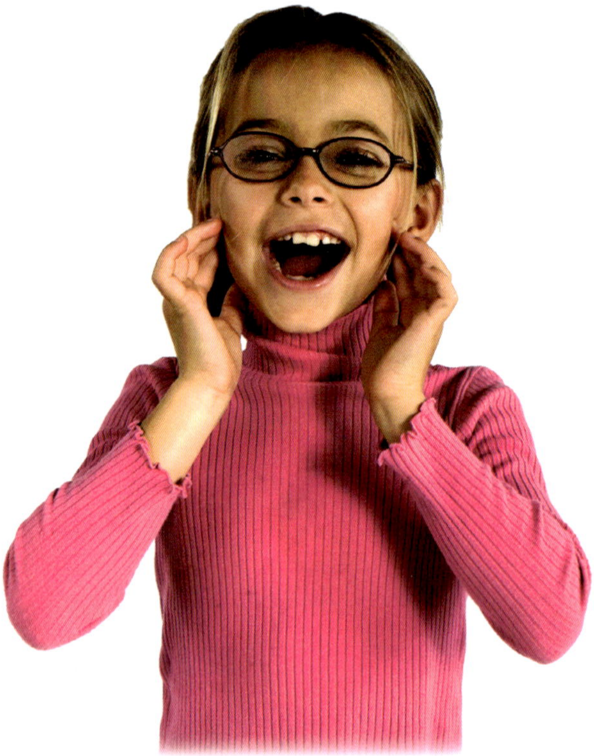

Nach Erkenntnissen der Neurologen Wilder Penfield und Theodore Rasmussen stehen nahezu 50 Prozent der Nervenbahnen des Körpers mit Gesicht und Kopf in Verbindung. Penfield verarbeitete diese Annahme in seinem bekannten „motorischen Homunculus" (eine ungefähre Abbildung der proportionalen Anteile des motorischen Kortex, die mit dem propriozeptiven Input aus den restlichen Teilen des Körpers belegt sind).

Die Kiefermuskeln können von allen Muskeln des Körpers die meiste Kraft entfalten (– sie können aber auch die am stärksten verspannten Muskeln sein). Gähnen ist ein natürlicher Atmungsreflex, der die Energiezufuhr zum Gesicht verbessert und die Augen entspannt. Dabei sollte man eine Hand vor den Mund halten, das Gähnen jedoch keinesfalls unterdrücken, denn dies kann Verspannungen im Kiefer verursachen, die ihrerseits wiederum zu Verspannungen in Hüften und Schultern führen können. Das Energiegähnen eignet sich besonders dazu, Fertigkeiten des Selbstausdrucks (der Körpersprache) zu entwickeln. Dabei sollten die Punkte am Kiefer gehalten werden, die sich verspannt anfühlen, denn auf diese Weise kann das Energiegähnen jede Spannung in Kopf und Kiefer lösen und für Entspannung sorgen.

Anleitung: Während man so tut, als ob man gähnen müsste, legt man die Fingerspitzen der Hände auf empfindliche Punkte, die man im Bereich des Kiefergelenks ertastet. Beim Gähnen sollte ein tiefes, entspanntes Geräusch zu hören sein, bei dem sich Mund und Rachen so weit wie möglich öffnen sollten und jede Spannung unter den Fingerspitzen sanft ausgestrichen wird. Die Übung sollte mindestens dreimal oder so oft wiederholt werden, bis die Augen zu tränen beginnen.

Tipps zum Energiegähnen

- *Noticing:* Die Übenden sollen zunächst bewusst darauf achten, ob sie beim Sehen oder Atmen irgendwelche Spannungen spüren oder ob ihr Selbstausdruck blockiert ist. Fühlen sich die Gesichtsmuskeln entspannt an? Nach Durchführung der Übung wird erneut nachgespürt, wie es um Sehen, Atmen und die Bereitschaft bestellt ist, sich selbst auszudrücken.
- Während der Übung wird die Wangenregion im Bereich der oberen und unteren hinteren Backenzähne massiert. (Der Muskel, den man bei den oberen Backenzähnen spürt, ist am Öffnen des Mundes beteiligt; der Muskel bei den unteren Backenzähnen ist für das Schließen zuständig.)
- Die Kiefergelenke lassen sich ertasten, indem man den Mund öffnet und schließt und die Gelenke unter den Fingerspitzen spürt; dann öffnet man den Mund so weit, wie es angenehm ist, und tut so, ob man gähnt, während man gleichzeitig die Muskeln unmittelbar vor dem Gelenk sanft massiert.

Variationen

- Beide Kiefergelenke sanft halten und dabei den Unterkiefer in den Händen wie in einer Wiege geborgen halten. Den Mund entspannen und leicht öffnen; die Hände so langsam wie möglich abwärts über den Kiefer gleiten lassen und dabei spüren, wie die Muskeln unter den Fingern „schmelzen".
- Um die Zunge zu stärken, breitet man sie wie eine Decke am oberen Gaumen aus, während man das Energiegähnen macht.

Geförderte Funktionen im Bereich Wahrnehmen und Erkennen

- Fokus und Aufmerksamkeit
- Kommunikation mit Worten und mit Körpersprache

Geförderte schulische Fertigkeiten

- Lautes Lesen mit Bedeutung und Ausdruckskraft
- Kreatives Schreiben
- Sprechen vor Publikum

Verwandte Fertigkeiten

- Entspannte visuelle Aufmerksamkeit und Verarbeitung von Gedanken
- Verbessertes Singen
- Sensorisch-motorische Koordination für Sprechen und Kauen

Entsprechungen in Haltung und Verhalten

- Tiefere Resonanz der Vokale
- Entspanntes Sehen (Befeuchtung der Augen wird stimuliert)
- Verbesserung von Selbstausdruck und Kreativität
- Entspannte Bewegungen der Gesichtsmuskeln
- Verbessertes Gleichgewicht
- Verbesserte Energieversorgung von Kiefer und Gesicht (für effizientes, entspanntes Funktionieren)

Verwandte Übungen

- Überkreuzbewegung mit Aufsitzen
- Beckenschaukel
- Nackenrollen
- Bauchatmen
- Fußpumpe

Die Denkmütze

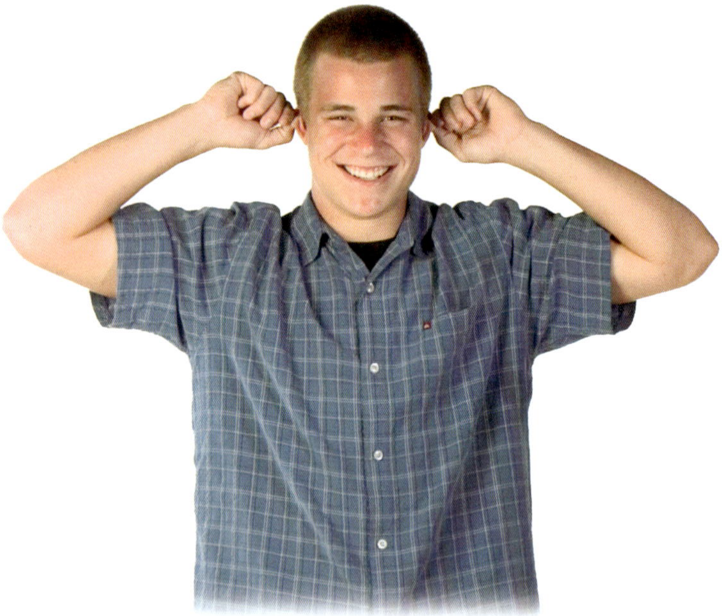

In Edu-K stellen wir immer wieder fest, dass eine Verbindung zwischen Verspannungen in der Nackenmuskulatur und fehlender auditiver Aufmerksamkeit besteht. Die Denkmütze zeigt den Lernenden, wie sie Nacken und Schultern entspannen und ihre Aufmerksamkeit auf ihr auditives System lenken können.

Achtung: Bei manchen Menschen führt exzessiver Kontakt mit elektronischen Geräuschen (wie etwa Kopfhörer, Radio, Fernsehen, Computer, Videospiele) zum „Abschalten" der Ohren.

Anleitung: Bei dieser Übung benutzen wir Daumen und Zeigefinger, um die Ohren sanft nach hinten zu ziehen und auszufalten. Dabei beginnen wir ganz oben am Ohr und gleiten mit sanfter Massage abwärts, die Rundungen entlang, bis zum Ohrläppchen. Die Übung soll mindestens dreimal wiederholt werden.

Tipps zur Denkmütze

- *Noticing:* Bevor sie die Übung machen, sollen die Lernenden auf Folgendes achten: Fällt es ihnen leicht, genau auf das zu hören, was andere sagen? Danach sollen sie den Kopf langsam so weit wie möglich nach links und dann nach rechts drehen. Dann wird die Denkmütze „aufgesetzt" und anschließend verglichen, ob das Zuhören und das Drehen des Kopfes leichter fallen.
- Die Übenden halten den Kopf aufrecht und das Kinn gerade, die Ohren befinden sich auf *einer* Linie mit den Schultern.

Variationen

- Die Denkmütze kann mit dem Energiegähnen (einschließlich der dazugehörenden Töne und Gähngeräusche) kombiniert werden.
- Man kann die Übung machen, während man ein Gedicht oder Vokabeln auswendig lernt.

Geförderte Funktionen im Bereich Wahrnehmen und Erkennen

- Kreuzen der auditiven Mittellinie (unter Einbeziehung auditiven Wahrnehmens, Wiedererkennens, Speicherns sowie von auditiver Aufmerksamkeit und Unterscheidungsfähigkeit), während man auf die eigene Stimme hört
- Kurzzeit-Arbeitsgedächtnis
- Lautloses Sprechen / verbales Vermitteln (Denkfertigkeiten)
- Erhöhte Scharfsinnigkeit
- Hören mit beiden Ohren
- Verbesserte auditive Aufmerksamkeit (ablenkende Geräusche von wichtigen Geräuschen trennen)

Geförderte schulische Fertigkeiten

- Hörverständnis
- Vor Publikum sprechen, singen, musizieren
- Auditives Unterscheidungs- und Erinnerungsvermögen für Buchstabieren/ Rechtschreibung (Ver- und Entschlüsseln von Sprache)

Verwandte Fertigkeiten

- Lautloses Sprechen (in Worten denken), Rechnen
- Konzentration beim Arbeiten an Computern oder anderen elektronischen Geräten

Entsprechungen in Haltung und Verhalten

- Verbesserte Atmung und Energieversorgung
- Erhöhte Stimmresonanz
- Entspannung von Kiefer, Zunge und Gesichtsmuskeln
- Verbesserte Fähigkeit, den Kopf nach links und rechts zu drehen
- Verbessertes Fokussieren der Aufmerksamkeit
- Verbessertes Gleichgewicht, besonders in Fahrzeugen
- Erweiterung des Hörvermögens
- Erweiterung des peripheren Sehens

Verwandte Übungen

- Elefant
- Eule
- Wasser trinken
- Siehe auch: Energiegähnen (für Entspannung von Kiefer und Gesicht)

Die Hook-ups

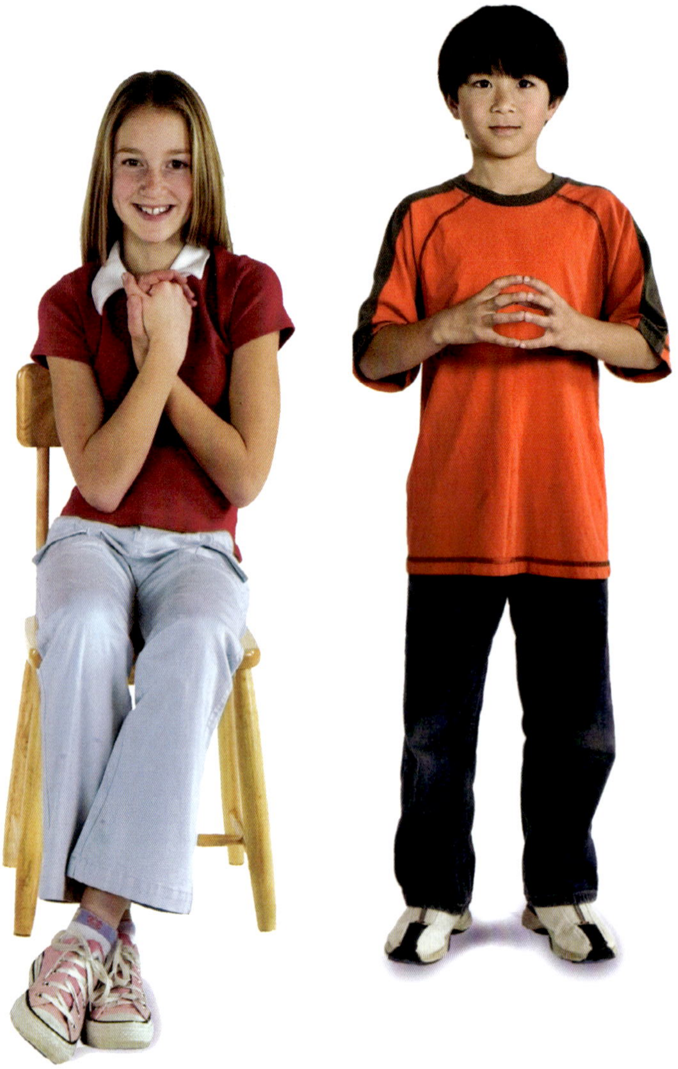

Das Kreuzen von Armen und Beinen im Stehen (erster Teil der Übung) aktiviert alle an der Balance beteiligten Muskeln und sorgt nach körperlichem, emotionalem oder umgebungsbedingtem Stress für die Wiederherstellung des Gleichgewichts. Bei einer Kampf-oder-Flucht-Reaktion wird die gesamte Aufmerksamkeit zu den Extremitäten gelenkt – die Übung Hook-ups bringt die Aufmerksamkeit wieder zur Körpermittellinie und zur zentralen Rumpfmuskulatur zurück, unterstützt so vernunftgesteuertes Denken und versetzt uns in die Lage, Entscheidungen zu treffen. Die Übung lässt wieder Ruhe einkehren, während gleichzeitig unsere Aufmerksamkeit fokussiert und organisiert wird. Sobald die Muskeln sich entspannen, hört auch das Geschnatter in unserem Kopf auf. In Teil 2 der Übung finden wir eine Metapher für die Verbindung von linker und rechter Körperseite, für die Zusammenarbeit beider Augen, für Sein und Tun und auch für die Verbindung der beiden Hemisphären durch das *Corpus callosum*.

Die Zunge liegt währenddessen hinter den oberen Schneidezähnen am Gaumen; dazu Carla Hannaford (2005, S. 133 f.): „Dies stimuliert die Bänder der Zunge, die diese mit dem Gleichgewichtssystem verbinden, und aktiviert so das RAS (Retikuäres Aktivierungssystem) für Fokus und Balance; dies hilft außerdem, den Zungendruck zu vermindern, der durch ein Haltungsungleichgewicht entsteht."

Teil 1: Die Übenden legen den linken Fußknöchel über den rechten. Sie strecken die Arme nach vorne aus und legen das linke Handgelenk über das rechte. Sie drehen die Handflächen zueinander und verschränken die Finger, drehen die Hände nach unten und ziehen sie zur Brust. Nun sollen sie die Augen schließen, ruhig und tief atmen und sich etwa eine Minute lang entspannen. Beim Einatmen wird die Zunge flach gegen den Gaumen gedrückt und beim Ausatmen wieder entspannt.

Teil 2: Sobald die Übenden sich bereit fühlen, lösen sie diese Stellung auf, die Füße stehen jetzt nebeneinander. Sie führen die Fingerspitzen der Hände vor der Brust zusammen und atmen etwa eine Minute lang weiter ruhig und tief ein und aus. Beim Einatmen wird die Zunge wiederum flach gegen den Gaumen gedrückt und beim Ausatmen entspannt.

Tipps zu den Hook-ups

- ***Noticing:*** Fühlen sich die Übenden ruhig, organisiert und in der Lage, sich auf die vor ihnen liegende Aufgabe zu konzentrieren, oder lassen sie sich leicht ablenken und sind nicht in der Lage, klar zu denken? – Im Anschluss an die Übung sollen die Teilnehmer nochmals darauf achten, wie ruhig sie sich innerlich fühlen und wie organisiert und konzentriert sie sind.

- Zur Aktivierung des Gleichgewichts kann in Teil 1 der rechte oder der linke Fußknöchel oben liegen.
- Zur weiteren Aktivierung des Gleichgewichts soll die Aufmerksamkeit auf die Ausrichtung gelenkt werden, die Fußballen werden zur Mittellinie gedreht und die Hüften entspannt über den Fersen balanciert, das Kinn ist gerade. Der vordere Brustkorb bleibt unten, sie atmen langsam in die hinteren Rippen hinein.

Variationen

- Hook-ups können im Stehen, Sitzen oder Liegen gemacht werden.
- Zum Zweck der Lösung eines Konflikts fordern Sie die Beteiligten mit den gegensätzlichen Meinungen auf, die Hook-ups zu machen, bevor sie in eine Diskussion eintreten.
- Diejenigen, denen das Kreuzen der Arme in Teil 1 Schwierigkeiten bereitet, können die Arme einfach auf der Brust ruhen lassen und dabei die Handgelenke übereinanderlegen und die Finger leicht unter die Arme schieben.
- Zu Teil 1 (auch „Cook-Energieübung", im Sitzen): Den linken Knöchel auf das rechte Knie legen. Dann den linken Knöchel mit der rechten Hand umfassen und die linke Hand auf den Ballen des linken Fußes legen. Eine Minute lang tief atmen, dann weiter mit Teil 2 wie oben.

Geförderte Funktionen im Bereich Wahrnehmen und Erkennen

- Emotionales Zentrieren
- Erden
- Organisation
- Atmung
- Hemmung einer übertrieben heftigen Reaktion

Geförderte schulische Fertigkeiten

- Deutliches Hören und Sprechen
- Prüfungen und ähnliche Herausforderungen bestehen
- An Tastaturen arbeiten

Entsprechungen in Haltung und Verhalten

- Verbesserte Selbstkontrolle und bessere Wahrnehmung von Grenzen
- Verbesserung von Gleichgewicht und Koordination
- Größeres Wohlbefinden in der eigenen Umgebung (weniger Überempfindlichkeit)
- Tiefere Atmung und bessere Energieversorgung

Verwandte Übungen

- Positive Punkte
- Balancepunkte
- Überkreuzbewegung
- Überkreuzbewegung mit Aufsitzen

Die Positiven Punkte

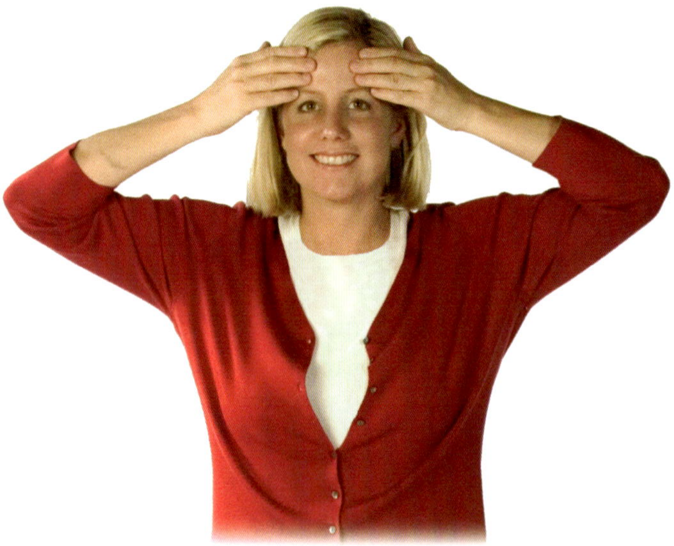

Die Positiven Punkte fördern Fertigkeiten der Planung, erleichtern das Treffen komplexer Entscheidungen und gezieltes soziales Verhalten – dem Regieführen vergleichbare Funktionen, die von den Stirnlappen ausgehen (Goldberg 2001, S. 2). Die Aktivierung dieser leitenden Funktionen, die Ursprung für Bewegung und Sprache sind, scheint die unterhalb unserer bewussten Wahrnehmung angesiedelte Kampf-oder-Flucht-Reaktion der Amygdala zu steuern (Ratey 2008, S. 159; Goldberg 2009, S. 119).

Anleitung: Denken Sie bei dieser Übung an etwas, was Ihnen gewöhnlich Stress verursacht. Dabei berühren Sie mit den Fingerspitzen beider Hände sanft zwei Punkte auf halber Strecke zwischen Haaransatz und Augenbrauen – genau über der Mitte der Augen. Üben Sie nur so viel Druck aus, dass sich die Haut leicht spannt. Nach Beobachtungen von John Thie und Matthew Thie (in *Touch for Health,* 2005, S. 54) ist an diesen Punkten oft ein leichter Puls spürbar. Nachdem auf beiden Seiten ein Puls ertastet worden und er synchron geworden ist, sollten die neurovaskulären Punkte zwischen zwanzig Sekunden und zehn Minuten gehalten werden, je nachdem, wie schwerwiegend das Problem ist.

Tipps zu den Positiven Punkten

- ***Noticing:*** Die Übenden stellen sich eine Situation vor, in der sie unter Druck stehen: Bewahren sie die Ruhe oder machen sie sich Sorgen und geraten schnell unter Stress (zum Beispiel durch eine Prüfung)? – Dann führen sie die Übung durch und spüren anschließend noch einmal in sich hinein: Wie steht es nun um ihre Ruhe, wenn sie an Erfahrungen denken, die ihnen zuvor Stress verursacht haben?
- Die Übenden sollen an etwas Spezifisches denken, das sie sich gerne merken würden, etwa die Schreibweise eines bestimmten Wortes; die Übenden sollen sich dieses Wort genau vorstellen, während sie die Positiven Punkte halten. Um das Gedächtnis für Namen und Gesichter zu verbessern, sollen sich die Übenden das Gesicht einer Person vorstellen und leise deren Namen sagen, während sie die Übung machen.
- Um geistigen oder emotionalen Stress aufzulösen oder Entspannung zu fördern, sollen sich die Übenden an ein Ereignis erinnern, das sie immer noch ablenkt; oder sie sollen an eine Situation denken, die wahrscheinlich Stress auslösen würde. Dann sollen sie die Augen schließen und die Bilder oder die Anspannung zulassen und dann die Erfahrung machen, wie sich Stress und Anspannung lösen. Man kann die Assoziationen bis zu dem Punkt zurückverfolgen, an dem sie entstanden sind.
- Die Übung lässt sich gut mit kreativem Visualisieren verbinden, etwa mit dem Ausmalen einer angenehmen Szene oder mit kreativem Denken wie dem Entwickeln alternativer Ausgänge einer Geschichte. Die Positiven Punkte eignen sich für das Planen von Bewegungsabläufen ebenso wie für alle Arten geistiger Übungen, etwa: sich vorzustellen, wie man schreibt oder wie eine bestimmte Bewegung beim Tanz oder im Sport ausgeführt werden muss.
- Die Punkte können sanft massiert und dabei kann auf Empfindungen jeder Art rund um die Augen geachtet werden; dadurch wird visueller Stress gelöst.

Variationen

- Die Übung kann mit einem Partner gemacht werden. Dabei *sitzt* ein Partner und der andere steht hinter ihm und hält dessen Punkte.
- Sie können die Punkte halten und an etwas denken, was mittleren Stress verursacht (bei 4 auf einer Skala von 1 bis 10). Nach etwa einer Minute ist zu beobachten, dass sich der Stress, den das Thema ausgelöst hat, verringert.
- Beim Lösen von Konflikten können die Punkte genutzt werden, um wieder zur Ruhe zu kommen, während man über die Erfahrung nachdenkt.

Geförderte Funktionen im Bereich Wahrnehmen und Erkennen

- Verringerung von Stress, der mit bestimmten Erinnerungen (etwa an Menschen, Orte, Situationen) verbunden ist.
- Auflösen des Reflexes, unter Stress zu agieren, ohne zu denken.
- Hemmung einer übertrieben heftigen Reaktion

Geförderte schulische Fertigkeiten

- Lösen von Erinnerungsblockaden („Es liegt mir auf der Zunge.")
- Langzeitgedächtnis für Wissen, etwa in Rechtschreibung, Mathematik und anderen Bereichen

Verwandte Fertigkeiten

- Ausüben von Sport
- Sprechen oder Vorlesen vor Publikum
- Auftreten auf einer Bühne

Entsprechungen in Haltung und Verhalten

- Organisatorische Fähigkeiten
- Fertigkeiten des Selbststudiums und des Auswendiglernens
- Lösung von Prüfungsaufgaben
- Fähigkeit, bei Konfliktlösungen andere Meinungen zu hören

Verwandte Übungen

- Wasser trinken
- Hook-ups
- Bauchatmen
- An ein X denken
- Liegende Acht

Die Längungsbewegungen

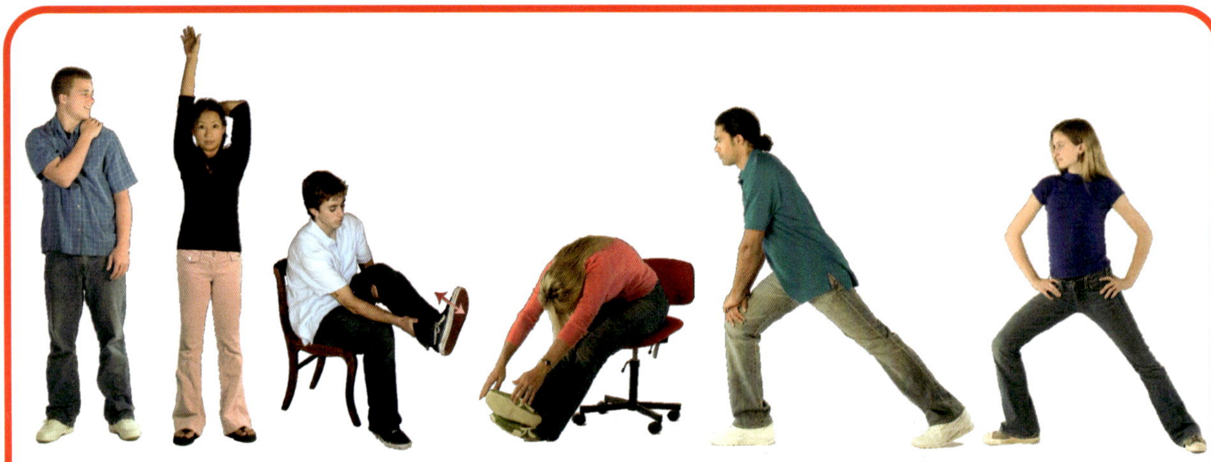

Eule — Arm-aktivierung — Fußpumpe — Schwerkraftgleiter — Wadenpumpe — Erden

Kinder bringen sich mit ihrem ganzen Wesen voll und ganz ins Leben ein. Während sie ihre Beweglichkeit entwickeln, bewegen sie sich mit entspannten und flexiblen Muskeln und ohne Zögern auf alles zu, was ihr Interesse weckt. Sie sind eins mit ihrer Welt, in der sie sich lachend, voller Freude und mit vollem stimmlichem Ausdruck bewegen. Richtet ein Kind seinen Fokus zum Beispiel auf einen Ball, so bewegt es sich sofort darauf zu, um ihn zu berühren, zu halten und zu „be-greifen". Dies ist die wahre Bedeutung von Begreifen: etwas mit allen Sinnen fühlen und erfahren und dadurch in die Lage versetzt werden, diese Erfahrung vollständig zu kommunizieren.

Und was geschieht mit diesem kindlichen Überschwang, wenn die Kinder älter werden? Das eigene Überleben und die damit verbundene Notwendigkeit, sich von erkennbaren Gefahren fernzuhalten, überlagern dann häufig die Freude am Lernen. So kommt es, dass manche Kinder sich zuerst ein Gefühl der Sicherheit verschaffen müssen, bevor sie spielen oder sich bewegen können. Fühlen sie sich unter Stress oder unsicher, so sorgen die Überlebensreflexe für eine Anspannung der Wadenmuskulatur. Diese Schutzreaktion läuft automatisch ab; die Muskeln können sich allerdings an diesen verkürzten Zustand *gewöhnen*. Dieser lebendige und mächtige Reflex, der sehr früh in unserem Leben in unser Nervensystem eingebaut wird, hat den Menschen Jahrtausende lang dazu gedient, realen Gefahren zu entkommen und ihr Überleben zu sichern. Propriozeptoren sorgen dafür, dass die Muskeln verkürzt bleiben – das lässt die Menschen innehalten, erstarren und sorgt für ein Gefühl von Sicherheit oder sogar Unsichtbarkeit. Menschen mit einer solchen Disposition bleiben so lange „zurückhaltend" und auf der Hut, bis sie wieder von ihrer Sicherheit überzeugt sind.

Chronisch angespannte Muskeln und Bindegewebe bewirken eine gewisse „Abstumpfung" der Sinne und behindern die Blut- und Lymphzirkulation sowie die Nervenimpulse, die anderenfalls das angenehme Gefühl von Bewegung vermitteln würden. In diesem Zustand haben wir Menschen Schwierigkeiten, unser Gleichgewicht aufrechtzuerhalten. Dann sind wir leicht abzulenken und unaufmerksam und ziehen es vor, sitzen zu bleiben. Solange diese Anspannung nicht gelöst und Bewegungsimpulse nach vorne nicht wieder möglich sind, so lange sind neue Lernerfahrungen eine Herausforderung oder sogar unmöglich, weil wir uns in einem Zustand der Erstarrung befinden und damit nicht in der Lage sind, der vor uns liegenden Aufgabe mit Neugier zu begegnen.

Die Neurowissenschaft hat herausgefunden, dass der präfrontale Kortex unseres Gehirns an Begreifen und Verstehen ebenso beteiligt ist wie an bewusstem, gezieltem Lernen, an der Kontrolle von Motorik und Bewegungsimpulsen und an vernünftigem Verhalten, das für soziale Interaktion erforderlich ist. Im Idealfall haben Lernende Zugang zum präfrontalen Kortex und können sich deshalb den kommunikativen Fertigkeiten wie Lesen, Schreiben, Zuhören und Sprechen mit Neugier und einem Gefühl von Abenteuer und Risiko zuwenden. Für manche jungen Menschen stellen derartige Aktivitäten jedoch „Bedrohungen" für ihr Überleben dar. Dann kann der automatische Reflex – der als Sehnenschutzreflex bezeichnet wird (Hannaford 2005) und bei Stress zu einer Kontraktion der Muskulatur führt, die dafür sorgt, dass wir uns zurückhalten – zu einer Gewohnheit werden, die sich nur schwer wieder ablegen lässt..

Fokus, Verstehen und Beteiligung – Voraussetzungen für Begreifen

Längungsbewegungen stellen unsere Bewegungsfertigkeiten wieder her und unterstützen das Hemmen der frühkindlichen Reflexe, etwa des tonischen Nackenreflexes (von der Geburt bis zum Alter von drei Monaten aktiv), der für die Entwicklung der Seitigkeit wie auch für Beugung und Aufrichtung gegen die Schwerkraft von entscheidender Bedeutung ist, sowie des Labyrinthreflexes (von der Geburt bis zum Alter von fünf Monaten), der für die Entwicklung des Innenohrsystems und seiner Beziehung zur Schwerkraft entscheidend ist. Die Längungsbewegungen helfen, differenzierte Bewegungen zu entwickeln, ein Prozess, der von Geburt an die gesamte Kindheit hindurch abläuft und uns stufenweise lehrt, zwischen den Muskeln, Sehnen und Gelenken unseres Körpers zu unterscheiden (was zunächst zur grobmotorischen, später zur feinmotorischen Koordination führt) und als äußerst wichtig für den Spracherwerb gilt. Die Übungen sind vor allem für das Auflösen von Reflexen, die für spezifische Sprachstörungen verantwortlich sein können, geeignet und effektiv.

Können Lernende die aufeinanderfolgenden Schritte eines Lernprozesses nicht mehr erkennen, werden sie häufig frustriert und unterfokussiert; dann gelten sie oft als langsame Lerner, als unaufmerksam, sprachverzögert oder hyperaktiv. Verlieren sie jedoch den Gesamtüberblick, so können sie von den Einzelheiten so sehr überwältigt werden, dass sie überfokussieren und sich zu sehr bemühen. Diese überfokussierten Kinder werden oft als „getrieben" oder krankhaft ehrgeizig angesehen. In beiden Fällen heißt das Ergebnis: Lernen unter Stress. Die Längungsbewegungen helfen, Fokus, Fluss und Resilienz wiederherzustellen, die uns immer dann zur Verfügung stehen, wenn Lernen ein natürlicher Vorgang ist. Sie richten die Propriozeptoren wieder neu aus, die uns Informationen über unsere Position im Raum vermitteln.

Die Übungen mögen auf den ersten Blick den Dehn- und Aufwärmübungen von Sportlern und Tänzern ähneln. Natürliche lassen sie sich durchaus für das Tonisieren der Muskulatur vor oder nach körperlicher Betätigung einsetzen. Sie dienen jedoch noch einem wichtigeren Zweck. Jede einzelne von ihnen „schult" den Körper um und ermöglicht dauerhafte Veränderungen in der Körperhaltung, indem sie den Muskeln wieder zu ihrer natürlichen Länge verhelfen. Und die Übungen verlangen nach langsamen, bedächtigen Bewegungen, die mit der Atmung koordiniert werden müssen. Pädagogen und Eltern sollten bei der Beschreibung der Übungen Begriffe verwenden wie „nach etwas greifen, längen, dehnen" oder „öffnen" und nicht „strecken" (*stretching*) – denn dieser Begriff suggeriert, dass man über seine natürlichen Grenzen hinausgehen soll.

Will man die Längungsbewegungen dafür nutzen, den Körper so „umzuerziehen", dass er sich wieder optimal ausrichten und seine dynamische Balance wiedererlangen kann, so kann man zunächst damit beginnen wahrzunehmen, wo die derzeitige Ausrichtung den Körper nicht unterstützt und wo Muskelbewegungen Stress und Spannung auf innere Organe ausüben. Mithilfe von Übungen wie Eule, Armaktivierung, Schwerkraftgleiter oder Erder lässt sich der Rücken längen und weiten, die Wirbelsäule wird frei und Muskeln, die aufgrund falscher Bewegungen verkürzt sind, können wieder zu ihrer natürlichen Länge finden. Dieses körperliche „Raumgreifen" überträgt sich auf den mentalen, emotionalen und sensorischen Bereich, wo wir denken, fühlen und spüren. Im Laufe der Zeit lässt dann die Neigung zu kontrahieren tendenziell nach, weil der Mensch sich bewegt und wieder das Gefühl der „Teilnahmebereitschaft" erlebt.

Die Eule

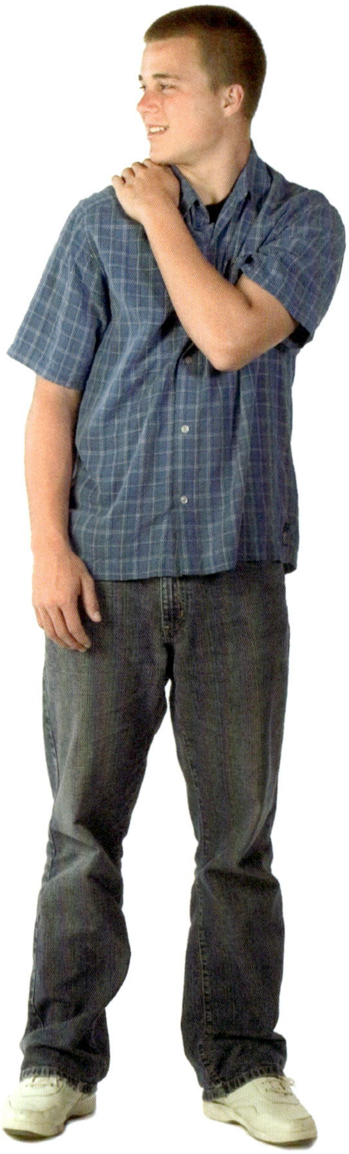

Der Vogel, nach dem diese Bewegung benannt ist, hat einen großen Kopf, große Augen und weiche Federn, die es ihm ermöglichen, lautlos zu fliegen. Die Eule kann die Augen nur zusammen mit dem ganzen Kopf bewegen. Da sie ihren Kopf vertikal um 180 Grad drehen kann, hat sie ein extrem weites Blickfeld. Sie verfügt außerdem über ein radarähnliches Gehör.

Die Eulenübung ist auf diese Fertigkeiten des Sehens, Hörens und Kopfdrehens ausgerichtet. Sie sorgt für ein Längen der Nacken- und Schultermuskulatur und stellt deren Bewegungsradius wieder her, indem sie Spannungen löst, die von körperlichen Stressoren ausgelöst werden (etwa vom Halten eines Buches oder vom Zusammensinken beim Sitzen oder von dem Versuch, Augen und Ohren zum Lesen oder für andere Aktivitäten im Nahbereich zu koordinieren). Sie löst außerdem Verspannungen im Nacken, die häufig mit der Subvokalisation, also dem lautlosen „Mitsprechen" der Wörter beim Lesen, einhergeht. Die Eule unterstützt die Entwicklung von Fokus, Aufmerksamkeit und Gedächtnisfertigkeiten.

Anleitung: Die Übenden greifen mit der gegenüberliegenden Hand von oben in eine Schulter hinein und drücken den Muskel fest zusammen. Dann drehen sie den Kopf langsam zu dieser Seite und blicken über die Schulter nach hinten. Dabei atmen sie ganz aus und lassen gleichzeitig einen Eulenlaut – Uhuuuhu – hören. Die Schultern werden dabei nach hinten gezogen und die Brust öffnet sich. (Sie können auch beim Ausatmen bis acht zählen.) Sie drücken weiterhin den Muskel zusammen, während sie den Kopf nach der anderen Seite drehen und über die Schulter nach hinten blicken und die Brust öffnen. Sie lassen wiederum ein Uhuuuhu ertönen, während sie nun den Kopf auf die Brust sinken lassen; das Kinn wird dabei leicht nach hinten gezogen, die Schultern sinken entspannt nach unten hinten. Die Übung soll auf dieser Seite noch dreimal wiederholt werden, dann wird mit der anderen Hand die Schulter auf der anderen Seite zusammengedrückt.

Tipps zur Eule

- *Noticing:* Wie leicht fällt es den Übenden, dem „zuzuhören", was sie lesen? Wie entspannt sind Schultern, Arme und Hände? Befinden sich die Ohren auf einer Linie mit den Schultern oder ist der Kopf nach vorne geneigt? – Dann sollen die Übenden die Eulenübung durchführen und anschließend nochmals auf die Entspannung im Oberkörper achten. Können sie sich jetzt beim Lesen selbst besser zuhören?
- Die Übenden sollen darauf achten, ob sie beim Zuhören, beim Sprechen oder beim Denken die Schultermuskeln hochziehen oder anspannen; in diesem Fall sollen sie die Eule dazu nutzen, neue Bewegungsmuster zu entwickeln.
- Die Übenden bewegen den Kopf ruhig und gleichmäßig durch das Mittelfeld hin und her, erst nach links, dann nach rechts; dabei bleibt das Kinn auf gleicher Höhe, die Schultern gehen nach hinten und unten. Sie sollen darauf achten, wie das Ohr und dann das Kinn auf eine Linie mit Schulter und Hüfte gelangen. Sie werden feststellen, dass sich der Kopf mit jeder Übungsbewegung, mit der mehr Spannungen gelöst werden, weiter in die linke oder rechte Hörposition drehen lässt.

- Um die Nackenmuskeln zu lösen, atmen die Übenden immer dann aus, wenn das Gesicht nach links oder rechts gedreht wird; dasselbe gilt auch in der Mitte: hier kurz in der Drehbewegung innehalten, Kopf leicht nach vorne neigen und ausatmen.

Variationen

- Leicht blinzeln und die Augen an einer horizontalen Linie entlangwandern lassen (zum Beispiel entlang der Linie, wo eine Zimmerwand an die Decke stößt).
- In jeder der drei Kopfpositionen einen oder zwei vollständige Atemzyklen einfügen und dabei vollständig entspannen.
- Wenn das Gesicht nach links schaut: auf das Hören mit dem linken Ohr achten; wenn das Gesicht nach rechts schaut: auf das Hören mit dem rechten Ohr achten; wenn der Kopf in der Mitte nach vorne geneigt ist: auf das Hören mit beiden Ohren achten.
- ***Noticing:*** Vor Beginn der Übung können die Übenden einen Text leise oder laut lesen und dabei eine Hand auf ihren Kehlkopf legen: dabei auf mögliche Spannungen achten. Nach der Übung das Noticing wiederholen.

Geförderte Funktionen im Bereich Wahrnehmen und Erkennen

- Kreuzen der „auditiven Mittellinie“ (für auditive Aufmerksamkeit, für Wahrnehmung und Erinnerung)
- Auf den Klang der eigenen Stimme hören; lautloses Sprechen als Facette des Denkens
- Kurzzeit- und Langzeitgedächtnis
- Effiziente sakkadische Augenbewegungen
- Integration von Sehen, Zuhören und Ganzkörperbewegung

Geförderte schulische Fertigkeiten

- Hörverständnis; Erinnern (für Rechtschreibung oder für Rechenschritte)
- Sprechen (darunter: mündliche Berichte)
- Mathematische Berechnungen
- Am Computer oder an anderen Tastaturen arbeiten

Entsprechungen in Haltung und Verhalten

- Fähigkeit, den Kopf nach links und rechts zu drehen
- Weniger Zusammenkneifen der Augen und Starren
- Entspannte Nacken-, Kiefer- und Schultermuskeln, auch bei Konzentration
- Besser balancierte Bewegungen der Nackenmuskeln; geringeres Bedürfnis, den Kopf zu neigen oder sich auf die Ellbogen zu stützen
- Balance zwischen vorderen und hinteren Halsmuskeln für eine besser fokussierte Körperhaltung (Kinn leicht nach hinten gezogen, die Ohren auf einer Linie mit den Schultern)

Verwandte Übungen

- Elefant
- Denkmütze
- Armaktivierung

Die Armaktivierung

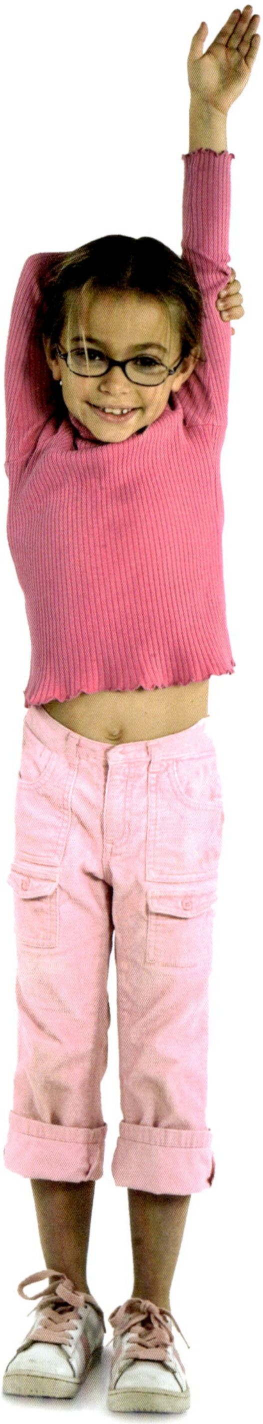

Dies ist eine isometrische Selbsthilfeübung, die die Muskulatur des oberen Brustbereichs und der Schultern längt, Brust- und Rückenmuskeln ausbalanciert und die Finger entspannt. Die Kontrolle sowohl der grobmotorischen wie auch der feinmotorischen Muskelbewegungen ist in diesem Bereich angesiedelt. Zu langes Sitzen und zu langes Arbeiten im Nahbereich können zur Innendrehung der Schultern führen. Sind Muskeln durch chronische oder situationsbedingte Anspannung verkürzt, so werden dadurch Tätigkeiten, die mit Schreiben zu tun haben, und das kontrollierte Handhaben von Werkzeugen behindert.

Anleitung: Die Übenden sitzen oder stehen aufrecht, beide Füße stehen parallel und schulterweit auseinander. Dann strecken sie einen Arm über den Kopf nach oben aus und halten ihn mit der anderen Hand nahe dem Ohr. Dann atmen sie sanft durch die gespitzten Lippen aus und aktivieren dabei die Muskeln isometrisch, indem sie den erhobenen Arm gegen die andere Hand drücken. Dies geschieht dreimal; bei jedem Ausatmen sollen die Übenden bis acht zählen. Die Aktivierung findet in vier Richtungen statt: in Richtung Kopf, nach vorne, nach hinten, seitlich vom Kopf weg. Anschließend wird die Übung auf der anderen Seite wiederholt.

Tipps zur Armaktivierung

- ***Noticing:*** Bevor sie die Übung machen, nehmen die Übenden bewusst wahr, wie leicht es ihnen fällt, einen Stift oder ein anderes Schreibgerät zu halten. Wie entspannt sind Schultern, Arme und Hände? Wie gedehnt und entspannt fühlt sich der Rücken an? – Nach der Übung wird das Noticing wiederholt: Fällt das Halten eines Schreibgeräts nun leichter? Die Übenden sollen genau darauf achten, ob der Oberkörper nun stärker entspannt ist. Sie sollen spüren, wie sich die Spannung nach unten zum Brustkorb hin löst.
- Bei der Übung atmen die Übenden so aus, dass sie (für jede Richtung) bis acht oder weiter zählen und dabei langsam die Luft ablassen.
- Die Übenden bemerken möglicherweise mehr Entspannung, Koordination und Vitalität, wenn die Anspannung in den Armen gelöst ist.
- Zum Abschluss der Übung rollen oder schütteln die Übenden ihre Schultern und nehmen die Entspannung wahr.

Variationen

- Die Übenden nehmen ihre Arme wahr, während sie sie locker seitlich am Körper herabhängen lassen. Dann aktivieren sie einen Arm wie oben beschrieben, der Kopf bleibt dabei entspannt. Dann vergleichen sie die Arme hinsichtlich Länge, Entspannung und Flexibilität, bevor sie den anderen Arm aktivieren.
- Die Übenden können die Aktivierung länger aufrechterhalten, indem sie bei jeder Richtung zwei oder mehr vollständige Atemzyklen durchlaufen. Bei jeder Einatmung können sie sich noch weiter nach oben aufdehnen, um so das Zwerchfell weiter zu öffnen.

- Die Übung kann im Sitzen, Stehen oder Liegen durchgeführt werden.
- Die Armaktivierung kann in weiteren Positionen ausgeführt werden: den Arm gerade nach vorne strecken, seitlich an die Hüfte pressen oder hinten über die Lendengegend halten usw.

Geförderte Funktionen im Bereich Wahrnehmen und Erkennen

- Ausdrucksvolles Sprechen und andere sprachliche Fertigkeiten
- Übergang von grobmotorischer zu feinmotorischer Koordination
- Arbeiten im visuell-taktil-kinästhetischen Mittelfeld
- Entspanntes Fokussieren

Geförderte schulische Fertigkeiten

- Schönschreiben und Schreibschrift
- Buchstabieren / Rechtschreibung
- Kreatives Schreiben

Verwandte Fertigkeiten

- Schwimmen
- Werfen, einen Ball zuspielen, rudern
- Autofahren
- Arbeiten mit Präzisionsmaschinen wie Drehbank oder Computer

Entsprechungen in Haltung und Verhalten

- Verlängerte Aufmerksamkeitsspanne für Schreibarbeiten
- Verbesserter Fokus und Konzentration ohne Überfokussieren
- Bessere Ausrichtung der Körperhaltung
- Verbesserte Fähigkeit, eigene Vorstellungen und Gedanken auszudrücken
- Verbesserte Augen-Hand-Koordination und leichteres Handhaben von Werkzeugen oder Musikinstrumenten
- Mehr Energie in Händen und Fingern (entspannt Schreibkrämpfe)
- Entspannte Bewegung des Zwerchfells und verbesserte Atmung

Verwandte Übungen

- Eule
- Erdpunkte
- Balancepunkte
- Beckenschaukel
- Alphabet-Acht

Die Fußpumpe

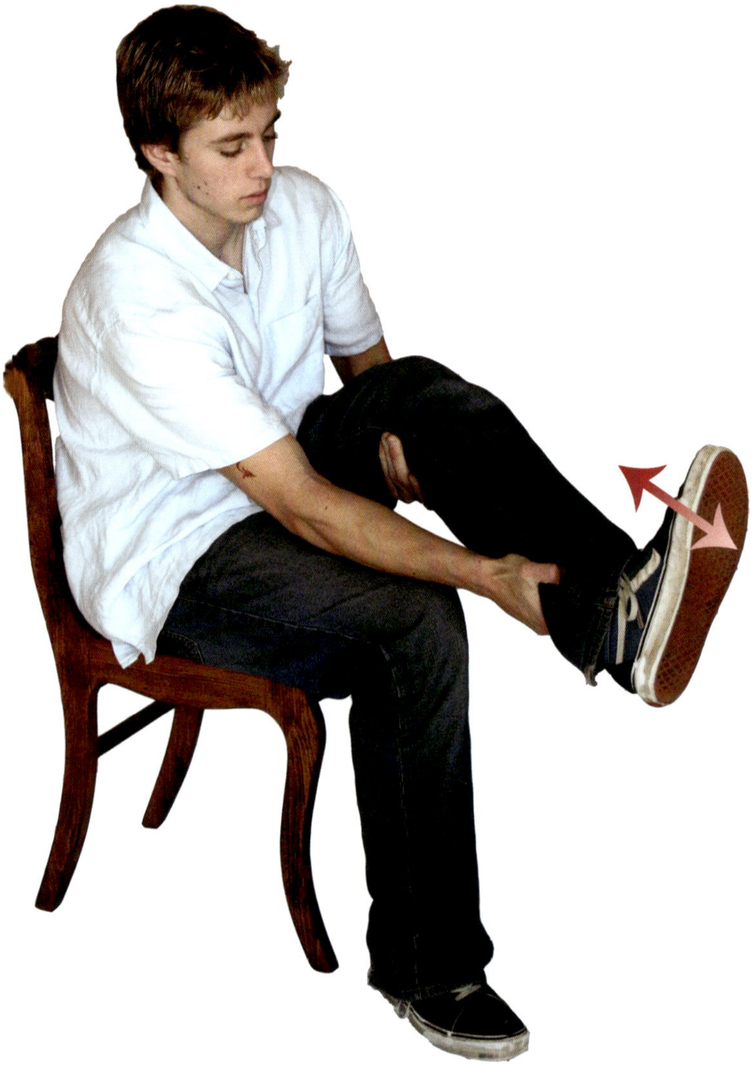

Die Fußpumpe ist wie die Wadenpumpe ein Prozess des „Umschulens" einer Bewegung, der die natürliche Länge der Muskeln der Füße, Fußgelenke und Unterschenkel wiederherstellen soll. „Erstarren" wir als Reaktion auf Stress, so sorgt der sogenannte Sehnenschutzreflex dafür, dass wir uns zurückziehen und zurückhalten; dabei verkürzen sich die Sehnen, um die Muskulatur zu schützen. Durch das Halten der Wadensehnen in der gelängten Position, bei gleichzeitigem Aktivieren des Fußes, wird dieser Rückzugsreflex gelockert und die Fähigkeit der Muskeln, unser Gewicht zu tragen, wird wiederhergestellt. Dadurch ruht unser Gewicht im Stehen wieder auf den Fersen und der Rückseite von Beinen und Hüften und die Fußballen werden entlastet.

Anleitung: Die Übenden sitzen auf Stühlen, ein Fußgelenk liegt auf dem Knie des anderen Beines (oder sie strecken ihr Bein wie auf dem Foto so weit wie möglich vor sich aus). Sie legen ihre Fingerspitzen fest auf das obere Ende des Wadenmuskels (direkt unterhalb des Knies) und auf das untere Ende des Wadenmuskels (direkt über dem Fußknöchel). Dann beugen und strecken sie langsam den Fuß und stellen sich dabei vor, die Sehnen und Muskeln, die von der Kniekehle zur Ferse verlaufen, seien Bänder aus Knetmasse. Sie sollen nach verspannten Punkten am Anfang und Ende dieser Bänder tasten und sie sanft gedehnt halten, bis sie weicher werden und „schmelzen". Die Muskeln an der Vorderseite des Beins werden genauso gelängt. Anschließend wird die Übung mit dem anderen Fuß wiederholt.

Tipps zur Fußpumpe

- *Noticing:* Wie entspannt sind die Wadenmuskeln und die anderen Muskeln an der Körperrückseite? Können die Übenden die Beine ganz gerade machen, ohne dabei die Knie durchzudrücken? – Im Anschluss an die Übung sollen die Übenden nochmals darauf achten, wie entspannt die Muskulatur an der Körperrückseite und den Waden ist.
- Während die Übenden die Punkte gedehnt halten, sollen sie den Fuß langsam und rhythmisch beugen und strecken; mit jeder Wiederholung fällt die Bewegung leichter und der Fuß kann etwas weiter gebeugt und gestreckt werden. Die Übung soll mit der anderen Wade und dem anderen Fuß wiederholt werden.

Variationen

- Die Übenden stehen bequem und achten auf Entspannung und Flexibilität in den Beinen. Nun wird ein Bein aktiviert, dann wird hineingespürt und mit dem anderen Bein verglichen, bevor auch dieses aktiviert wird.
- Anstatt das Knie zu beugen, kann ein gelenkiger Übender das Bein vor sich ausstrecken, während er die Fußpumpe durchführt; auch bei dieser Variante fasst er die Stellen unterhalb des Knies und über dem Fußknöchel und beugt und streckt den Fuß.
- Um die kleinen Muskeln der Füße zu aktivieren, halten die Übenden die Ober- und Unterseite eines Fußes (Schuhe vorher ausziehen) unterhalb des Ballens und der Zehen sowie über der Ferse und setzen die Beuge- und Streckbewegungen fort. Die Übung am anderen Fuß wiederholen.

Geförderte Funktionen im Bereich Wahrnehmen und Erkennen

- Ausdrucksvolles Sprechen und andere sprachliche Fertigkeiten
- Aufmerksamkeitsspanne
- Fähigkeit aufmerksam zuzuhören
- In schriftlicher und sprachlicher Kommunikation den Schluss vorausplanen
- Kurzzeitgedächtnis

Geförderte schulische Fertigkeiten

- Hör- und Leseverständnis
- Kreatives und ausdrucksvolles Schreiben
- Anweisungen planen und befolgen
- Fähigkeit, Aufgaben durchzuführen und Projekte oder Aufträge zu Ende zu bringen

Entsprechungen in Haltung und Verhalten

- Entspanntes Fokussieren
- Entspannte Körperhaltung und Bewegungsbereitschaft
- Knie gerade, nicht durchgedrückt
- Ausrichtung von Knien und Fußknöcheln für Leichtigkeit der Bewegung
- Verbessertes Sozialverhalten durch die Motivation zur Beteiligung
- Fokus, Leichtigkeit und eine aktivere (nicht überfokussierte) Körperhaltung bei Tätigkeiten im Sitzen

Verwandte Fertigkeiten

- Singen
- Gehen
- Laufen
- Hüpfen
- Tanzen und die Ausübung von Sport

Verwandte Übungen

- Wadenpumpe
- Beckenschaukel
- Erdpunkte
- Energiegähnen
- Erden

Der Schwerkraftgleiter

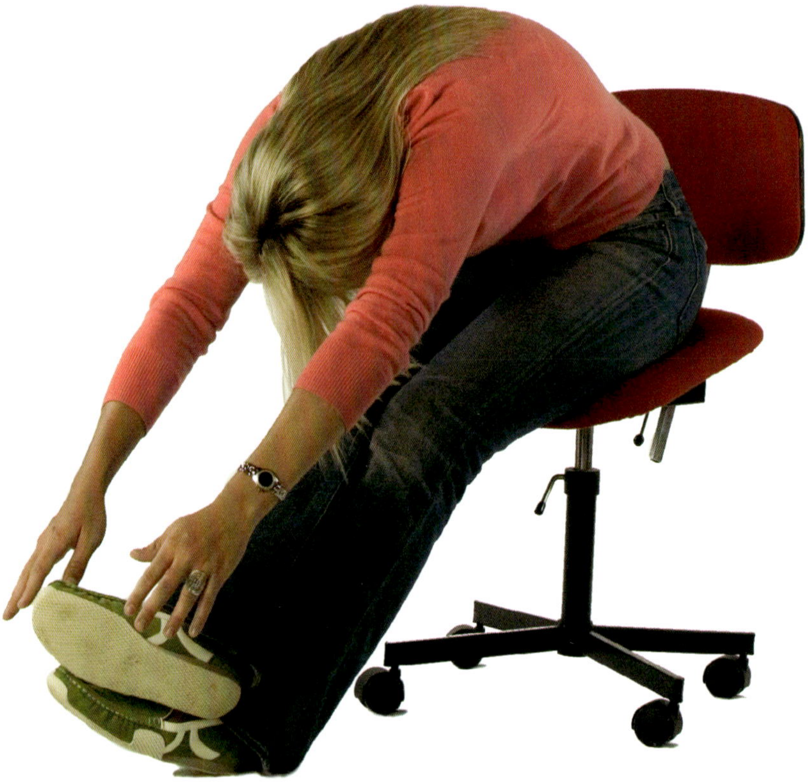

Der Schwerkraftgleiter wurde entwickelt, um die Muskelpropriozeption sowie die Synchronizität von Hüften, Kniesehnen und unterem Rücken wiederherzustellen und um die Nackenmuskulatur zu lösen. Von Natur aus besteht zwischen Kopf und Steißbein ein natürliches Gleichgewicht; Spannungen in den Hüften können diese Balance jedoch stören und darüber hinaus zu Verspannungen im Nacken führen. Der Schwerkraftgleiter nutzt Körpergewicht und Schwerkraft, um Verspannungen in diesen Bereichen zu lösen; dies ermöglicht es den Lernenden, bequeme Sitz- und Stehhaltungen zu entdecken.

Anleitung: Die Übenden sitzen bequem auf der Kante eines stabilen Stuhls, die Beine sind nach vorne ausgestreckt und werden an den Fußknöchel übereinandergelegt, die Füße bleiben am Boden. Nun beugen die Übenden den Oberkörper nach vorne und greifen mit den Händen weit nach vorne aus, den Kopf lassen sie lose hängen; die Knie bleiben entspannt. Sie sollen sich nun der Schwerkraft überlassen …, die Arme gleiten beim Ausatmen abwärts, beim Einatmen aufwärts. (Die Übenden sollen mit dem ganzen Gesäß fest auf dem Stuhl sitzen, die Hüfte ist gelöst; dies ist ebenso wichtig, wie mit den Armen möglichst weit nach vorne zu greifen.) Dann wiederholen sie die Bewegung, lehnen sich dieses Mal jedoch leicht nach links von der Mitte, dann leicht nach rechts. Danach wechseln sie die Füße und wiederholen die Übung.

Tipps zum Schwerkraftgleiter

- ***Noticing:*** Die Übenden nehmen zunächst bewusst wahr, wie entspannt Hüften und Rücken sind und wie es um ihre körperliche Stabilität beim Sitzen bestellt ist. – Nach der Übung spüren sie noch einmal in sich hinein und nehmen wahr, ob Hüften und Rücken nun entspannter sind und ob sie mehr Stabilität beim Sitzen empfinden.
- Beim Vorwärtsbeugen sollen die Übenden ihren Oberkörper als fließend und getrennt von der sicheren Basis ihrer Beine und Hüften wahrnehmen. Die Bewegung ermöglicht es den Bein- und Rückenmuskeln, sich zu längen und zu entspannen, die Knie werden gerade ausgerichtet, wodurch die Kniesehnen etwas stärker aktiviert werden.
- Beim Vorwärtsgleiten sollen die Übenden sich in alle Räume hinein dehnen, die sie erreichen können. Beim Ausatmen greifen sie nach unten und nach vorne. Die Einatmung beginnt dann, wenn Arme und Oberkörper sich parallel zum Boden wieder aufzurichten beginnen.

Variationen

- Ist der Übende erst einmal mit dem Schwerkraftgleiter vertraut, so kann er die Übung mit geschlossenen Augen machen; dies erhöht die propriozeptive Wahrnehmung der Bewegung.
- Übende, denen es schwerfällt, mit dem ganzen Gesäß auf einem Stuhl zu sitzen, sollen die Hüften während der Übung nach hinten schieben. Der Schwerkraftgleiter hilft den Lernenden, ihre Sitzbeinhöcker zu entdecken und weniger nach hinten zu kippen.
- Wer gelenkiger ist, kann den Schwerkraftgleiter auch im Stehen machen: Die Beine an den Fußgelenken kreuzen und dann eine bequeme Stellung und sein Gleichgewicht finden; den Oberkörper von der Hüfte aus abwärtsbeugen, dabei den Kopf entspannt hängen lassen. Ausatmen, während die Arme nach vorne und unten ausgestreckt werden; der Kopf befindet sich auf einer Linie mit den Oberarmen, die Knie sind leicht gebeugt, der untere Rücken bleibt gerade.

Geförderte Funktionen im Bereich Wahrnehmen und Erkennen

- Verbesserte visuelle, auditive, kinästhetische und taktile Aufmerksamkeit
- Raumempfinden und Tiefenwahrnehmung
- Arbeiten im kinästhetischen Mittelfeld
- An der Mittellinie ausgerichtete Wahrnehmung des Körpers in Bewegung

Geförderte schulische Fertigkeiten

- Leseverständnis
- Arithmetik, Kopfrechnen
- Visuelles Gedächtnis
- Visuelles Konstruieren (Neuorganisation von Erinnerungen für kreativen Ausdruck, zum Beispiel für die Planung einer schriftlichen Arbeit oder eines Projekts)
- Abstraktes Denken

Entsprechungen in Haltung und Verhalten

- Verbesserte Erdung, Stabilität, Körperkoordination und Gleichgewicht
- Tiefere Atmung und mehr Energie
- Ausrichtung der Basis und des Zentrums in der Schwerkraft, wodurch jeweils die entsprechenden Muskeln aktiviert werden
- Ober- und Unterkörper bewegen sich als einheitliches Ganzes
- Selbstsicherheit, Zuversicht und Selbstausdruck
- Fokus, Leichtigkeit und eine aktivere Körperhaltung während längerer Sitzperioden

Verwandte Übungen

- Wadenpumpe
- Fußpumpe
- Erden
- Elefant

Die Wadenpumpe

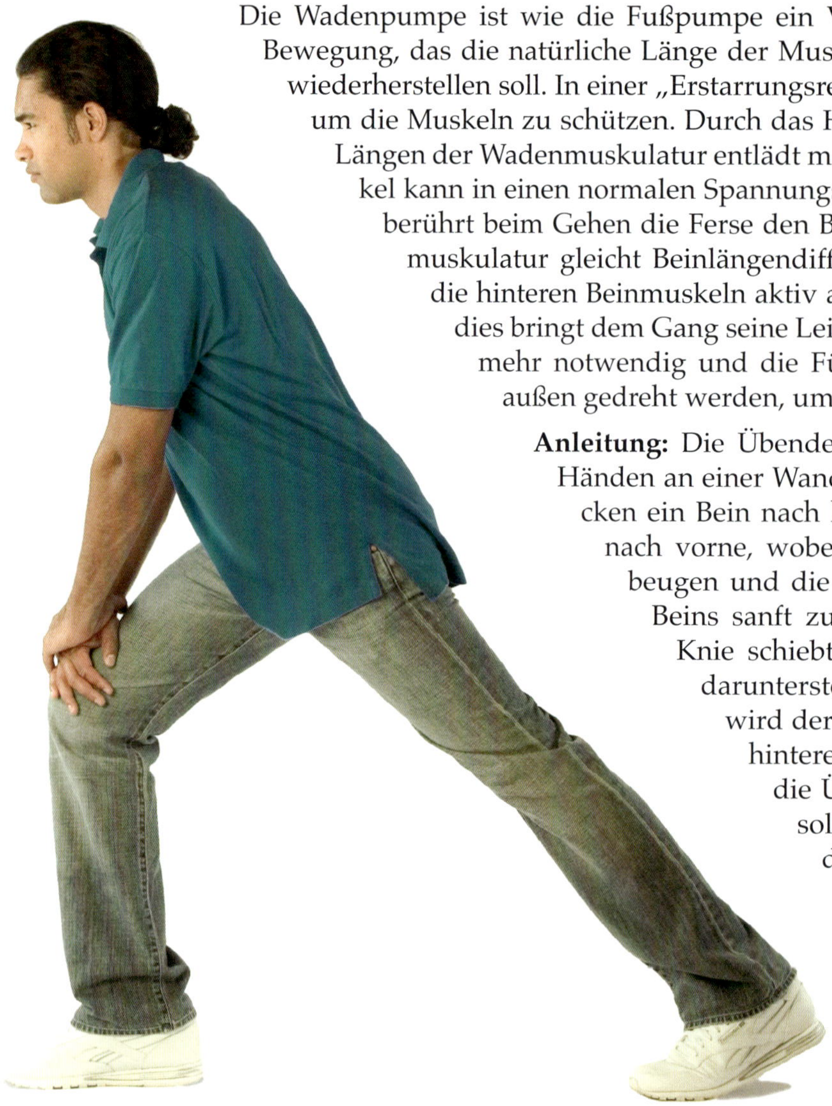

Die Wadenpumpe ist wie die Fußpumpe ein Verfahren zum „Umschulen" einer Bewegung, das die natürliche Länge der Muskeln in Füßen und Unterschenkeln wiederherstellen soll. In einer „Erstarrungsreaktion" verkürzen sich die Sehnen, um die Muskeln zu schützen. Durch das Hinunterdrücken der Ferse und das Längen der Wadenmuskulatur entlädt man diesen Angstreflex und der Muskel kann in einen normalen Spannungszustand zurückkehren. In Idealfall berührt beim Gehen die Ferse den Boden zuerst. Das Längen der Beinmuskulatur gleicht Beinlängendifferenzen aus und sorgt dafür, dass die hinteren Beinmuskeln aktiv an der Gehbewegung beteiligt sind; dies bringt dem Gang seine Leichtigkeit zurück, Schlurfen ist nicht mehr notwendig und die Füße müssen auch nicht mehr nach außen gedreht werden, um das Gleichgewicht zu halten.

Anleitung: Die Übenden stützen sich im Stehen mit den Händen an einer Wand oder einer Stuhllehne ab. Sie strecken ein Bein nach hinten und lehnen sich ausatmend nach vorne, wobei sie das Knie des vorderen Beins beugen und die Ferse des nach hinten gestreckten Beins sanft zum Boden drücken. (Das gebeugte Knie schiebt sich höchstens bis zur Mitte des darunterstehenden Fußes nach vorne.) Dann wird der Druck wieder gelöst, die Ferse des hinteren Beins löst sich vom Boden und die Übenden atmen tief ein. Die Übung soll auf jeder Seite mindestens dreimal durchgeführt werden.

Tipps zur Wadenpumpe

- *Noticing:* Vor der Übung achten die Übenden bewusst darauf, wie lang und wie entspannt sich jedes Bein anfühlt. Nach der Übung spüren sie nochmals in ihre Beine hinein. Sie sollen außerdem darauf achten, ob sie sich in ihrem Körper leichter und stärker vorwärts orientiert fühlen.
- Das gestreckte Bein und der Rücken sollen während der Übung eine Linie bilden.
- In der Ausgangsposition ist die Ferse des hinteren Beins vom Boden gelöst, das Gewicht liegt auf dem vorderen Fuß. In der zweiten Position wird das Gewicht auf das hintere Bein verlagert, wobei die Ferse auf den Boden gedrückt wird.
- Während der Übung stehen die Außenseiten beider Füße parallel zueinander; so wird die Ferse des nach hinten ausgestreckten Beins gelängt und das verhilft zu mehr Leichtigkeit der Fußbewegung beim Gehen. (Achten Sie darauf, dass der hintere Fuß sich in dieselbe Richtung bewegt wie das Knie und nicht nach außen gedreht wird.)
- Die Übenden drücken die Ferse beim Ausatmen nach unten und zählen dabei langsam bis acht; mit der nächsten Einatmung wird die Spannung gelöst; die Bewegung soll mindestens dreimal wiederholt werden.

Variationen

- Die Wadenmuskeln können noch mehr gelängt werden, indem die Übenden einen Fuß auf eine Stufe, einen Bordstein oder einen Holzblock stellen und die Ferse über die Kante nach unten drücken.
- Die Oberseite der Füße wird gedehnt, indem die Übenden ihr Gewicht auf den vorderen Fuß verlegen und den hinteren Fuß so ausstrecken, dass die Zehen nach hinten gestreckt sind und die Oberseite des Fußes auf den Boden zu liegen kommt, als würde der Fuß nachgezogen werden. (Unser Dank an Katy Bowman für diese Variante!)
- Mit der Zeit kann man die Wadenpumpe intensivieren, indem das vordere Bein gestreckt und das Gewicht auf das hintere Bein verlagert wird. Auch diese Variante wird auf der anderen Seite wiederholt.

Geförderte Funktionen im Bereich Wahrnehmen und Erkennen

- Verbesserte Aufmerksamkeit und Fokus
- Entspanntes Fokussieren
- In schriftlicher und sprachlicher Kommunikation den Schluss vorausplanen
- Verbessertes Kurzzeitgedächtnis

Geförderte schulische Fertigkeiten

- Hör- und Leseverständnis
- Kreatives und ausdrucksvolles Schreiben
- Fähigkeit, Aufgaben durchzuführen und Projekte oder Aufträge zu Ende zu bringen

Entsprechungen in Haltung und Verhalten

- Entspannte Körperhaltung und Bewegungsbereitschaft
- Knie gerade, nicht durchgedrückt
- Ausrichtung der Knie über den Fußknöcheln; Außenrotation der Oberschenkel
- Verbessertes Sozialverhalten durch die Motivation zur Beteiligung
- Verbesserte Kommunikations- und Reaktionsbereitschaft

Verwandte Übungen

- Beckenschaukel
- Erdpunkte
- Energiegähnen
- Fußpumpe
- Erden

Das Erden

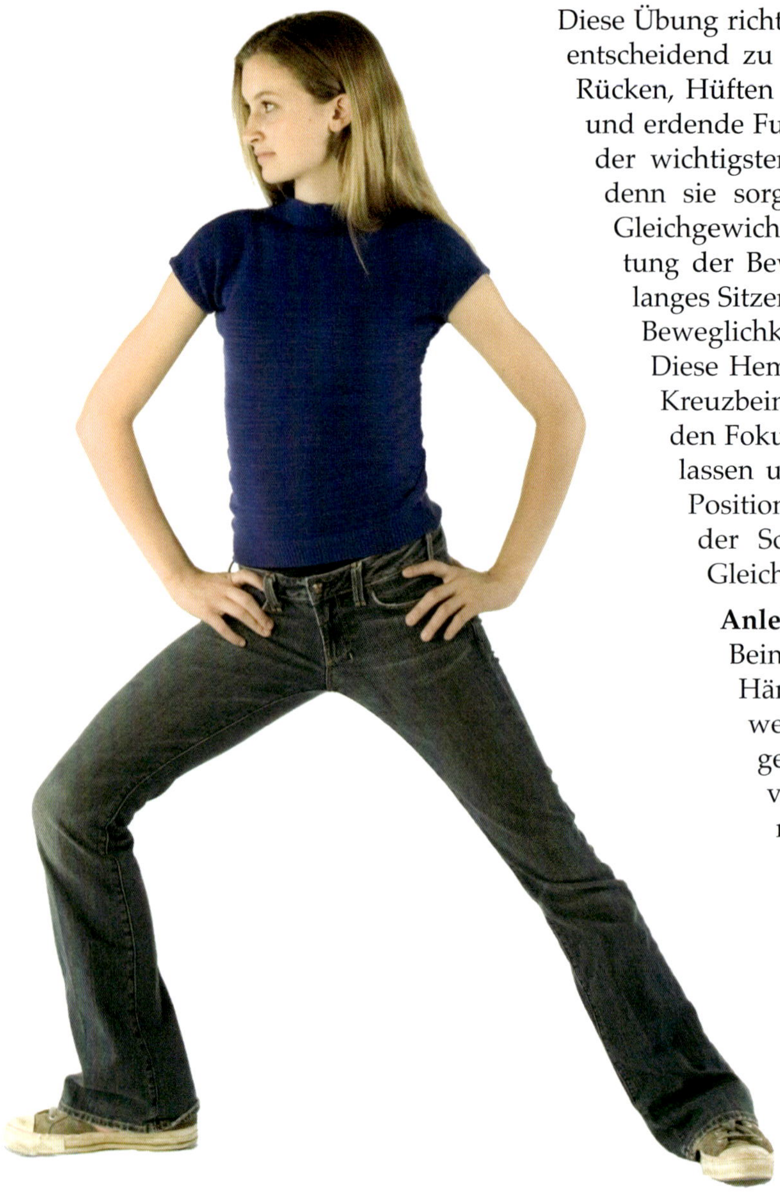

Diese Übung richtet sich an die Iliopsoas-Muskelgruppe, die entscheidend zu Stabilität und Koordination von unterem Rücken, Hüften und Beinen beiträgt. Diese stabilisierende und erdende Funktion macht die Muskelgruppe zu einem der wichtigsten strukturellen Systeme unseres Körpers, denn sie sorgt außerdem für die Flexibilität, die für Gleichgewicht, Ganzkörperkoordination und Ausrichtung der Bewegung erforderlich ist. Als Reaktion auf langes Sitzen verspannen sich diese Muskeln, wodurch Beweglichkeit und Flexibilität eingeschränkt werden. Diese Hemmung an den Hüftgelenken blockiert das Kreuzbein, verkürzt die Atemphasen und scheint den Fokus zu stören. Verspannte Iliopsoas-Muskeln lassen uns selbst beim Gehen in einer „sitzenden Position" verharren und verhindern, dass wir in der Schwerkraft aufrecht stehen und uns im Gleichgewicht vorwärtsbewegen können.

Anleitung: Die Übenden stehen aufrecht, die Beine etwa eine Beinlänge auseinander, die Hände sind in die Hüften gestemmt. Nun werden Kopf und rechter Fuß nach rechts gedreht, der linke Fuß zeigt weiter nach vorne. (Rumpf und Becken zeigen ebenfalls nach vorne; der Kopf, das sich beugende Knie und der Fuß des gebeugten Beins sind zur Seite gedreht.) Die Übenden beugen nun das rechte Knie, atmen langsam aus und schieben dabei das Knie bis zur Mitte des rechten Fußes nach vorne. Beim Einatmen richten sich die Übenden wieder auf, das Bein wird wieder gestreckt. Die Bewegung soll mindestens dreimal durchgeführt und dann zur anderen Seite wiederholt werden.

Tipps zum Erden

- ***Noticing:*** Vor der Übung sollen die Übenden bewusst darauf achten, wie fokussiert sie sich fühlen und ob sie ihr eigenes Gewicht ohne Anstrengung tragen. Nach der Übung wird nochmals auf Fokus und körperliches Wohlgefühl geachtet.
- Die Füße sollen im rechten Winkel zueinander stehen, die Ferse des gebeugten Beins soll auf den Rist des gestreckten Beins ausgerichtet sein.
- Das sich beugende Knie soll in gerader Linie bis über den Fuß gleiten, jedoch nicht über dessen Rist hinaus.
- Die Ferse des ausgestreckten Beins soll fest auf den Boden gedrückt werden, während der Oberkörper sich aus den Hüften heraus bewegt und die Muskeln sich entlang der inneren Hüfte und des Oberschenkels des gestreckten Beins längen.

Variationen

- Als Partnerübung: Zwei Übende stehen Rücken an Rücken und Schulter an Schulter, der Blick geht in die jeweils entgegengesetzte Richtung, die nach hinten ausgestreckten Füße berühren sich an den Kanten der Fersen, die Übenden verschränken die Unterarme und stützen sich so gegenseitig.
- Diejenigen, die mit der Übung bereits vertraut sind, können ein noch tieferes Lösen der Iliopsoas-Muskeln erreichen, indem sie den Fuß des gebeugten Beins auf den Sitz eines Stuhls stellen (– auch in dieser Position das Knie nicht über die Mitte des Fußes hinaus beugen).
- Die Übung kann auch auf dem Bauch liegend durchgeführt werden; dabei liegen die Beine in derselben Position wie beim Stehen, der Kopf ist in Richtung des (hierbei nun um 90 Grad) gebeugten Knies gedreht, der Arm auf dieser Körperseite liegt gebeugt in Kopfhöhe; nun überlassen es die Übenden der Schwerkraft, die Iliopsoas-Muskeln zu lösen.

Geförderte Funktionen im Bereich Wahrnehmen und Erkennen

- Kreuzen der vertikalen Körpermittellinie (von der Seite gesehen)
- Räumliche und periphere Wahrnehmung
- Erhöhte visuelle, auditive, kinästhetische und taktile Aufmerksamkeit

Geförderte schulische Fertigkeiten

- Hör- und Leseverständnis; Kurz- und Langzeitgedächtnis
- Planung, Vorbereitung, Terminierung und schriftliche Arbeiten
- Organisation für Kopfrechnen
- Kreativität und Selbstausdruck

Verwandte Fertigkeiten

- Arbeit an Tastaturen
- Autofahren und Bedienen von Präzisionsmaschinen wie Drehbank oder Computer

Entsprechungen in Haltung und Verhalten

- Verbesserte Balance und Koordination; Ganzkörperentspannung und Leichtigkeit der Körperhaltung beim Sitzen
- Tiefere Atmung, mehr Energie
- Verbesserte Konzentration und Aufmerksamkeit
- Körpervorderseite und -rückseite bewegen sich als einheitliches Ganzes, die Hüften sind gerade (nicht verdreht)
- Ausgeglichenheit, klare Grenzen und ein positiveres Selbstbild

Verwandte Übungen

- Fußpumpe
- Wadenpumpe
- Schwerkraftgleiter
- Bauchatmen

Erfahrungsberichte zu allen Übungen

Codys Erfahrungen mit PACE

Mein Sohn Cody tat sich in der Schule in vielen Bereichen schwer. Am Ende der Grundschulzeit lag seine Lesefertigkeit unter dem Durchschnitt. Ich überredete ihn dazu, wenigstens die PACE-Übungen einmal täglich zu machen, und er hielt sich tatsächlich daran. Am Ende des Schuljahres hatte sich seine Lesefertigkeit um zwei Stufen verbessert und ich bin davon überzeugt, dass dies auf PACE und einige andere Brain-Gym-Übungen, die er hin und wieder machte, zurückzuführen war. Frühere Testergebnisse hatten zu der Vermutung Anlass gegeben, dass er nicht die seinem Alter entsprechenden Lernfortschritte machen würde. Doch vor der Schuljahresabschlussprüfung machte er regelmäßig die PACE-Übungen und die *Liegende Acht* und schaffte die Leseprüfung mit Leichtigkeit; er lag sogar über dem Durchschnitt!

CARRIE QUAM, Rochester (USA)

Karlas Erfahrungen mit der Überkreuzbewegung

Als meine Tochter Karla dreizehn Jahre alt war und die siebte Klasse besuchte, bat sie mich eines Abends um Hilfe bei ihren Algebra-Hausaufgaben. Es war schon neun Uhr und hinter mir lag ein langer Arbeitstag. Ich versprach ihr, dass ich ihr helfen würde, wenn sie vorher mit mir zusammen die PACE-Übungen machte. Karla war bereits frustriert und ärgerte sich über diese Bedingung, aber sie begann damit, Wasser zu trinken. Dann machte sie die Gehirnpunkte (wobei sie die ganze Zeit vor sich hingrummelte) und anschließend ziemlich gereizt vier Überkreuzbewegungen. Plötzlich sagte sie: „Oh, jetzt weiß ich, wie's geht.“ Ich sagte: „Prima! Erklär's mir.“ Karla erklärte es perfekt, sie ging zufrieden ins Bett und ich war sehr erleichtert!

JULIE NEWENDORP, Santa Barbara (USA)

Erins Erfahrungen mit der Liegenden Acht

In einem meiner Workshops machten die Teilnehmer vor der Abschlussprüfung die Liegende Acht; diese Übung war Teil einer Noticing-Übung, die auch den Fluss und die Lesbarkeit der Handschrift und den schriftlichen Ausdruck der eigenen Gedanken betraf. Ich bat alle Teilnehmer, zunächst die PACE-Übungen zu machen und dann etwa zwei Minuten lang Liegende Achten zu zeichnen. Eine der Teilnehmerinnen schrieb – nachdem sie Liegende Achten gemacht hatte – zum zweiten Mal ein zusammenhängendes kursives Alphabet und, einige eigene Gedanken auf. Anschließend kommentierte sie das Noticing ihrer Nachaktivität wie folgt: „Ich schrieb beim zweiten Mal schneller, leichter, fließender. Das mache ich jetzt vor jeder Prüfung.“ Mir war zuvor aufgefallen, dass Erin beim Lernen großen Stress empfand, und ich war hocherfreut festzustellen, dass sie nun diese Selbsthilfe gefunden hatte, die ihr helfen würde, mit mehr Leichtigkeit zu schreiben.

ISABEL COHEN, Kapstadt

Karstens Erfahrungen mit Simultanzeichnen

Eine Mutter berichtete mir, dass ihr Sohn Karsten große Probleme mit seiner Handschrift habe. Karsten war schon einmal zu einer Einzelsitzung bei mir gewesen und seine Schulnoten hatten sich daraufhin deutlich verbessert. Seine Handschrift war jedoch noch immer so schlecht, dass seine Lehrer – und manchmal sogar er selbst – kaum lesen konnten, was er geschrieben hatte. Wir begannen mit einer Balance für seine Handschrift; dabei stellte sich heraus, dass er seine Augen nicht dauerhaft in verschiedene Richtungen ausrichten konnte und dass er nur Bögen im Uhrzeigersinn malen konnte. Wir machten das Simultanzeichnen; daraufhin begann Karsten simultane Bewegungen auszuführen; dabei entwickelte sich eine Bewegung aus der anderen und er brachte sehr schöne Formen zu Papier. Dann fiel er plötzlich wieder in seine alte Gewohnheit zurück, beide Hände in dieselbe Richtung zu bewegen. Ich führte ihn sanft wieder zu der anderen Bewegungsform zurück, wobei eine Hand führt und die andere folgt; dies geschah mehrmals. Dann konnte ich erkennen, dass es ihm plötzlich ganz leicht fiel, und für eine Weile genoss er es, einfach nur zu zeichnen. In der Nachaktivität funktionierte die Ausrichtung seiner Augen gut, und als ich ihn bat, Bögen in beide Richtungen zu malen, also im und gegen den Uhrzeigersinn, malte er eine ganze Reihe davon mit einem breiten Grinsen im Gesicht. Seine Mutter konnte es kaum glauben, dass diese Sitzung seine Handschrift so sehr veränderte; sie war sicher gewesen, dass ihr Sohn eine langwierige Behandlung benötigen würde.

MARION HILL, Köln

Erfahrungen einiger zehnjähriger schottischer Schüler mit der Alphabet-Acht

Bei meiner Arbeit mit einer Klasse von dreißig Schülern im Alter von etwa zehn Jahren in Orkney, Schottland, stellte ich fest, dass sieben der Kinder Schwierigkeiten mit den Buchstaben a und b hatten. Dieselben Kinder galten innerhalb des Klassenverbands als ‚schwierig'– sie lernten langsamer, waren frustriert und nicht fokussiert. Zunächst sollten die Kinder einige kurze Sätze in ihre Hefte schreiben, anschließend machten wir in der Gruppe Überkreuzbewegungen, wobei ich den sieben Kindern, die Schwierigkeiten hatten, besondere Aufmerksamkeit schenkte. Als Nächstes malte die Klasse die Alphabet-Acht, zunächst in die Luft, dann in die Hefte; dabei sprachen sie jeden Buchstaben laut aus. Dann bat ich die Kinder, dieselben Sätze noch einmal zu schreiben – der Unterschied war erstaunlich. Die meisten Kinder schrieben viel deutlicher, die Buchstaben waren korrekt geformt und die Fähigkeit, die Wörter richtig zu buchstabieren, hatte sich verbessert. Die Kinder mit den Schwierigkeiten waren jetzt fokussierter und zeigten keine Anzeichen von Frustration. Sechs hatten es geschafft, die Buchstaben auf Anhieb richtig zu schreiben. Als die anderen Lehrer feststellten, dass sich Fokus und Konzentration bei der ganzen Klasse verbessert hatte, beschlossen sie, die Übung regelmäßig anzuwenden.

KAY MCCARROLL, London

Robins Erfahrungen mit dem Elefant

Ich empfinde es als großes Glück, täglich mit Kindern arbeiten zu dürfen, die mich inspirieren! Robin war ein sehr sportliches zwölfjähriges Mädchen, das bereits drei Schulwechsel hinter sich hatte und ängstlich darauf bedacht war, es anderen recht zu machen. Sie war schüchtern und hatte Schwierigkeiten mit dem Rechnen und dem Buchstabieren. Sie stand sehr unter Stress und war deshalb nicht sonderlich daran interessiert, Brain-Gym kennenzulernen; sie vertraute jedoch ihren Eltern, die entschieden hatten, dass sie mit mir arbeiten sollte. Bei unserer dritten Sitzung setzte sich Robin ein sehr einfaches Ziel: „Mit Freude rechnen lernen." Zur Freude ihrer Eltern förderte der Elefant auch Robins Entscheidungsfreude und ihren Selbstausdruck. Sie erklärte ihnen: „Ich kann meinen Freunden jetzt Grenzen setzen und ihnen erklären, wie ich mich fühle. Ich kann Nein sagen." Sie stellte fest, dass ihre Augen entspannter waren und es ihr leicht fiel, Gegenstände in der Nähe und in der Ferne zu fokussieren. Ihr Atem ging ruhiger und sie fühlte sich flexibler und koordinierter. Sie bat um einen Fußball und berichtete mir, dass sie jetzt mit Leichtigkeit sehen und hören könne, während Sie mit dem Ball lief. Robin strahlte vor Freude, als sie feststellte, dass rechnen zu lernen genauso einfach sein konnte wie ihr Lieblingssport. Ihr strahlendes Lächeln offenbarte ihr Selbstvertrauen, als sie mit Überzeugung sagte: ‚Mathe ist einfach. Ich mag Brain-Gym und ich denke, dass ich beim Fußball jetzt mehr Tore schießen werde!' Robin hat seither die Erwartungen ihrer Lehrer übertroffen und liegt in allen Schulfächern über dem Durchschnitt.

KATIE PHILOPPOV, Vancouver

Vilmos Erfahrungen mit dem Nackenrollen

Eines Tages tauchte in unserem Sommercamp ein hübscher achtjähriger Junge in einem schwarzen T-Shirt auf, dessen blonde Haare seine Augen bedeckten. Wenn Vilmos angesprochen wurde, so antwortete er nicht, er hielt seinen Kopf gesenkt und vermied jede Kommunikation. Während die anderen Kinder malten und sich dabei anfreundeten, kritzelte Vilmos nur mit einem schwarzen Stift auf einem Blatt herum. Als wir alle gemeinsam die PACE-Übungen machten, stand Vilmos einfach nur untätig dabei. Allmählich begann er jedoch, sich an den Übungen zu beteiligen, und am nächsten Tag machte er sie bereits völlig selbstständig. Während der fünf Tage, die das Feriencamp dauerte, machten wir täglich das Nackenrollen, und es stellte sich heraus, dass dies Vilmos' Lieblingsübung war. Am dritten Tag kam er mit einem Lächeln und einem roten T-Shirt an und begann sich mit uns zu unterhalten. Am Abschlusstag ließ seine Mutter uns wissen, dass er auch als kleiner Junge niemals gelächelt habe und dass er kürzlich wegen eines Selbstmordversuchs in ärztlicher Behandlung gewesen sei. An diesem Tag malte Vilmos ein buntes Blumenbild. Er war entspannt, lächelte und nahm Augenkontakt auf, seine Körperhaltung war aufrecht und er wirkte kräftig. Vilmos hatte mit einer Brain-Gym-Übung sozusagen sein Glück gefunden und begann nun, das Leben zu erkunden. Dies war eine meiner schönsten Erfahrungen während meiner dreizehnjährigen Tätigkeit als Brain-Gym-Instruktorin. Vilmos steht inzwischen kurz vor dem Abschluss der weiterführenden Schule und lebt das unbeschwerte Leben eines typischen Teenagers.

ZSUZSANNA KÖVES, Kecskemet (Ungarn)

Angies Erfahrungen mit der Beckenschaukel

Zwei Jahre lang habe ich zweimal pro Woche mit einer Schülerin namens Angie gearbeitet. Angie war Mitglied der Schwimmmannschaft und eine aktive, frühreife Schülerin. Sie zeigte jedoch lauter ‚Symptome', mit denen man gewöhnlich ADS beschreibt. Da ihre Eltern sehr darauf achteten, dass sie nicht mit einem diesbezüglichen Etikett versehen wurde, erhielt sie keine offizielle Diagnose; alle ihre Lehrer waren sich jedoch in dieser Einschätzung einig. Angie hatte große Schwierigkeiten zu fokussieren, bei der Sache zu bleiben und nicht zu vergessen, was sie tun sollte. Sie schlurfte mit nach vorne geneigtem Kopf, wobei ihre Haare ihr Gesicht verbargen. Ihre Lehrer stellten oft mit Sorge fest, dass sie sich nichts merken konnte. Darüber hinaus fiel es Angie schwer sich auszudrücken; sie nuschelte und konnte ihre Gedanken nicht organisieren. Sie hatte Probleme mit Mathematik, mit Organisation und mit ihrem Gedächtnis. Sie konnte hippelig und unruhig sein, dann aber wiederum viel Zeit mit Tagträumen verbringen; sie konnte einen direkt anschauen und doch nichts von dem hören, was man zu ihr sagte. Sie konnte gut lesen, konnte sich jedoch oft nicht an das erinnern, was sie gelesen hatte.

Immer, wenn Angie zu mir kam, begann ich mit den PACE-Übungen und fragte sie dann, ob sie an einem Ziel arbeiten wolle. Oft formulierte sie Ziele, die sich um mehr Leichtigkeit beim Rechnen oder um ein besseres Gedächtnis für Zahlen drehten. Sie liebte die Beckenschaukel und wählte sie einen Monat lang jedes Mal aus dem Brain-Gym-Menü aus. Sie mochte auch andere Übungen, am häufigsten entschied sie sich jedoch für die Beckenschaukel. Ich kann mich an keinen Schüler erinnern, der ebenso lange dieselbe Übung machen wollte. Wenn wir anschließend mit dem Nachhilfeunterricht begannen, war sie besser fokussiert, präsent, sie saß ruhig und war bereit zu lernen und dem Unterricht zu folgen. Ihr Verständnis und auch ihr Gedächtnis verbesserten sich deutlich. Und was mich am meisten freute: Auch ihre generelle Haltung besserte sich. Mit der Zeit verbesserten sich zudem ihre Lernfertigkeiten und ihre Haltung in der Schule. Zu Beginn unserer gemeinsamen Arbeit hatte ich Angie oft bei ihren Hausaufgaben helfen müssen, da sie es nicht schaffte, darauf konzentriert zu bleiben, und dann häufig aufgab. Nach und nach begann sie, ihre Hausaufgaben selbstständig zu erledigen, sodass wir an anderen Fertigkeiten arbeiten konnten. Im Laufe der Zeit richtete sich ihre Körperhaltung mehr auf, und als sie die Überkreuzbewegung übte, machte sie daraus einen ‚Freudentanz', der ihre ganze Zuversicht widerspiegelt.

CARLA JUDGE, Portland (USA)

Hunters Erfahrungen mit dem Bauchatmen

Hunter ist der beste Freund meines Sohnes Michael, seit die beiden zwei Jahre alt waren. Beide waren beigeisterte Skifahrer und mit zwölf Jahren bereits Mitglieder einer Freestyle-Mannschaft, die an Wettbewerben teilnahm. Sie waren beide gleich begabt, in Wettbewerben schaffte Michael es jedoch regelmäßig unter die ersten drei, während Hunter meist ausschied. Es war enttäuschend für die beiden Freunde. Bei einem Wettbewerb stand ich zufällig neben der Startlinie, an der Hunter auf seinen zweiten Lauf wartete. Im ersten Lauf war er bereits ausgeschieden, sodass dieser zweite Lauf seine letzte Chance war. Ich fragte ihn, wie er sich fühle, und er sagte mir, dass er sehr nervös sei; dabei legte er eine Hand auf seinen Magen. Ich fragte ihn, ob er eine Brain-Gym-Übung machen wolle, die ihm helfen könne, etwas entspannter zu sein, und er ging gerne darauf ein. Wir befanden uns in 3000 Meter Höhe, Atmen war also ohnehin ein Thema. Ich bat ihn, seine Hände in den dicken Fausthandschuhen auf seine Bauchregion zu legen, dann langsam und tief ein- und auszuatmen und zu spüren, wie sein Atem nach unten floss und sich mit der Stelle verband, auf der seine Hände ruhten. Er machte die Übung mit geschlossenen Augen, und als er sie wieder öffnete, schlug ich ihm vor, vor sich auf die Piste zu schauen und sich vorzustellen, wie er gleich hinunterfahren würde, wo er seine Sprünge setzen und wie er schließlich erfolgreich über die Ziellinie fahren würde. Während er noch dabei war, wurde seine Startnummer aufgerufen und er startete zu seinem – wie sich herausstellen sollte – besten Lauf. Am Ende dieses Tages stand Hunter auf dem Podest und erhielt den ersten Preis. Seine Eltern und mir standen Tränen der Freude in den Augen, als wir Hunters breites Lächeln sahen, das von einem ganz neuen Selbstvertrauen und von Selbstachtung zeugte.

COLLEEN GARDNER, Ridgway (USA)

Taneeshas Erfahrungen bei der Überkreuzbewegung mit Aufsitzen

Die achtjährige Taneesha hatte während des Leseunterrichts große Schwierigkeiten, laut zu lesen. Sie las zögernd, stockte bei jedem Wort und las ohne Betonung. Sie konnte die Satzzeichen nicht erkennen, sodass die Sätze für sie keinen Sinn ergaben. Zu einem früheren Zeitpunkt hatte sie mit ihrer Klasse bereits die PACE-Übungen gemacht. Die Lehrerin fragte sie, ob sie sich aus den Brain-Gym-Übungen, von denen ein großes Plakat im Klassenzimmer hing, eine Übung auswählen wolle, von der sie glaube, dass sie ihr beim Lesen helfen werde. Taneesha entschied sich ohne Zögern für die Überkreuzbewegung mit Aufsitzen. Nachdem sie die Übung gemacht hatte, war der Unterschied beim Lesen so unglaublich, dass die Lehrerin beinahe vom Stuhl fiel. Taneesha las nun mit einer solchen Leichtigkeit und mit so viel Ausdruck, dass es sich anhörte, als würde sie mit jemandem sprechen. Die Bedeutung jedes Satzes war klar, Taneesha hatte ihr Selbstvertrauen wieder gefunden und diese positive Veränderung war von Dauer. Brain-Gym hatte wieder einmal seine Wirkung gezeigt!

BARBARA SCOTT, Sun Grove Montessori-Schule, Fort Pierce (USA)

Mrs. MacInerny's Erfahrungen mit dem Energetisierer

„Es ist Superman!", rief ein Zweitklässler, als ich der Klasse den Energetisierer zeigte. Wir lagen alle bäuchlings auf dem Boden, denn wir machten die Übung in der Sporthalle, nicht im Klassenzimmer. „Das fühlt sich sicher gut an", erwiderte ich, „fast wie Fliegen." Nach einer Woche wiederholte ich die Übung mit den Kindern, dieses Mal an ihren Tischen im Klassenzimmer und im Beisein der Lehrerin, Mrs. MacInerny. Sie griff die Übung sofort auf und setzte sie fortan immer ein, wenn sie ihre Schüler schnell wieder zu Fokus und Aufmerksamkeit zurückführen wollte. Einige Jahre danach begann Mrs. MacInerny mit Vorschulkindern zu arbeiten und bat mich, den Kindern so schnell wie möglich den Energetisierer beizubringen. Seit dieser Zeit achte ich immer darauf, dass ich diese Übung gleich zu Anfang unterrichte.

TERRY SANCHEZ, Newport (USA)

Sarahs Erfahrungen mit „An ein X denken"

Von allen Kindern, mit denen ich je als Verhaltenstherapeutin gearbeitet habe, zeigte Sarah die ausgeprägteste Form von Dyslexie. Als sie zu Beginn des vierten Schuljahrs zu mir kam, hatte sie bereits mehr als ein Jahr Lerntherapie hinter sich und erhielt in der Schule spezielle therapeutische Unterstützung. Wie viele Kinder mit der Diagnose Dyslexie war auch Sarah äußerst intelligent und schämte sich dafür, dass sie nicht lesen konnte. Wir begannen damit, die Wörter auseinanderzunehmen und wieder zusammenzusetzen. Ich ließ sie die Wörter in die Luft schreiben und wir lasen gemeinsam und berührten dabei jedes Wort. Nach mehreren Monaten war noch wenig Veränderung zu erkennen und so beschloss ich, etwas anderes auszuprobieren. Ich hatte von den Brain-Gym-Übungen gehört und da ich einiges über Neurowissenschaften wusste, erschienen mir Techniken, bei denen die Schüler lernten, die Mittellinie zu überqueren, äußerst sinnvoll. Ich bat Sarah, die Augen zu schließen und sich ein X vorzustellen, dann die Augen zu öffnen und mit dem Lesen zu beginnen. Es war ein Unterschied wie zwischen Tag und Nacht! Sarah las plötzlich flüssig und mit

Leichtigkeit. Natürlich war ihre Dyslexie damit nicht gleich verschwunden, doch von diesem Tag an schloss Sarah jedes Mal, bevor sie zu lesen oder zu schreiben begann, die Augen und stellte sich ein X vor – an manchen Tagen ein Dutzend Mal in einer Sitzung – und danach schien plötzlich immer alles wie von selbst zu gehen.

BIBINAZ PIRAYESH, Los Angeles (USA)

Akikos Erfahrungen mit dem Wassertrinken

Während meines wöchentlichen Brain-Gym-Kurses für eine Einrichtung des Gesundheitswesens fragte ich zu Beginn der zweiten Stunde, ob die Teilnehmer in der ersten Woche besondere Erfahrungen gemacht oder Veränderungen festgestellt hätten, die sie den anderen mitteilen wollten. Akiko, eine Frau von ungefähr vierzig Jahren, berichtete, dass sie einen Abendkurs in Mathematik belegt habe und dass ihr die Aufgaben und Tests anfangs sehr schwer fielen. Nach ihrer ersten Woche mit Brain-Gym habe sie zu ihrem Abendkurs eine Flasche Wasser mitgenommen.

An diesem Abend gab es ein Mathequiz und die einzige Brain-Gym-Übung, die Akiko während des ganzen Abends regelmäßig machte, war, in kleinen Schlucken Wasser zu trinken. Sie löste das Quiz zu hundert Prozent richtig! In der darauffolgenden Stunde, zwei Tage später, gab es ein weiteres Quiz, sie trank wieder Wasser und schaffte wieder hundert Prozent! Akiko war erstaunt, dass eine so kleine Veränderung auf ihrer Seite einen so großen Unterschied in ihrer Leistung ausmachte. Für mich als Instruktorin unterstrich diese Geschichte einmal mehr, dass man nie wissen kann, *welche* Brain-Gym-Übung einen Lernenden „einschaltet". Deshalb sollte man immer *alle* Übungen unterrichten!

JOYCE SHERWOOD, Ventura (USA)

Erfahrungen einer Schülerin der elften Klasse mit den Gehirnpunkten

Im letzten Berufsjahr meines Mannes als Lehrer ging ich einen Nachmittag in seine Klasse, um die PACE-Übungen, die Positiven Punkte und die Denkmütze zu unterrichten. Eine Schülerin fragte mich, ob die Übungen ihr helfen könnten, besser zu lesen. Ich bat sie, den kurzen Abschnitt über die Gehirnpunkte in meinem Skript leise oder laut zu lesen. Sie las den Text laut.

Nachdem wir alle die Gehirnpunkte stimuliert hatten, bat ich sie, einen Absatz aus dem nächsten Abschnitt zu lesen. Ich wusste, dass es mir nicht zustand, ihr Lesen zu beurteilen, also fragte ich sie, wie sie ihrer Meinung nach den zweiten Absatz im Vergleich zum ersten gelesen habe. Eine ihrer Klassenkameradinnen nahm die Antwort vorweg, indem sie bemerkte, welche Verbesserung zu hören gewesen war; dem konnte sie nur zustimmen.

RHYDONIA ANDERSON, Forrest City (USA)

Ryans Erfahrungen mit den Erdpunkten

Ryan war ein Schüler der sechsten Klasse, die ich in Sport unterrichtete. Brain-Gym-Übungen für Fokus und Zentrierung sind immer Teil meines Unterrichts, denn so kann ich meine Schüler optimal unterstützen. Eines Tages fand unser Unterricht wieder einmal in einer städtischen Skateranlage statt. Ryan, der eigentlich ein talentierter Sportler war, kämpfte bereits seit Tagen darum, sich ein Herz zu fassen und sich die drei Meter hohe Rampe hinunterzustürzen. Ich selbst konnte es nicht und verfügte auch nicht über die Fertigkeit, es ihm beizubringen. Ryan wusste genau, dass er sich mit den Füßen auf dem Skateboard geerdet fühlen musste, während sein Oberkörper gleichzeitig entspannt mit der neuen Höhenerfahrung umgehen musste.

Als er da auf seinem Skateboard buchstäblich ‚am Abgrund' stand und extrem frustriert aussah, fragte ich ihn, welche Brain-Gym-Übung ihm seiner Meinung nach jetzt wohl helfen könne. Er überlegte einen Moment und begann dann, seine Erdpunkte zu halten, wobei er seine Augen gleichzeitig vom Grund der Rampe noch oben, zu seinem Ziel auf der anderen Seite der Rampe bewegte. Dann blickte er gezielt nach unten auf die Vorderseite seines Skateboards. An diesem Punkte lehnte er sich einfach nach vorne, holte etwas Luft und schoss mit seinem Board die Rampe hinunter und auf der anderen Seite wieder nach oben. Die Schreie der Begeisterung waren sicher in der ganzen Stadt zu hören und Ryan erhielt viele „Fives“ der Bewunderung von seinen Klassenkameraden. Bleibt noch zu erwähnen, dass Ryan in diesem Semester auch zum ersten Mal den Überschlag schaffte.

GEORGE GARDNER, Ridgway (USA)

Daniels Erfahrungen mit den Balancepunkten

Während eines meiner Brain-Gym-Kurse kehrte einer der Teilnehmer mit einem flauen Gefühl aus der Mittagspause zurück. Mehrere Teilnehmer waren gemeinsam mit dem Auto unterwegs gewesen und er hatte genau das Fahrzeug erwischt, in dem er sich immer unwohl fühlte. Ihm war schwindelig und seine Augen fokussierten nicht klar.

Einige andere Teilnehmer kannten Möglichkeiten, Reiseübelkeit zu *verhindern*; niemand wusste jedoch, wie man sie wieder loswurde, wenn man sie erst einmal hatte. Ich fragte Daniel, ob er sich vorstellen könne, dass es eine Brain-Gym-Übung gab, auf die er in dieser Situation ansprechen würde. Er schaute sich das Bewegungsmenü an, sein Blick fiel sofort auf die Balancepunkte und er legte seine Hände gleich hinter sein Ohrläppchen und auf den Nabel. Sein Schwindel ließ sofort nach und sein Sehen verbesserte sich. Dann wechselte er die Hände und innerhalb einer Minute ging es ihm wieder gut, er sah wieder klar und so gut wie immer.

KATHY BROWN, Phoenix (USA)

Erfahrungen einer Siebtklässlerin mit den Raumpunkten im Klassenzimmer

Während eines Einsatzes als Aushilfslehrerin arbeitete ich mit 32 Siebtklässlern in einem Klassenzimmer; dabei stellte ich fest, dass mehr als die Hälfte der Schülerinnen und Schüler (und nicht nur diejenigen, die Förderunterricht erhielten) Schwierigkeiten hatte, Informationen vom Overhead-Projektor in ihr Heft zu übertragen. Ich fragte die Klassenlehrerin, ob ich mit den Kindern eine kurze Übung machen dürfe, die ihnen das Lesen der projizierten Seiten und Bilder erleichtern könne; diese Übung würde ihnen helfen, ihr Sehen für den Wechsel zwischen Nähe und Ferne besser zu organisieren. Die Lehrerin stimmte begeistert zu und ich demonstrierte vor der Klasse die Raumpunkte. Die Schüler beobachteten mich zunächst mit einer Mischung aus Aufmerksamkeit und Neugier. Als dann später wieder vom Projektor abgeschrieben werden musste, waren viele unterdrückte Ausrufe des Erstaunens und Kommentare wie „Toll!“ zu hören. Ein Junge sagte, dass er diese Übung ab sofort in jedem Unterrichtsfach machen werde. Die Lehrerin sah mich an und wollte wissen, was geschehen war und ob ich allen Lehrern zeigen würde, wie die Übung gemacht werde. Die Nachricht von den Raumpunkten verbreitete sich in Windeseile in der ganzen Schule. Ich zeigte den anderen Lehrern die Übung und dann sprachen mich Schüler der achten Klassen auf den Fluren an und fragten, ob ich ihnen auch „diese Sache“ zeigen könnte, bei der man die Finger über die Lippen lege, damit man besser sehe … Was für ein schöner Erfolg mit so geringem Zeitaufwand!

CECILIA FREEMAN KOESTER, Kingston (USA)

Erfahrungen von Kindern aus Indonesien mit dem Energiegähnen

Seit mehreren Jahren spielen wir jeden Morgen um 7.15 Uhr Musik für die Kinder im Dorkas-Kindergarten und machen im Hof etwa zehn Minuten lang Brain-Gym-Übungen. Zu Beginn des Schuljahrs führen wir die Übungen Schritt für Schritt ein, beginnend mit den Gehirnpunkten, den Erdpunkten, Raumpunkten und Balancepunkten; auch die Denkmütze darf auf keinen Fall fehlen, denn die Kinder sollen ja gut zuhören können. Immer wenn Kinder und Erzieher gemeinsam das Energiegähnen machen, halten wir unser Gesicht in die Sonne und geben Töne von uns, die wie Löwengebrüll klingen. Anschließend gehen wir solchermaßen „erleuchtet“ in die Spielzimmer. Lernen und Singen fallen uns dann leicht und innerhalb der ersten fünf Monate konnten die Kinder sechzig Lieder in der indonesischen Sprache auswendig singen und sogar einige in Englisch.

Weil wir so schön und klar sangen, wurden wir eingeladen, für den Gouverneur von Nord-Sulawesi zu singen, der in unserer Gemeinde einen Gottesdienst besuchen sollte. Wir wurden auch eingeladen, vor Tausenden von Zuschauern bei der Jubiläumsveranstaltung unserer Kirche zu singen und einige unserer Tänze vorzuführen. Zu Beginn des Schuljahrs hatten wir einen Jungen in unserer Gruppe, der nicht sprechen konnte und einem Sprachtherapeuten vorgestellt werden musste. In unserer Gegend waren derartige Therapien jedoch noch weitgehend unbekannt und die Eltern verfügten auch nicht über die finanziellen Mittel, um solche Therapiestunden zu bezahlen. Doch nicht lange, nachdem er begonnen hatte, im Kindergarten an den regelmäßigen zehnminütigen Brain-Gym-Übungen der Gruppe teilzunehmen, begann er zu sprechen und zu singen und verwandelte sich in ein glückliches Kind. (Es war kein Geld für schwierige und teure Therapiesitzungen ausgegeben worden!)

FRIEDA LENGKONG, Direktorin des Dorkas Kindergartens, Tomohon (Indonesien; ins Englische übersetzt von Elisabeth Demuth, Mitglied der *Brain Gym® International Faculty* für Indonesien)

Erfahrungen einer fünften Klasse mit der Denkmütze beim Lesen

Ich arbeite seit 27 Jahren als Lehrerin, seit 18 Jahren ist Brain-Gym ein fester Bestandteil meines Unterrichts. Ich erinnere mit gut daran, dass die Denkmütze die Lieblingsübung einer fünften Klasse beim Lesen war. Die Schüler setzten immer ihre Denkmütze auf, um Anweisungen leichter folgen und sich Lesestrategien merken zu können, die auch der Weiterentwicklung ihrer Fertigkeiten für abstraktes, logisches Denken dienlich waren. Die Schüler waren dann jedes Mal wacher und konnten sich besser und effektiver auf ihre Aufgaben konzentrieren. Ich ließ die Kinder die Denkmütze machen und führte gleichzeitig verschiedene Lesetests mit ihnen durch, wobei ich sie genau beobachtete. Immer, wenn die Kinder merkten, dass sie nicht konzentriert genug waren und den Faden verloren, machten sie die Denkmütze und waren sofort wieder voll bei der Sache. Mithilfe der Denkmütze wurden sie entspannter und optimistischer und bewältigten den Stress des Tests ohne Probleme.

Am Ende des Schuljahrs führten wir eine Umfrage unter den Schülern durch; diese bestätigte uns, wie wichtig für die Schüler PACE und die Denkmütze waren. Die Kinder beschrieben verschiedene Bereiche, in denen ihnen die Übungen geholfen hatten, wie etwa: „ich konnte klarer denken, … es hat mich beruhigt, … es ließ mich wacher sein, … es ließ mich konzentrierter sein" und „es half mir, den Test zu bestehen". Die Kinder haben sich mit den Brain-Gym-Übungen Techniken angeeignet, die ihnen ihr Leben lang das Lernen erleichtern und ihren Erfolg unterstützen werden. Sie haben verinnerlicht, dass Lernen ein Klacks ist, wenn man die Denkmütze hat!

PATRICIA KYTE RACH, Buna (USA)

Brians Erfahrungen mit den Hook-ups

1997 machte ich zum ersten Mal Bekanntschaft mit Brain-Gym; zu der Zeit hatte ich allerdings noch keinen Kurs besucht. Ein Junge der fünften Klasse, den ich hier Brian nenne und den ich aus meinem Sportunterricht kannte, nahm zu dieser Zeit an einem Golfcamp teil und wollte seine Fertigkeit einzulochen verbessern. Ich überlegte mir, dass die Hook-ups diesem Jungen außerdem helfen könnten, ruhiger zu werden und sich im Unterricht besser zu konzentrieren. Brian war der erste Schüler, dem ich die Übung zeigte; ich erklärte ihm, dass die Hook-ups ihm helfen könnten, leichter zu lernen, und dass er sie im Liegen in der Turnhalle machen könne. Er machte die Übung und nach etwa zwei Minuten fragte ich ihn, wie er sich jetzt fühle. Er erwiderte, dass er sich jetzt ruhig fühle – für mich ein Hinweis darauf, dass er jetzt in einer Verfassung war, in der er etwas lernen konnte. Diese hielt etwa zehn Minuten an, dann begann er wieder abzuschweifen; deshalb fragte ich ihn, ob er die Übung nochmals machen wolle. Dieses Mal machte er sie im Stehen – mit demselben Erfolg: Er wurde ruhig, konnte sich konzentrieren und widmete sich wieder der Aufgabe im Unterricht. Er schien besser zuhören zu können und konnte Anweisungen besser Folge leisten. Da ich Brian kannte, fand ich es erstaunlich, dass er sich in so kurzer Zeit beruhigen und wieder konzentrieren konnte. Wenn diese Übung bei ihm so gut funktionierte, dann musste sie bei allen anderen auch funktionieren. Sie half ihm nicht nur im Sport, sie wirkte sich auch positiv auf seine schulischen Leistungen aus. Brain-Gym begleitete Brian von da an durch seine gesamte Schullaufbahn und er erzielte sowohl im Sport als auch in allen anderen Fächern hervorragende Leistungen.

THAD TRAHAN, Anahuac (USA)

Kais Erfahrungen mit den Positiven Punkten

Mein Enkel Kai ist fünfzehn Jahre alt und geht in die zehnte Klasse. Er hat gute Noten und geht gerne zur Schule. Dennoch kämpft er manchmal mit dem Arbeitspensum und mit dem Leseverständnis. Kai setzte sich das Ziel, sich besser zu organisieren und beim Schreiben klarer zu denken. Er begann, einen Musterbrief an mich zu schreiben; nach den ersten Zeilen begannen jedoch bereits die Schwierigkeiten und er schüttelte seine schmerzende Hand aus. Dann las er einen Abschnitt aus einem Zeitschriftenartikel laut vor; er musste ihn zweimal lesen, um ihn zu verstehen. Er entschied sich, die Positiven Punkte zu halten; als er anschließend aufstand, sah er glücklich und zufrieden aus und erklärte, dass es ihm gut gehe. Er berichtete mir, dass er während der Übung aufgehört habe, negative Gedanken hin und her zu wälzen. Er las einen weiteren Absatz laut vor und war nun in der Lage, sofort mit seinen eigenen Worten und mit vollem Verständnis wiederzugeben, was er gelesen hatte. Beim Schreiben war er in der Lage, sich zu konzentrieren, zu fokussieren, zu denken und zu planen. „Und meine Hand tut nicht mehr weh!", fügte er hinzu. Seither nutzt Kai die Positiven Punkte auch, um seine sportlichen Fähigkeiten beim Golfen, Surfen und beim Wasserpolo zu verbessern. Wenn er Surfunterricht gibt, lässt er seine Schüler – auf dem Surfbrett stehend, bevor sie damit ins Wasser gehen – die Gehirnpunkte massieren, die Überkreuzbewegung machen und die Positiven Punkte halten.

JONI WIRSING, Oxnard (USA)

Jakes Erfahrungen mit der Eule

Jake besuchte die vierte Klasse, er war für sein Alter ein überdurchschnittlich guter Leser und konnte sich gut ausdrücken. Er hatte jedoch immer wieder Schreibblockaden. Bevor ich Jake und seine Klasse mit Brain-Gym bekannt machte, spielten wir einige Spiele, die auf das Schreiben vorbereiten sollten, wie etwa: eine Geschichte entwickeln. Während die anderen Schüler bereits wie wild schrieben, saß Jake einfach nur da. Als ich ihn nach seinem schönsten Urlaubserlebnis fragte, antwortete er lediglich: „Wir sind in einem Flugzeug geflogen." Nach etwa vier Wochen, in denen ich täglich mit den Kindern Brain-Gym-Übungen gemacht hatte, beobachtete ich die Klasse, wie sie an einer Schreibaufgabe arbeitete. Jake hatte die Augenbrauen zusammengezogen und die Lippen fest zusammengepresst ..., es war offensichtlich, dass er nicht weiterkam. Da legte er spontan sein Schreibgerät aus der Hand und begann die Eule zu machen; er hielt seine Schulter und bewegte seinen Kopf von links nach rechts, spitzte die Lippen und ließ die Atemluft ruhig ausströmen. Als er die Hände wechselte und die Übung auf der anderen Seite wiederholte, löste sich die Anspannung in seinem Gesicht. Er lächelte, nickte mit dem Kopf und griff bereits zu seinem Stift, bevor er die Übung beendet hatte. Nun sah es so aus, als könne Jake seine Ideen nicht schnell genug zu Papier bringen! Als Lehrerin, die mit Brain-Gym arbeitet, bin ich der Meinung, dass es genau diese Effektivität und der Aspekt des selbstbestimmten Handelns sind, die Brain-Gym zu einem wichtigen Hilfsmittel für den Unterricht machen.

LISA ANDERSON, Rochester (USA)

Mohans Erfahrungen mit der Armaktivierung

Mohan, einer meiner Schüler aus Nepal, ist blind. Als er in meine Klasse kam, waren sein Kopf und seine Schultern vornübergebeugt, er lehnte sich immer nach links und konnte die Mittellinie nicht kreuzen. Wenn ich ihn etwas fragte, sagte er mit leiser, kraftloser Stimme: „Ich weiß nicht." Nachdem wir einige Wochen lang die Armaktivierung zusammen mit PACE und anderen Brain-Gym-Übungen gemacht hatten, begann seine Körperhaltung sich zu verändern und er konnte die Mittellinie kreuzen. Er saß aufrechter auf seinem Stuhl – mehr im Mittelfeld – und hob sogar den Kopf. Ich konnte auch beobachten, wie seine Persönlichkeit sich öffnete und zu entfalten begann. Heute steht er aufrecht, lässt jeden seinen Humor spüren und spricht mit lauter Stimme. Neulich hat er sogar für mich gesungen. Die anderen Lehrer haben festgestellt, dass Mohan nun Kontakt zu seinen Klassenkameraden aufnimmt, dass er Gespräche beginnt und Erwachsenen mehr über sich erzählt; außerdem trifft er mehr eigenständige Entscheidungen. Er hat viel Humor und ist buchstäblich aufgeblüht. Aber nicht nur seine Körperhaltung und sein Selbstausdruck haben sich deutlich verbessert; sein Vater berichtet, dass er auch zu Hause viel interessierter sei und bei Arbeiten im Haus helfe.

JOCELYN PARÉ, Palo Alto (USA)

Adams Erfahrungen mit der Fußpumpe

Kürzlich brachte eine Mutter ihren kleinen Sohn zu mir, den ich hier Adam nennen will. Er war noch nicht eingeschult, obwohl er das entsprechende Alter hatte, denn er hatte eine Diagnose erhalten, die dem autistischen Verhaltensspektrum zugeordnet war. Deshalb unterrichtete seine Mutter ihn zu Hause, sie war auch bei den Sitzungen dabei. Bei den ersten Besuchen fand nur wenig Blickkontakt zwischen uns statt und er begann zu schreien, wenn ich ihn um etwas bat; mit der Zeit lernte er jedoch, dass das Schreien nicht nötig war. Am Anfang wollte er nur in Ruhe gelassen werden und Bilderbücher betrachten; nach kurzer Zeit ließ er jedoch zu, dass ich ihn durch verschiedene Brain-Gym-Übungen führte.

Eines Tages machte ich mit ihm die passive Form der Fußpumpe. Sein linkes Fußgelenk war locker und beweglich; sein rechtes Fußgelenk war steif, begann sich aber alsbald zu entspannen. Zu meiner großen Zufriedenheit und auch zu der seiner Mutter nahm Adam anschließend bereitwillig an ein paar Spielen teil; unter anderem malten wir an die Tafel und versuchten einen Softball zu treffen, der an einer Schnur befestigt war. Seit dieser Sitzung ist Adam sehr viel aktiver. Er sieht mich an, wenn er mit seiner Mutter vor meinem Haus vorfährt, und wartet darauf, dass ich ihm zuwinke, und er kann jetzt Blickkontakt halten. Er spricht klarer, auch wenn manche Laute noch nicht ganz ausgereift klingen; er unterhält sich mittlerweile recht gerne und sein Wortschatz hat sich erweitert. Seit vielen Monaten hat es keine Tränen und kein Geschrei mehr gegeben. Er lächelt öfter und sieht überhaupt viel entspannter und glücklicher aus.

BARBARA WARDS, Wellington (Neuseeland)

Jeffreys Erfahrungen mit dem Schwerkraftgleiter

Ein Junge aus der vierten Klasse, den ich hier Jeffrey nenne, kam zu einer Einzelsitzung zu mir. Er nahm Ritalin ein und könnte als „Ich-kann-das-nicht-Kind“ beschrieben werden. In seinem Zustand der Hyperaktivität erschien ihm alles zu schwierig. Der Schwerkraftgleiter war eine der Übungen, die er sich in seiner Sitzung aussuchte; seine Stiefmutter und ich machten diese Längungsbewegung gemeinsam mit ihm. Sein Rücken und seine Hüften schienen sehr verspannt zu sein und er konnte sich kaum vornüberbeugen. Wir atmeten alle tief in dieses Loslassen von Beinen, Hüften und Rücken hinein. Nach ungefähr einer Minute wurde Jeffrey sehr müde. Ich nahm das als gutes Zeichen, das mir zeigen sollte, dass er vielleicht etwas von seiner überschüssigen Anspannung losgelassen hatte. Das erste, was er danach sagte, war: „Ich glaube, ich könnte im Schreiben eine Eins bekommen.“ Wow! Und genau das tat er auch! Mit regelmäßigen Brain-Gym-Sitzungen und der Unterstützung seiner Eltern kam Jeffrey schließlich vom Ritalin los und wurde ein guter Schüler.

AMY ARRENDELL, Asheville (USA)

Charles' Erfahrungen mit der Wadenpumpe

Charles war ein hübscher vierjähriger Junge mit großen grünen Augen und einem wunderbaren Lächeln. Er war ein Drilling und hatte noch zwei Schwestern. Anders als seine Schwestern sprach Charles jedoch nicht. Er teilte seine Bedürfnisse mit, indem er leise jammernd auf etwas zeigte. Er hatte keinerlei Bedürfnisse, mit anderen Menschen Kontakt aufzunehmen, er schien vielmehr in seiner eigenen kleinen Welt zu leben. Auf der Suche nach einer Antwort reiste seine Mutter mit ihm von Klinik zu Klinik. Nach einigen Monaten des Reisens bescheinigten die Ärzte übereinstimmend, er sei autistisch, hyperlexisch und sprachverzögert. Die Familie war niedergeschmettert. Als ich Charles' Mutter kennenlernte und ihr von Brain-Gym erzählte, geriet sie in Begeisterung und lud mich zu sich nach Hause ein, wo ich Charles beim Spielen beobachtete. Ich stellte fest, dass er ein Zehengänger war und sein Körper sehr angespannt zu sein schien. Er spielte allein und unterhielt sich damit, dass er recht schwierige Wörter korrekt buchstabierte und dazu große Plastikbuchstaben benutzte. Dies versetzte mich in Erstaunen, vor allem in Anbetracht seines Alters. Bei meinem nächsten Besuch hatte ich die Wadenpumpe in unser Brain-Gym-Übungsprogramm eingeplant. Während Charles auf ein großes Blatt Papier an der Wand Liegende Achten malte, brachte ich seine Füße in die richtige Position für die Wadenpumpe. Während er die Übung machte, massierte ich außerdem seine Wadenmuskeln; das erlaubte er mir, indem er sich mit einem breiten Lächeln gegen mich lehnte. Als seine Wadenmuskeln sich zu lösen und zu längen begannen, bemerkte ich eine unmittelbare, dynamische Veränderung in seinem Gang und seiner Körperbewegung überhaupt. Am nächsten Morgen fragte ihn seine Mutter wie jeden Morgen, was er denn frühstücken wolle. Normalerweise erhielt sie keine Antwort, an diesem Morgen rief Charles jedoch laut: „Cornflakes, Mami!“ Seine Mutter berichtete mir später, dass sie daraufhin das Geschirr, das sie gerade in der Hand hatte, abgestellt und ihren Sohn fest in den Arm genommen habe, denn das waren die ersten Worte, die er je gesprochen hatte!

DEBI BROCKLEHURST, Deland (USA)

Josephs Erfahrungen mit dem Erden

Vor etwa 15 Jahren kam ein zehnjähriger Junge zu einer Sitzung zu mir. Joseph fühlte sich frustriert und sauer, weil er immer viel länger brauchte, um etwas von der Tafel abzuschreiben, als seine Klassenkameraden. Das bedeutete, dass er es nicht schaffte, alles abzuschreiben, bevor der Lehrer zu einem anderen Thema überging; so kam es, dass er meist während der Pause immer noch an seinem Platz saß und von der Tafel abschrieb, während seine Klassenkameraden draußen spielten. Joseph war ehrgeizig und intelligent und ein guter Schüler, er konnte diese Langsamkeit bei sich selbst nicht akzeptieren. Daher lautete sein Ziel: „Schnell von der Tafel abschreiben.“ Wir machten eine Voraktivität, bei der er etwas abschrieb, was ich geschrieben hatte, und das schien ihm schwerzufallen. Er suchte sich die Liegende Acht und das Erden aus; ich muss allerdings zugeben, dass ich nach den Übungen wenig Unterschied in seiner Schreibgeschwindigkeit erkennen konnte. Eine Woche später traf ich zufällig seine Mutter und erkundigte mich nach ihm. Sie berichtete, dass er inzwischen lange vor seinen Klassenkameraden mit dem Abschreiben von der Tafel fertig sei!

JEANNETTE PRIMOST, Chevel Corazim (Israel)

Weitere Berichte aus aller Welt

Diese Neuausgabe des Brain-Gym-Handbuchs führt uns zu einem tieferen und umfassenderen Verständnis der Brain-Gym-Übungen und ihrer Tragweite. Neu hinzu gekommen sind Spiele und Berichte über die Erfahrungen einzelner Kinder mit den „26“ – eine hervorragende Unterstützung für alle Eltern, Lehrer und Therapeuten. Die größte Bereicherung erleben wir jedoch dadurch, dass wir Erwachsene eine innige, von Herzen kommende Verbindung zu den Kindern herstellen können, die die Früchte aus dem Programm in Form tiefgreifender positiver Veränderungen ernten. Diese vergnügliche Herangehensweise an das Lernen eröffnet jedem von uns Mittel und Wege, das System der Sinneswahrnehmungen – also unsere visuellen, auditiven und kinästhetischen Fähigkeiten – zu entwickeln und lebenslang zu pflegen.

DENISE C. HORNBEAK, Sehtherapeutin und Autorin von *The SuperConfitelligent Child: Loving to Learn Through Movement and Play*

Ich bin Paul und Gail Dennison für ihre Pionierarbeit zutiefst dankbar. Das neue Brain-Gym-Handbuch steckt voller Informationen und Vorschläge, die alle Pädagogen nutzen können, um ihren Schülern optimales Lernen zu ermöglichen.

RAE PICA, Expertin für kindliche Bewegungsentwicklung und Autorin von *A Running Start: How Play, Physical Activity and Free Time Create a Successful Child*

Spielerisches PACE

Die fünf magischen Minuten, in denen wir unsere PACE-Übungen machen, bevor wir – meine vierte Klasse und ich – unseren Unterricht beginnen, machen uns die Erfahrung zum „Präsent“, dass wir in jedem Augenblick „präsent“ sind, während wir das Vergnügen gemeinsamer neuer Lernerfahrungen miteinander teilen. Ich mache die Gehirnpunkte und die Überkreuzbewegung gern zu kurzen Liedern; so wissen die Kinder, wie lange sie die Übungen machen sollen. Dann lasse ich die Kinder weitere Übungen vorschlagen, etwa den Schwerkraftgleiter, bei denen wir in drei verschiedenen Sprachen zählen. Ich fotografiere die Kinder bei den Übungen und klebe die Fotos auf kleine Karten. Die Karten helfen den Kindern, sich zu entscheiden, welche Übung sie gerne als nächste machen würden.

ISABEL COMPAN FERNANDEZ, Barcelona

Viele kleine Elefanten

Als wir (vierzig oder fünfzig Kindergartenkinder und Kindergärtnerinnen) die Übung „Elefant" lernten, mussten wir mit beiden Füßen fest auf dem Boden stehen, die Knie leicht gebeugt; dann machten wir mit unseren Hüften Kreise wie beim Bauchtanz, was wir sehr lustig fanden! Wir „klebten" ein Ohr an der Schulter fest und der ausgestreckte Arm wurde zum Elefantenrüssel. Wir schwangen den Rüssel in großen Liegenden Achten und verhielten uns wie eine große Gruppe von Elefantenkindern! Einige Kinder machten die Armkreise zunächst nur zu *einer* Seite; nach ein paar Wochen waren sie jedoch in der Lage, die Mittellinie zu überqueren. Bald fiel es ihnen leichter, einen Ball zu fangen, und wenn wir Geschichten erzählten, waren die Kinder konzentrierter und hörten besser zu. Die Eltern und Lehrer sind beeindruckt vom Selbstvertrauen und den Erfolgen der Kinder beim Lernen und beim Sport – ohne starre Disziplin … einfach nur mit den lustigen Brain-Gym-Übungen! Und auch ich als Lehrerin habe mit den Bewegungen mein eigenes Gleichgewicht gefunden.

FRIEDA LENGKONG, Kindergartenleiterin, Tomohon (Indonesien)

Der richtige Ton und musikalische Hook-ups

Als Grundschullehrerin für Musik gehört es zu meinen wichtigsten Aufgaben, den Kindern beizubringen, wie Singen gelingen kann. Sind Kinder in der Lage, die richtigen Töne zu treffen, wenn sie einfach nur summen oder mit einer einzigen Silbe singen, dies aber nicht schaffen, wenn Worte hinzukommen, dann lasse ich die Kinder Überkreuzbewegungen machen. Anschließend gehen wir die Sequenz nochmals durch und machen gleichzeitig Überkreuzbewegungen – fast immer gelingt dann die Integration, die für das Treffen der richtigen Töne und das Singen von Worten erforderlich ist. Ich unterrichte täglich zehn Schulklassen in Musik; fünf dieser Klassen haben vorher Sportunterricht, fünf kommen direkt aus dem regulären Unterricht zu mir. Zu Beginn jeder Unterrichtsstunde lasse ich die Kinder auf dem Boden liegen und die Hook-ups machen und dazu ein Musikstück anhören. Mithilfe dieser kurzen Übergangsaktivität sind wir in der Lage, aus der uns zur Verfügung stehenden kurzen Zeit das Beste zu machen.

PAM MOORE, Sheridan (USA)

Die Bewegungen in den Sonderschulunterricht einbringen

Ich unterrichte seit mehr als dreißig Jahren an Sonderschulen. Den größten Teil dieser Zeit habe ich die Brain-Gym-Übungen zur Unterstützung meiner Schüler eingesetzt, die an Körperwahrnehmung, Gleichgewichtsgefühl und an ihrer Lokomotion (Fertigkeiten der Fortbewegung) arbeiten mussten. Die Übungen sind auch für diejenigen meiner Schüler eine große Unterstützung, die lernen müssen, wie sie ihre Stimmungen und Emotionen in Bewegung (Tanz) umsetzen können. Mit den Schülern, die blind sind, mache ich Braille-Achten, eine Variante der Liegenden Acht.

JOCELYN PARÉ, Palo Alto (USA)

Eine führende Hand entwickeln

Seit zehn Jahren unterrichte ich das Programm *Reading Recovery®* und in dieser Zeit sind mir sieben oder acht Grundschüler begegnet (die meisten davon in der ersten Grundschulklasse), die noch keine eindeutige Handdominanz entwickelt hatten. Diese Schüler schrieben auf der rechten Seite des Blattes mit der rechten Hand und auf der linken Seite mit der linken Hand. Erschwerend kam noch hinzu, dass sie Schwierigkeiten hatten, beim Lesen die Mittellinie zu überqueren. Mit den Brain-Gym-Übungen konnte ich diesen Schülern helfen, die Mittellinie überkreuzen zu lernen und eine Handdominanz zu entwickeln. Nach nur zwei oder drei Monaten, in denen wir täglich einige Minuten lang unterschiedliche Übungen mit der Acht machten, konnten die Schüler die Mittellinie überqueren und entwickelten tatsächlich eine dominante Hand.

LINDA RUETZ, Lesetrainerin, Oshawa (Kanada)

Wie ein Elternpaar die Überkreuzbewegung für seine Zwillinge nutzte

Eine meiner eindrücklichsten Erfahrungen mit Brain-Gym hatte ich, als ich von einem Mann angesprochen wurde, der verzweifelt Hilfe für seine Zwillingstöchter suchte. Die beiden Mädchen, die inzwischen in den Kindergarten gehen, hatten in einem rumänischen Waisenhaus gelebt; bei ihrer Adoption im Alter von elf Monaten hatte jedes der Kinder nur knapp acht Pfund gewogen; außerdem wurde bei ihnen ein pränatales Alkoholsyndrom diagnostiziert. Der Adoptivvater hatte eine Beschreibung der Überkreuzbewegung gelesen und wollte, dass seine Kinder lernten, die Mittellinie zu überqueren. Er hatte einen Termin mit mir vereinbart und kam zusammen mit seiner Frau und den beiden Mädchen. Die Mädchen waren höflich und gehorsam, hatten jedoch das Problem, dass sie hauptsächlich dadurch kommunizierten, dass sie auf etwas deuteten und dass sie nur selten und dann immer nur ein oder zwei Wörter sprachen. Wenn ihr Vater sie bat, sich zu setzen, konnten sie nur wenige Sekunden sitzen bleiben.

In dieser Sitzung zeigte ich den Eltern, wie sie bei ihren Kindern die passive Form der Überkreuzbewegung durchführen konnten. Sie machten diese gewissenhaft zweimal täglich zwei Monate lang; danach rief ihr Vater mich an und berichtete mir, dass beide Mädchen nun ohne Pause und in ganzen Sätzen sprachen. Die Überkreuzbewegung hatte offensichtlich ihre sprachlichen Fähigkeiten geweckt und sie sprachen nun in derselben Weise wie ihre gebildeten und sprachgewandten Eltern. Ihre Worte flossen so zusammenhängend, ausdrucks- und bedeutungsvoll, dass den Eltern manchmal Tränen der Freude in den Augen standen. Ich hatte das Glück, zwei Jahre mit den Kindern zu arbeiten; nach dieser Zeit wurden sie nicht mehr als lernbehindert eingestuft.

MICHELE NAJBOR, Brain-Gym-Instruktorin, Combermere (Kanada)

Fokussieren ohne Ritalin

Als ich zum ersten Mal den Elefant machte, fühlte ich mich genauso wie damals, als ich zum ersten Mal Ritalin eingenommen hatte (das mir als Erwachsenem für eine kurze Zeit verschrieben worden war, damit ich konzentrierter arbeiten konnte). Ich spürte, wie alle meine Sinne sich öffneten, und ich fühlte mich sehr klar, fokussiert und nahm meine Umgebung sehr bewusst wahr. Der Nebel, die Verwirrung und die Probleme mit der fehlenden Aufmerksamkeit waren verschwunden. Ich hörte mit beiden Ohren klar und deutlich. Ich fühlte mich, als würden sich meine Trommelfelle öffnen, vor allem in meinem rechten Ohr. Ich fühlte mich glücklich, zufrieden und war von der Wirkung der Übung auf meinen Körper und meinen Geist beeindruckt. Niemand musste mich von der Wirksamkeit der Übung überzeugen, ich spürte sie überdeutlich in meinem Körper.

FABIO FIGUEREDO, Student, Annapolis (USA)

Die Entstehung der Übungen

Wie die Mittellinienbewegungen entstanden

Die Mittellinienbewegungen wurden entwickelt, um die Koordination beider Körperseiten (einschließlich der sensorischen Voraussetzungen für Sehen, Hören und Berührung) zu unterstützen. Zu Beginn der 1970er-Jahre startete Paul seine Kooperation mit Entwicklungs- und Verhaltensoptometristen (Verhaltens- und umweltorientierte Sehtherapeuten; in England und den USA eine Berufsbezeichnung für Augenfachkundler, die Sehschulungen betreiben; seit 1992 auch in der EU zugelassen), die zwanzig Jahre dauern sollte und ihn davon überzeugte, dass Lernende durch die Anwendung bilateraler und kontralateraler Bewegungen ihre motorische Wahrnehmungsfähigkeit optimieren können. Die Mittellinienbewegungen sind eine Zusammenstellung von Techniken, in die auch Elemente aus dem Sehtraining einbezogen wurden; Übungen aus den Bereichen Sport, Tanz und Gymnastik wurden modifiziert und dem Edu-K-Programm angepasst, ebenso wurden innovative Bewegungstechniken zum Lösen visuellen Stresses und zur Entwicklung der „Teamfähigkeit" der Augen berücksichtigt.

Während seiner Untersuchungen über die Beziehung zwischen verdeckter Sprache und Lesenlernen studierte Paul Dennison gleichzeitig einen kontralateralen Therapieansatz, der als „Bahnung" bekannt war und bei dem Kinder mit Gehirnverletzungen passiv auf dem Rücken liegend von Therapeuten bewegt wurden. Später erfuhr er aus dem 1976 erschienenen Buch von David Walthers (*Applied Kinesiology: The Advanced Approach in Chiropractic*) von einer Übung, die als *Cross Crawl*, also *Überkreuzbewegung*, bezeichnet wurde, und er erkannte, dass diese Vereinfachung sich eher als Mittel zur Selbsthilfe eignete. Dies veranlasste ihn dazu, nach Möglichkeiten zu suchen, wie die durch die Überkreuzbewegung ermöglichte Koordination jedermann zugänglich gemacht werden könnte.

Dies mündete 1982 in die Dennison-Lateralitätsbahnung, eine kurze Abfolge von Verfahrensweisen, die seither Tausenden von Lernenden jeden Alters geholfen hat, im Mittelfeld zu arbeiten. Selbstverständlich wirken die Mittellinienbewegungen auch ohne die Lateralitätsbahnung; nach Aussage vieler Betroffener lässt sich deren Wirksamkeit durch die Lateralitätsbahnung jedoch noch deutlich steigern.

*

Die Überkreuzbewegung

Während ein Kind heranwächst, findet im Zuge von Aktivitäten wie Krabbeln, Gehen und Laufen die Vernetzung der beiden Körperseiten zu koordinierten Bewegungen auf ganz natürlichem Wege statt. Im vergangenen Jahrhundert wurde das Krabbeln zum Ausschöpfen des maximalen Lernpotenzials eingesetzt. Experten stellten die Theorie auf, dass die Wirkung der kontralateralen Bewegungen auf der Aktivierung der Sprech- und Sprachzentren des Gehirns beruhe; wir gehen noch einen Schritt weiter und behaupten, dass die Überkreuzbewegungen deshalb so wirkungsvoll sind, weil sie ein zuverlässiges Muster für Ganzkörperbewegungen zur Verfügung stellen.

Die Liegende Acht

Die Liegende Acht wird schon seit Langem in der Heilpädagogik benutzt, um bei Schülern mit ernsthaften Lernproblemen die kinästhetische und taktile Wahrnehmung (als Vorbereitung für das Überqueren der Mittellinie) zu entwickeln. Die Übung hilft, Umkehrungen und Verdrehungen beim Lesen und Schreiben zu verhindern. Paul Dennison übernahm die Liegende Acht 1974 als Teil seines Sehtrainings, indem er seine Schüler die Achten mithilfe ihrer großen Muskeln an die Tafel zeichnen ließ, wobei die Augen den Handbewegungen folgten. Seine Schüler verbesserten sofort ihre Fähigkeit, Symbole auseinanderzuhalten und links und rechts zu unterscheiden.

Das Simultanzeichnen

Der Optometrist Dr. Getman, Spezialist für die Entwicklung der Sehfähigkeit, beschrieb das beidseitige Zeichnen in seinem ersten Buch *How to Improve Your Child's Intelligence*. Paul Dennison arbeitete mit dieser Übung in seinen Lernzentren und förderte damit Kreativität, Spiel und Erfindergeist seiner Schüler. Nach Dr. Getman entwickelt das Simultanzeichnen die Zusammenarbeit der Augen, die Augen-Hand-Koordination, die Händigkeit, die visuelle Konvergenz und das Nutzen des Mittelfelds. Wir haben immer wieder festgestellt, dass sich schulische Leistungen oft parallel zur Sehfähigkeit verbessern.

Die Alphabet-Acht

Die Acht wird seit Langem in Sonderschulen und im Wahrnehmungstraining verwendet, um Schülern mit schwerer Dyslexie und Dysgrafie zu helfen. Paul Dennison lernte sie 1974 bei einer internen Weiterbildung in seinen Lernzentren kennen. Er nahm sie (in einer vergrößerten Variante) sofort in sein eigenes Programm auf, um die Augen-Hand-Koordination und andere Sehfertigkeiten zu fördern. Die Neubahnung der Lernenden mithilfe der Acht ist, zusammen mit der Liegenden Acht, Paul Dennisons spezifische Abwandlung dieser Übung.

Der Elefant

Dr. Paul Dennison entwickelte den Elefanten 1981 aufgrund der Erkenntnis, dass er damit die Liegende Acht so abwandeln konnte, dass sich damit die Fertigkeit, den Kopf zu drehen, verbessern ließe; nähere Ausführungen hierzu finden Sie in Paul Dennisons Buch *Brain-Gym® – mein Weg* (Kirchzarten: VAK, 2006). Im Vorfeld hatte Paul Dennison bereits inoffiziell Biofeedback eingesetzt, um das lautlose Sprechen (unbewusste Bewegungen von Lippen, Zunge und Stimmbändern beim leisen Lesen) zu überprüfen, und hatte festgestellt, dass sich durch die Fähigkeit, den Kopf mit Leichtigkeit zu drehen, das Bedürfnis verringerte, beim lautlosen Lesen die Worte zu formen; außerdem verbesserte sich das Leseverständnis.

Das Nackenrollen

Wenn wir uns erschöpft fühlen oder uns in einer Situation befinden, in der wir nicht unseren ganzen Körper bewegen können, bewegen wir oft spontan unser Kinn nach rechts und links zu den Schlüsselbeinen, um uns wieder zu „vitalisieren". Diese Bewegung ist ein natürlicher Teil kinästhetischen Lernens in der kindlichen Entwicklung: Auf diese Weise entwickelt das Kleinkind – auf dem Bauch liegend und den Oberkörper mithilfe der Unterarme aufrichtend – schrittweise balancierte Haltungen für Kopf, Kiefer und Zunge. Paul Dennison entdeckte, dass viele Schüler, die beim Lesen nicht die Mittellinie überqueren konnten, dazu sofort in der Lage waren, nachdem sie die Nackenmuskulatur mithilfe der Nackenrollübung entspannt hatten.

Die Beckenschaukel

Im Alter zwischen vier und sechs Monaten, wenn es eine ausbalancierte Sitzhaltung entwickelt, eignet sich das Kleinkind die Körperdrehung hin zur Mittellinie an sowie die Koordination zwischen Kopf und Hüfte. Diese wichtige Beziehung zwischen Hinterhaupt und Kreuzbein ist von Osteopathen und Chiropraktikern, vor allem von solchen, die die Sakro-Okzipital-Technik (SOT) praktizieren, schon seit Langem beobachtet und erforscht worden. Paul Dennison lernte die Beckenschaukel bei einem Chiropraktiker kennen, der damit bei seinen Klienten Verspannungen der Hüfte und des unteren Rückens löste. Paul entdeckte, dass Schüler, die nicht in entspannter Haltung an einem Schreibtisch sitzen konnten, die Schwierigkeiten hatten, ein Schreibgerät oder ein Buch zu halten, die ihren Fokus nicht auf den Lernstoff richten konnten, und die nicht verstanden, was sie lasen, nach einer Beckenschaukelübung dazu häufig in der Lage waren.

Das Bauchatmen

Atmen geschieht im Idealfall automatisch und passt sich von selbst der jeweiligen Aufgabe an. Manche halten unter Stress jedoch den Atem an, wodurch der Sehnenschutzreflex ausgelöst wird.

Menschen, die im Gesangs- oder Instrumentalunterricht gelernt haben, korrekt zu atmen, ziehen daraus auch beim Lesen Nutzen. Bei anderen jedoch verstärken bewusste Bemühungen, die Atmung zu kontrollieren, nur den Stress. Bauchatmen verhilft zu einer natürlichen und spontanen Atmung, sodass mehr Sauerstoff (und damit mehr Energie) für Denken, Sprechen und Bewegen zur Verfügung steht.

Die Überkreuzbewegung mit Aufsitzen

Gehen, Laufen, Hüpfen und die Überkreuzbewegung im Stehen verhelfen zu mehr Leichtigkeit, denn sie tragen dazu bei, die Symmetrie der Muskulatur wieder herzustellen und sind damit für die meisten Menschen die effektivsten Mittellinienbewegungen. Da eine starke Bauchmuskulatur die statische Balance sehr gut unterstützt, profitieren viele Übende von dieser tiefergehenden Bewegung zur Stärkung und Unterstützung des Bauchbereichs. Die Übung trägt auch dazu bei, die Beziehung zwischen Hüfte und gegenüberliegender Schulter zu entdecken.

Herkömmliche Sit-ups können Überbeanspruchung oder Unausgeglichenheit der Nacken-, Rücken- und Beinmuskulatur verursachen. Viele Menschen führen diese Übung nicht korrekt aus, sie halten den Atmen an oder machen sie mithilfe des Quadrizeps oder anderer Muskeln, oder aber sie vermeiden die Übung überhaupt. Die Überkreuzbewegung mit Aufsitzen ist eine sichere Methode, die Bauchmuskeln über einen längeren Zeitraum allmählich zu stärken und auch die mit der Bauchmuskulatur in Verbindung stehenden Muskelsysteme in ihrer Funktion zu unterstützen. Paul Dennison entdeckte, dass seine Schüler nach Erlernen dieser Übung besser in der Lage waren, die beiden Körper- und Gehirnseiten zu koordinieren, und dass sie leichter und mehr „automatisch“ atmeten. Diese Übung verstärkt die Spannkraft der zentralen Rumpfmuskulatur und die separate Steuerung der Kopfhaltung, die im Idealfall im ersten Lebensjahr, während der Krabbelphase, erworben wird.

Der Energetisierer

Variationen dieser Übung werden in vielen Übungsprogrammen benutzt, um die Wirbelsäule geschmeidig, flexibel und entspannt zu halten. Das Kleinkind beginnt im Alter zwischen sechs und neun Monaten, den Kopf über das visuelle Mittelfeld anzuheben, während es auf dem Bauch liegt. Diese Bewegung – in der Fachliteratur als Symmetrischer Tonischer Nackenreflex bezeichnet (STNR) – verschafft Kontrolle über die Kopfhaltung, regt die Spannkraft der Unterarmmuskulatur an, aktiviert die Tiefenwahrnehmung und koordiniert diese drei Funktionen für feinmotorische Fertigkeiten, die später entwickelt werden. Paul Dennison begann 1974, Variationen des Energetisierers an seinen Lernzentren einzusetzen, um den durch Schreibtischarbeit sowie durch Fernsehen verursachten Beeinträchtigungen der Körperhaltung entgegenzuwirken; bei diesen zuletzt genannten Aktivitäten überwiegen Überkonvergenz und Vorwärtsfokussieren, ohne dass die Gegenspielermuskeln zum Einsatz kommen.

An ein X denken

Paul Dennison begann das X in seinen Lernzentren einzusetzen, um seinen Schülern den Unterschied zwischen balancierten, kontralateralen, beidseitigen (Überkreuz-) Bewegungen (wie beim Gehen) und unbalancierten, homolateralen, einseitigen Bewegungen (wie beim Tragen einer schweren Schultasche auf einer Schulter) zu erklären. Mit der Zeit stellte er fest, dass das Denken an ein X den Schülern als Erinnerungsstütze dienen konnte, damit sie daran dachten, beide visuellen Felder zu nutzen und die Links-rechts-Bewegungen des Körpers zu koordinieren; besonders hilfreich war dies für die Integration dieser Fertigkeiten bei Schülern, die noch dabei waren, zu lernen, ihre Bewegungen bewusst wahrzunehmen.

Wasser trinken

Als Marathonläufer lernte Paul Dennison die wohltuenden Wirkungen kennen, die das Wiederauffüllen des Organismus mit Wasser hat. In seinen Lernzentren bemerkte er, dass die Schüler meist durstig eintrafen, dann große Mengen von dem in Flaschen bereitstehenden Wasser tranken und danach wacher und erfrischter zu sein schienen. Er sprach sie darauf an und erfuhr, dass viele von ihnen morgens nur trockene, konzentrierte und dehydrierte Nahrung zu sich nahmen. Dies veranlasste ihn, den Wert des Wassers noch genauer zu erforschen.

Die Gehirnpunkte

Die meisten unserer Muskeln arbeiten paarweise, wobei jeweils ein Muskel angespannt, der andere entspannt oder gehemmt wird. Diese koordinierte Zusammenarbeit der Muskeln wird vom zentralen Nervensystem (zu dem auch das Gehirn gehört) gesteuert. Als George Goodheart das Zusammenwirken spezifischer Muskeln und der Akupunkturpunkte untersuchte, entdeckte er, dass sich die für diese Muskelkoordination notwendige neurologische Organisation durch Stimulieren der weichen Stellen unterhalb des Schlüsselbeins (zu beiden Seiten des Brustbeins) bei gleichzeitigem Halten des Nabels wiederherstellen ließ. John Thie griff diese Technik in seinem *Touch for Health* auf. Paul Dennison lehrte seine Schüler die Punkte zu massieren, nachdem er dies bei Richard Tyler gesehen hatte. Die Gehirnpunkte verbessern die Zusammenarbeit der Augen und die Koordination der Überkreuzbewegung.

Die Erdpunkte

In der kindlichen Entwicklung sind diese Punkte zu dem Zeitpunkt am aktivsten, wenn das Kleinkind lernt, in Bauchlage seinen Kopf zu heben oder sich von der Bauch- in die Rückenlage zu drehen – ein bedeutender Schritt in der Entwicklung zum beidäugigen Sehen und zum Initiieren der Bewegung von den zentralen Rumpfmuskeln nach außen. Gemäß *Touch for Health* wird durch die Stimulation des betreffenden Meridians auch das Gehirn aktiviert und geistige Müdigkeit wird gemildert (siehe Thie und Thie, 2005). Paul lernte eine Variante dieser Übung in einem Jin-Shin-Jyiutsu-Kurs kennen (siehe Burmeister, 1997).

Die Balancepunkte

Als der Chiropraktiker Richard H. Tyler und Paul Dennison ihre Untersuchungen am *Valley Remedial Learning Center* durchführten, lehrte R. Tyler die Schüler, dass mithilfe der Balancepunkte das Phänomen, das in der *Applied Kinesiology* als hochgradiges „Hinten-vorne-Switching" bezeichnet wird und dessen Ursache auch in schwachen Nackenmuskeln, lange anhaltendem Stress oder Kopfverletzungen liegen konnte, wirkungsvoll überwunden werden könne. Paul Dennison erkannte später, dass es sich bei diesem Syndrom um einen Teil des Sehnenschutzreflexes handelte, der uns davon abhält, uns (vor allem sprachlich) in expressiver oder rezeptiver Form voll am Geschehen zu beteiligen. Sind die Nackenmuskeln stark und die Kopf- und Körperdifferenzierung voll ausgebildet, so können die neurologischen Funktionskreise zwischen Gehirn und Körper ihre optimale Leistung erbringen.

Die Raumpunkte

Die Raumpunkte liegen an den Anfangs- und Endpunkten des „Gouverneursgefäßes", also des Meridians, der nach der Lehre der Akupunktur mit Gehirn, Wirbelsäule und Zentralnervensystem in Verbindung steht. Die Raumpunkte werden in der frühen Kindheit stimuliert, wenn das Baby sich vom Rücken auf den Bauch dreht oder wenn es beim Stillen gehalten wird. Die Raumpunkte regen die Wahrnehmung der Mittellinien aller drei Dimensionen des Körpers an und helfen bei räumlichen Aufgaben wie etwa dem Einparken eines Autos, beim Aufhängen eines Bildes oder beim Anordnen von Möbeln im Raum.

Das Energiegähnen

Mechanisch betrachtet ist die Beziehung zwischen den Propriozeptoren in Kiefer, Hüften und Füßen der Schlüssel zu Balance und Gleichgewicht für den ganzen Körper. 1981 lernte Paul Dennison von Dr. Janet Goodrich (Autorin von *Natürlich besser sehen*, Kirchzarten: VAK, 1986), wie man absichtlich gähnt, um das Sehen zu verbessern. Als sich seine eigene Sehkraft tatsächlich verbesserte, nahm er das Massieren der Kiefermuskeln in sein Programm auf und seither vermittelte er die Übung an seine Schüler.

Die Denkmütze

Diese Ohrenübung, die im *Touch for Health* und verschiedenen Akupressursystemen benutzt wird, stimuliert über 400 Akupunkturpunkte in den Ohren. Diese Punkte stehen zu allen Funktionen von Gehirn und Körper in Verbindung. Paul Dennison entdeckte, dass diese Übung für Sprechen und Sprachverständnis, für aktives Zuhören und Ausfiltern von Ablenkungen besonders effektiv ist. Durch die Denkmütze wird die Bedeutung der Wörter besser zugänglich und die nonverbalen Aspekte der Kommunikation wie Sprechrhythmus und Modulation werden besser verstanden.

Die Hook-ups

Wayne Cook, Pionier auf dem Gebiet bioenergetischer Felder, entwickelte die unter „Variationen“ beschriebene Übung. Die Hook-ups leiten sich daraus ab, mit ihrer Hilfe lassen sich die negativen Auswirkungen elektromagnetischer Felder ausgleichen. Die „Cook-Haltung“ (ein Bein liegt auf dem Knie des anderen) hat den zusätzlichen Vorteil, dass die Hüftbeugemuskeln sich entspannen, während die Brain-Gym-Version die Balance stärker betont.

Die Positiven Punkte

Paul Dennison lernte diese wichtigen Punkte auf den Stirnbeinhöckern bei Dr. Richard Tyler kennen und setzte sie in seinen Lernzentren ein, um bei seinen Schülern Entspannung und Ruhe zu fördern. Hatten die Schüler Angst, so unterbrachen Paul und die anderen Lehrer den Unterricht und hielten den Schülern die Positiven Punkte. Führten die Schüler die Übung selbstständig durch, verbesserten sich ihre Prüfungsergebnisse und ihre sportlichen Leistungen. Im *Touch for Health* sind diese Punkte für das Auflösen von emotionalem Stress (ESR) als neurovaskuläre Balancepunkte für den Magenmeridian bekannt. (Thie und Thie 2005, S. 38) Viele Menschen neigen dazu, ihren Stress im Magen zu „speichern“, was zu Bauchschmerzen und nervösem Kribbeln im Magen führen kann – ein Muster, das häufig in der Kindheit angelegt wird.

Die Eule

Die Eule ist eine Selbsthilfeübung zum Entspannen des oberen Trapezius-Muskels. Paul Dennison entwickelte sie als Möglichkeit, Spannungen abzubauen, die bei Arbeiten im Nahbereich (wie Lesen, Schreiben, Rechnen und Computerarbeit) auftreten können. In den ersten sechs Lebensmonaten aktiviert das Drehen des Kopfes den tonischen Nackenreflex – wesentliche Voraussetzung für die Entwicklung von Seitigkeit und Sprache. Wie der Elefant, so stellt auch diese Übung die Propriozeption der Nacken- und Schultermuskulatur – soweit sich diese auf auditive Fertigkeiten bezieht – wieder her. Dadurch verbessern sich auch die Fähigkeiten zuzuhören, zu denken und Zugang zum Gedächtnis zu finden.

Die Armaktivierung

Die Wahrnehmung der Beziehung zwischen sich bewegenden Körperteilen und einem statischen Kontext (den ruhenden Körperteilen), also die sogenannte kinästhetische Figur-Grund-Wahrnehmung, ist entscheidend für die Stabilität des Körpers, besonders während der Entwicklung ganz bestimmter Bewegungen für die Augen-Hand-Koordination. Das Kleinkind beginnt die Arme in dem Maße schrittweise vom Körper zu unterscheiden, als sie aus ihrer primären Funktion für die Erhaltung des Gleichgewichts gelöst werden. Mit dem Entwickeln dieser Übung folgte Paul Dennison der Annahme der Spezialisten für sensomotorische Entwicklung, dass feinmotorische Fertigkeiten sich entwickeln und verbessern, wenn grobmotorische Spannungen in Schultern und Brust gelöst werden.

Die Fußpumpe

Während seiner Arbeit mit Kindern, die eine verzögerte Sprachentwicklung aufwiesen, entdeckte Paul Dennison die Beziehung der Wadensehnen zu Selbstausdruck, Sprechen und Sprachentwicklung. Hyperaktive Kinder, die noch nicht sprechen konnten, waren nach dem Lösen der Wadenmuskulatur oft in der Lage, aufmerksam zu sein, zuzuhören, zu lernen und ihre Sprache zu entwickeln.

Der Schwerkraftgleiter

Paul Dennison lernte diese Übung von einem Lehrer für modernen Tanz, mit dem er an einer integrierten Körperhaltung arbeitete. Nach der Übung konnte er sich sofort mit mehr Leichtigkeit bewegen. Er nahm auch ein neues Gleichgewichtsgefühl und ein Gefühl relativer Freiheit in der Schwerkraft wahr. Schüler, die den Schwerkraftgleiter von ihm lernten, berichteten von einem besseren Gefühl für Fokus und zeigten auch entsprechende Verbesserungen ihrer schulischen Leistungen, was Sprachverständnis und -ausdruck betraf. Zwischen dem vierten und sechsten Lebensmonat entwickelt das Kleinkind eine balancierte Sitzhaltung und die Körperdrehung zur Mittellinie sowie die Koordination der Bewegungen von Hüften und Kopf. Bis zum Alter von etwa drei Jahren sitzen die meisten Kinder ganz natürlich auf ihrem ganzen Gesäß und den Sitzhöckern, was ihnen die Ausrichtung von Kopf und Hüften ermöglicht. Übermäßig langes Sitzen und das Vorschieben des Kopfes kann zu einer Fehlausrichtung der Körperhaltung und schlechten Sitzgewohnheiten führen.

Die Wadenpumpe

Paul Dennison entdeckte die Wadenpumpe, als er mit Jugendlichen und Erwachsenen arbeitete, die sich weder verbal ausdrücken noch mit eigenen Worten sinnvolle schriftliche Antworten zu bekannten Themen verfassen konnten. Er beobachtete, dass diese Menschen ihre Knie blockierten, dadurch den Sehnenschutzreflex auslösten und die Wadenmuskeln verspannten. Er variierte eine Übung zum Lösen der Kniesehnen, die er als Marathonläufer gelernt hatte, dahingehend, dass sie besonders die Wadenmuskulatur ansprach. So wurde die Wadenpumpe entwickelt, die die Aufmerksamkeit der Schüler auf die Wadenregion lenken soll, wo unser Instinkt, uns zurückzuhalten, im Körperlichen angesiedelt ist. Schüler nehmen oft aktiver am Unterricht teil und finden Zugang zu ihren sprachlichen Fähigkeiten, sobald dieser Reflex zum Zurückhalten gelöst ist.

Das Erden

Das Erden ist ein Eckpunkt unter den Längungsbewegungen, denn diese Übung sorgt für sichere Aktivierung von Muskelsystemen, die Ober- und Unterkörper sowie die Links-rechts- und Vorne-hinten-Dimensionen des Körpers verbinden, bewegen und stabilisieren, indem sie die Muskeln balanciert, die die Stabilität des Beckenbodens unterstützen. Aufgrund ihrer Vertrautheit mit *Touch for Health* und den Techniken der Posturalen Integration erkannte Gail Dennison die Wichtigkeit dieser Bewegung und modifizierte für diese sanfte Längung der Iliopsoas-Muskelgruppe eine Übungshaltung mit dem Namen „Bogenschütze". Auch in der Tanztherapie, im Sport und allen Kampfkünsten spielen Stärke und Flexibilität der Iliopsoas-Muskelgruppe eine herausragende Rolle.

Brain-Gym® beim Arbeiten und beim Spielen

In diesem Abschnitt sind die körperlichen Fertigkeiten so aufgelistet, dass sie leicht bestimmten Bereichen zugeordnet werden können, die gefördert werden sollen. Natürlich kommen diese Fertigkeiten in der realen Lernerfahrung nicht isoliert vor. Wir empfehlen, jede Fertigkeit für sich zu bearbeiten, bis die Lernenden in der Lage sind, diese mit Leichtigkeit und Zuversicht selbstständig anzuwenden. Dafür sollen zunächst die vorgeschlagenen Übungen herangezogen werden; dann wählen die Lernenden aus allen 26 Übungen die für sie passenden aus!

An der Mittellinie ausgerichtete Bewegungen: Grobmotorisches Spielen oder bequemes Halten eines Gegenstandes

Entspannter Einsatz des Körpers beim Laufen, Springen, Hüpfen, Klettern oder beim Halten eines Buches. Betrifft koordinierte Bewegungen von Hüften und Schultern in dynamischer kontralateraler Balance für Stabilität, Orientierung und für eine Körperhaltung, die Wohlbefinden erzeugt.

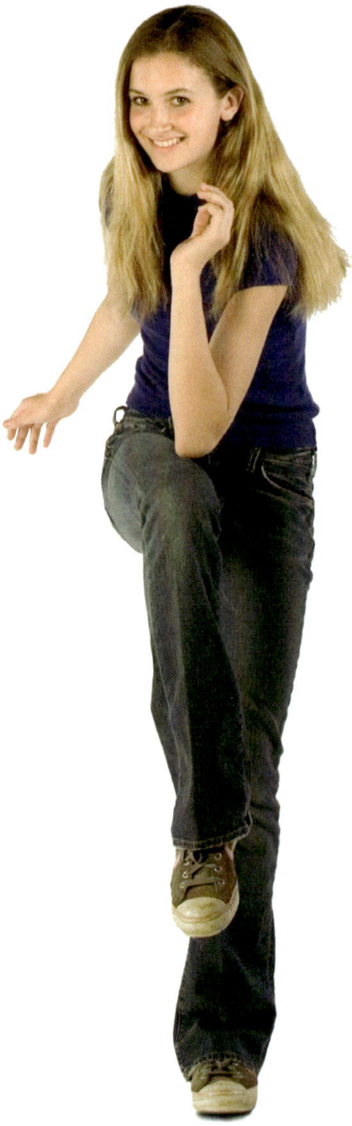

Überkreuzbewegung

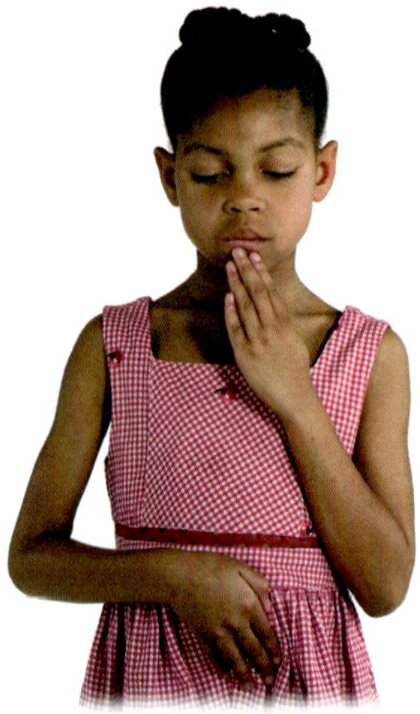

Erdpunkte

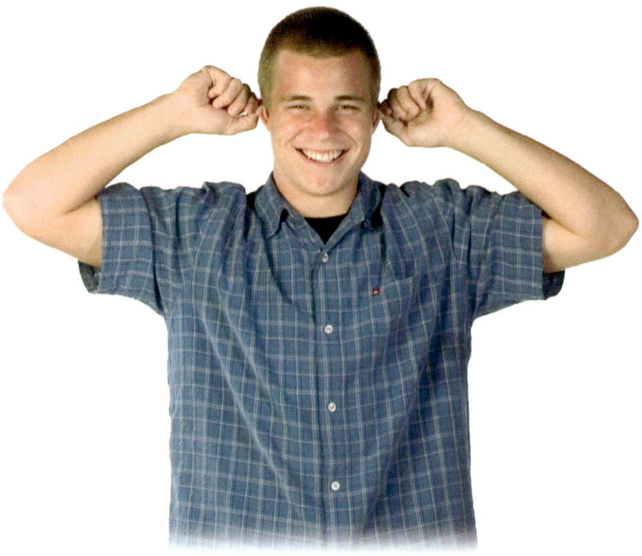

Denkmütze

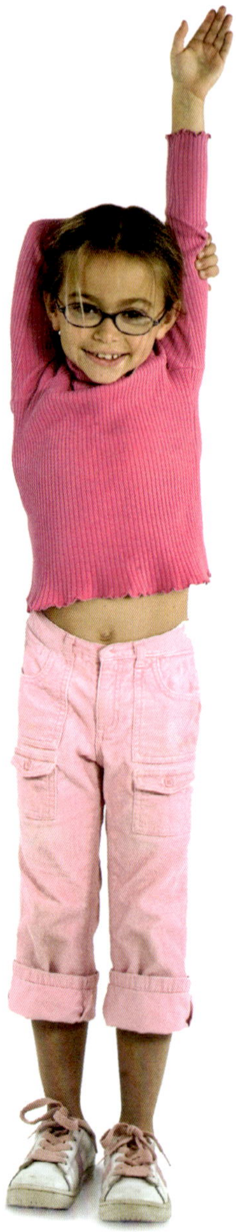

Armaktivierung

An der Mittellinie ausgerichtete Bewegungen: Mit Gegenständen im Mittelfeld arbeiten

Müheloser, kombinierter Einsatz beider Hände und Augen sowie bequeme Körperhaltung bei Tätigkeiten wie Sortieren, Stapeln, Schneiden und Anmalen. Betrifft koordinierte Bewegungen des Kopfes, der Schultern und der Arme in dynamischer Balance mit dem Unterkörper; für mühelose Körperhaltung und für Stabilität, die für den Einsatz von Händen und Augen beim Legen von Puzzles, bei allen kreativen Arbeiten und allen konkreten Arbeitsabläufen notwendig ist.

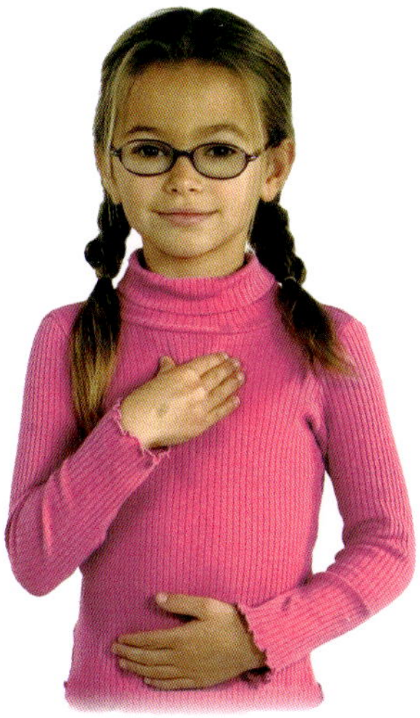

Gehirnpunkte

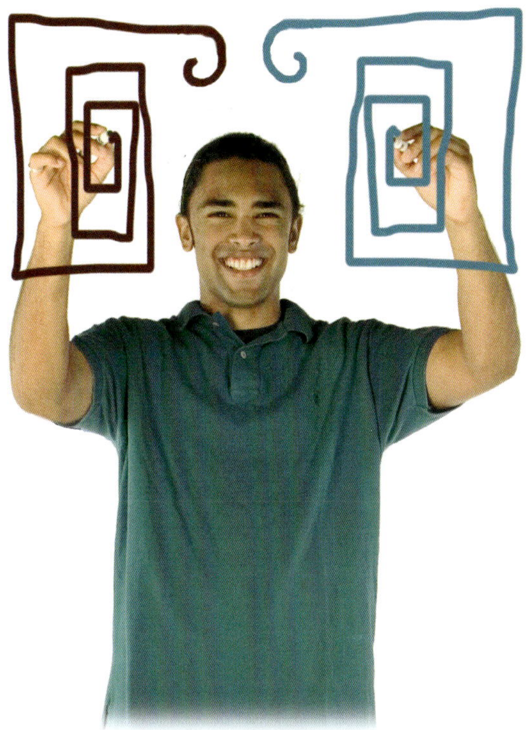

Simultanzeichnen

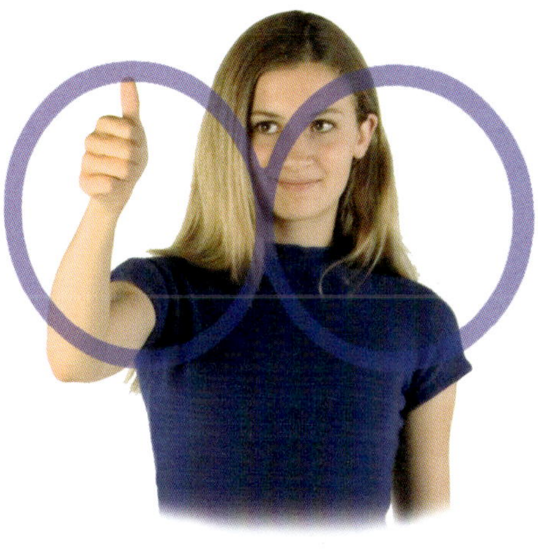

Liegende Acht

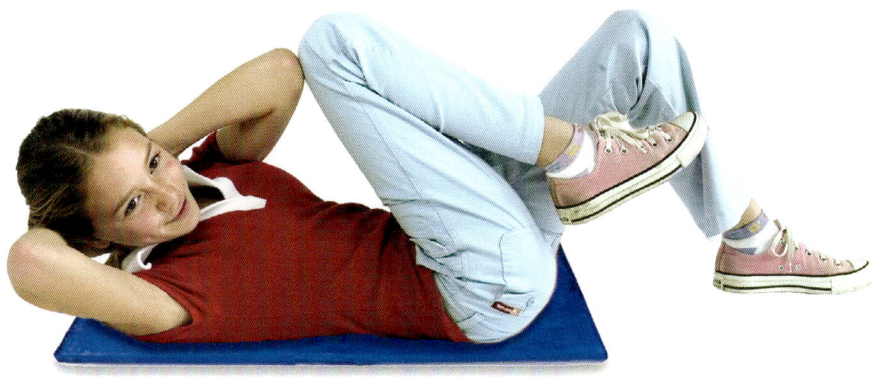

Überkreuzbewegung mit Aufsitzen

Fertigkeiten der Selbstwahrnehmung

Überqueren der auditiven Mittellinie für deutliches Hören und Sprechen: Aktives Zuhören unter Einbeziehung äußerer wie innerer Rückmeldung und Vorausmeldung

Aktives Zuhören bedarf sowohl der Aufnahme wie auch der Verarbeitung von Bedeutung und ist eine Grundvoraussetzung für effektive Kommunikation. Äußerlich sind sowohl für deutliches Hören (Drehen des Kopfes) wie auch für deutliches Sprechen („Mechanik" des Sprechens) motorische Reaktionen notwendig. Innerlich müssen wir einen Zugang zu Gedanken und Assoziationen finden und sie interpretieren, um aus der eigenen Erfahrung heraus antworten zu können. Eine vollständige Feedback- und Feedforwardschleife ermöglicht Verstehen und Ausdrücken.

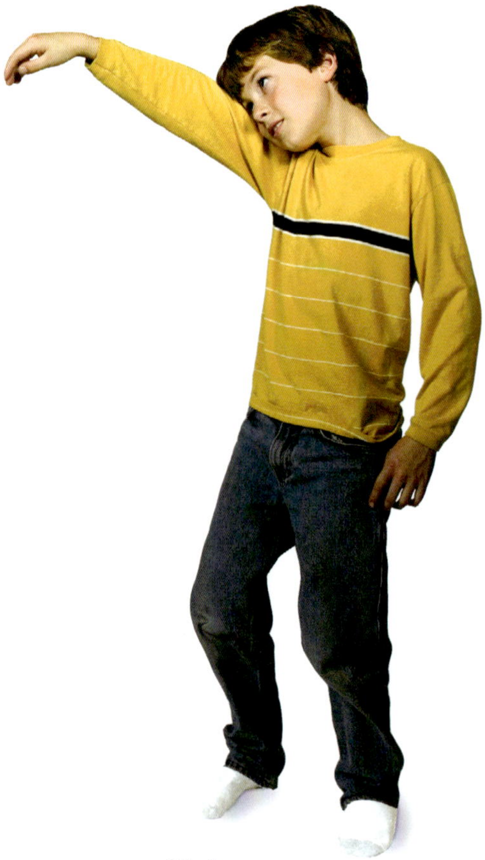

Elefant

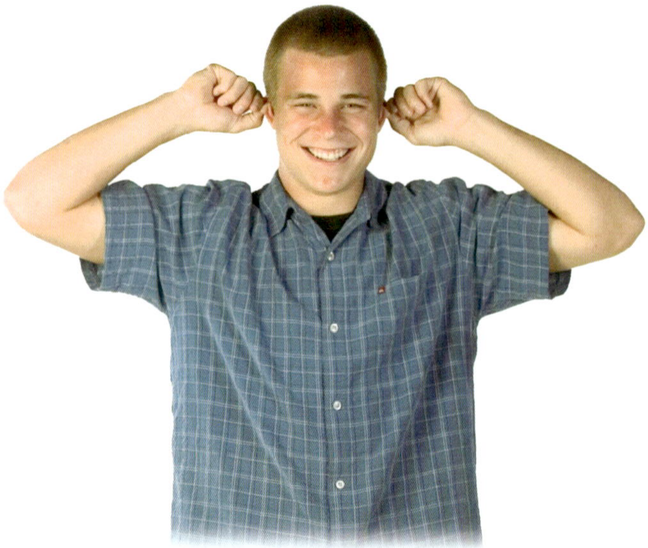

Denkmütze

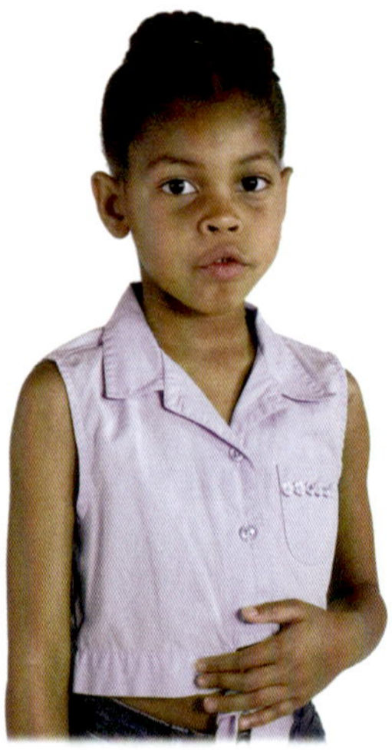

Bauchatmen

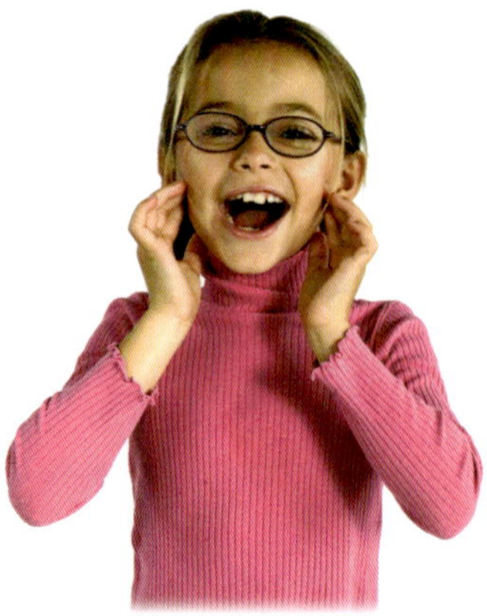

Energiegähnen

Positives Selbstbild: Wertschätzung seiner selbst als Ziel wie auch als Weg selbstbestimmten Lernens

Unser persönlicher Raum ist die uns unmittelbar umgebende Sphäre rund um unseren Körper. Empfinden wir innerhalb seiner Grenzen Zuversicht, so trägt dies dazu bei, dass wir uns sicher fühlen, den Raum der anderen respektieren und wissen, wann es angebracht ist, ein Risiko einzugehen. Von diesem Raum können wir Gedanken und Gefühle und unseren Selbstausdruck aussenden.

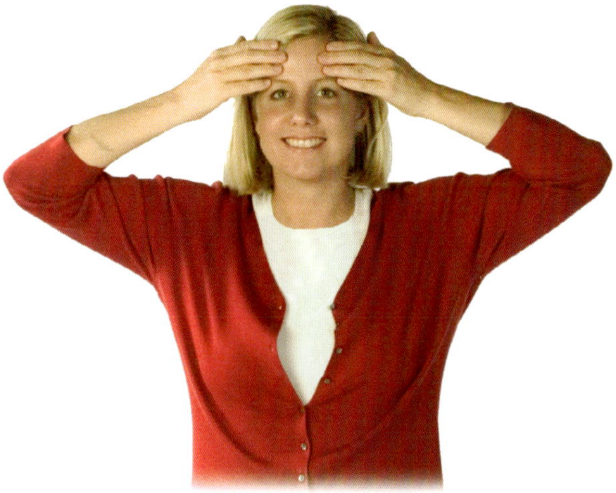

Positive Punkte

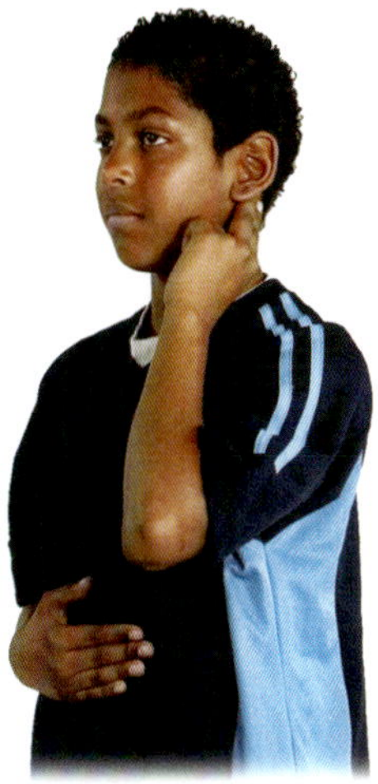

Balancepunkte

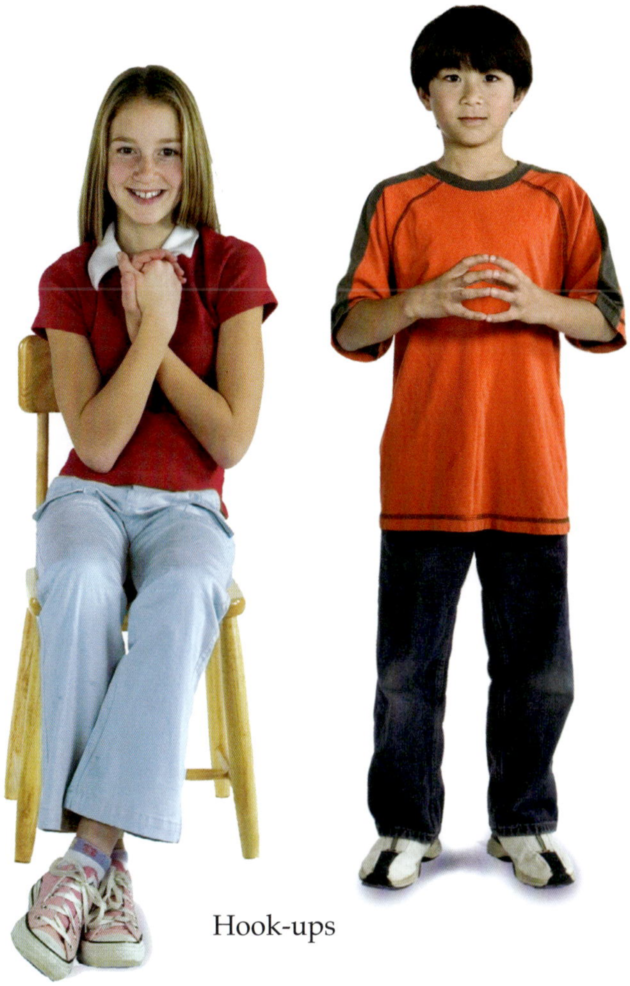

Hook-ups

Ganzkörperkoordination für Sport und Tanz: Aktivierung grundlegender Gehirn-Körper-Reflexe, während man in Bewegung ist

Innerhalb des gesamten Spektrums körperlicher Bewegung (unsere „Kinesphäre“ mit den Dimensionen links / rechts, oben / unten und vorne / hinten) legt man die eigenen Grenzen fest und unterscheidet zwischen entspannten und aktiven Bereichen des Körpers. Dies eröffnet den Zugang zur eigenen visuellen und kinästhetischen Figur-Grund-Wahrnehmung, etwa zur Fähigkeit, auf einem Spielfeld der Bahn eines Balls leicht mit den Augen zu folgen oder zur Augen-Hand-Koordination für Werfen und Fangen. Durch das Organisieren der eigenen Bewegungen erreichen wir größere Bewegungsautonomie. Fußpumpe und Wadenpumpe tragen dazu bei, dass beim Gehen die Ferse zuerst aufgesetzt wird; sie helfen, die Füße zu entspannen und nach vorne auszurichten.

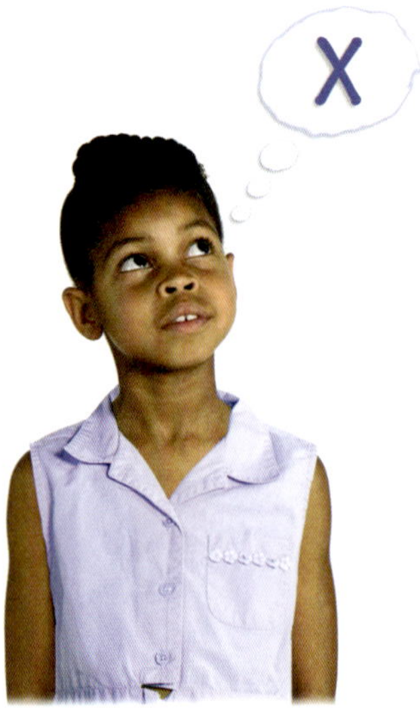

An ein X denken

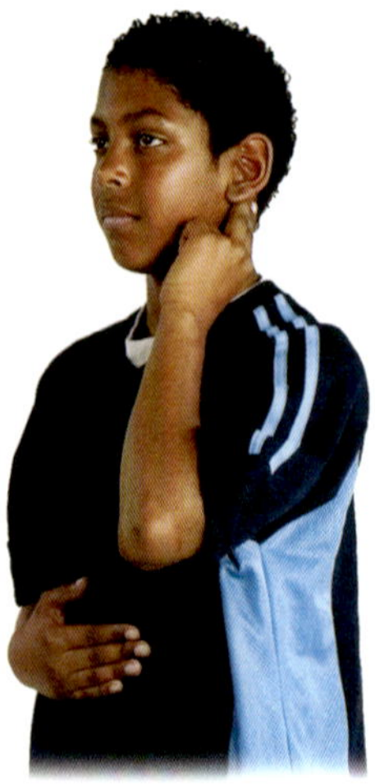

Balancepunkte

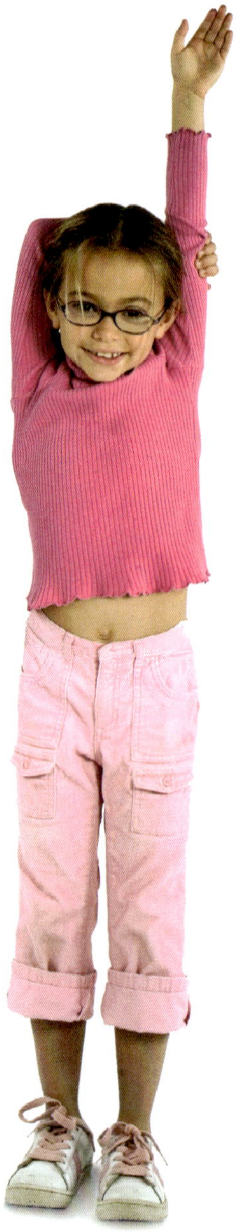

Armaktivierung

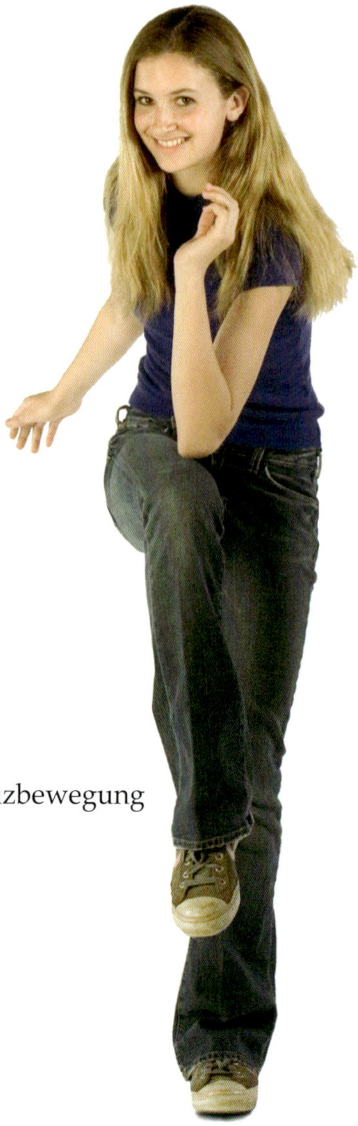

Überkreuzbewegung

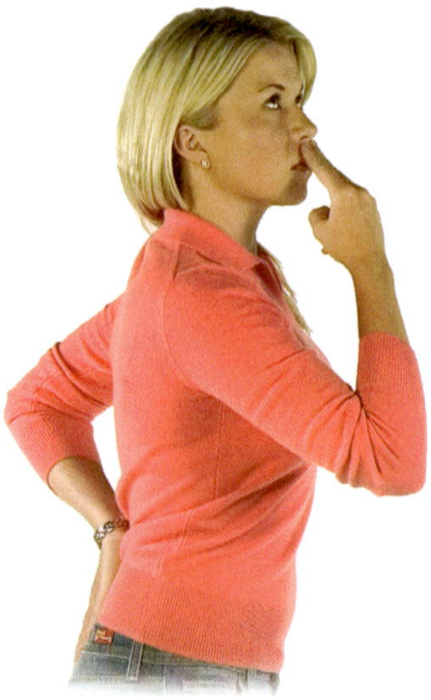

Raumpunkte

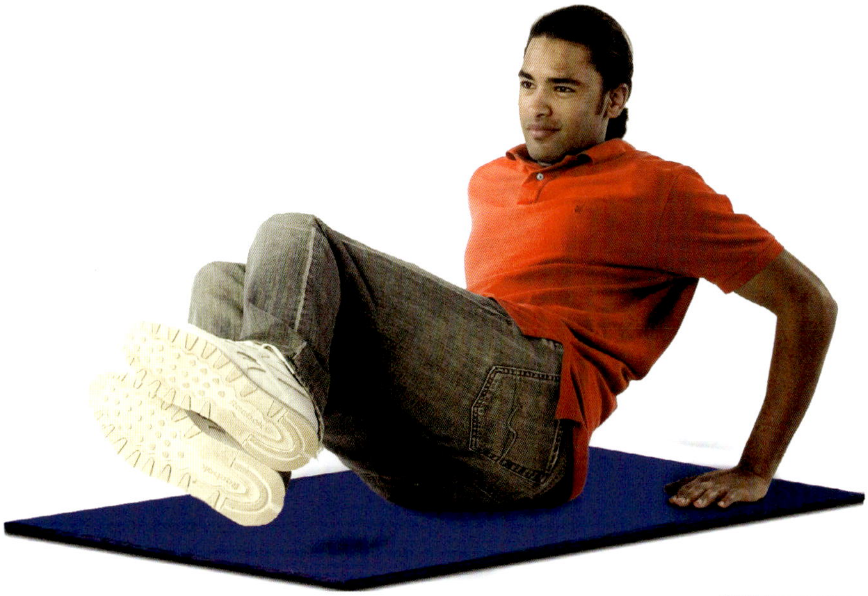

Beckenschaukel

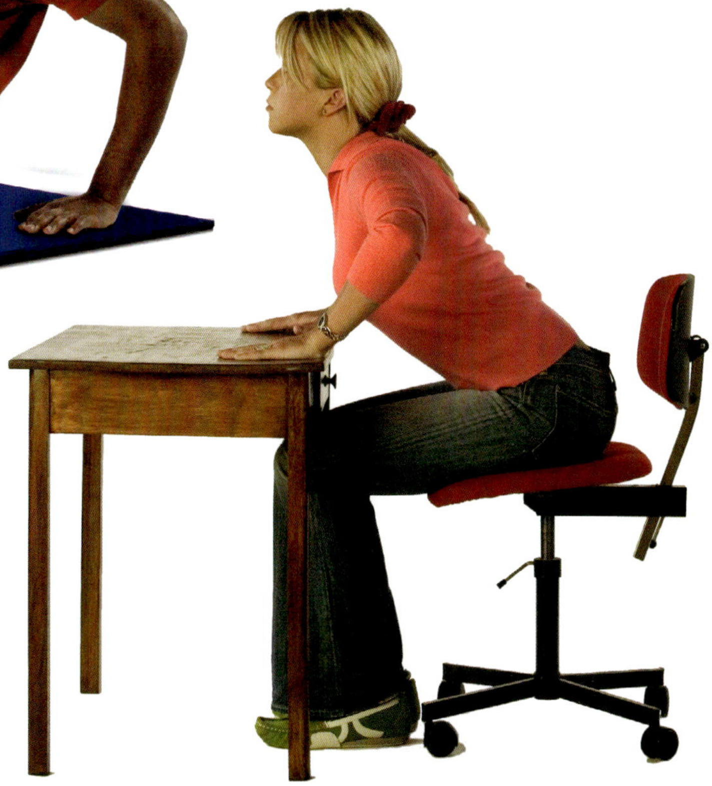

Energetisierer

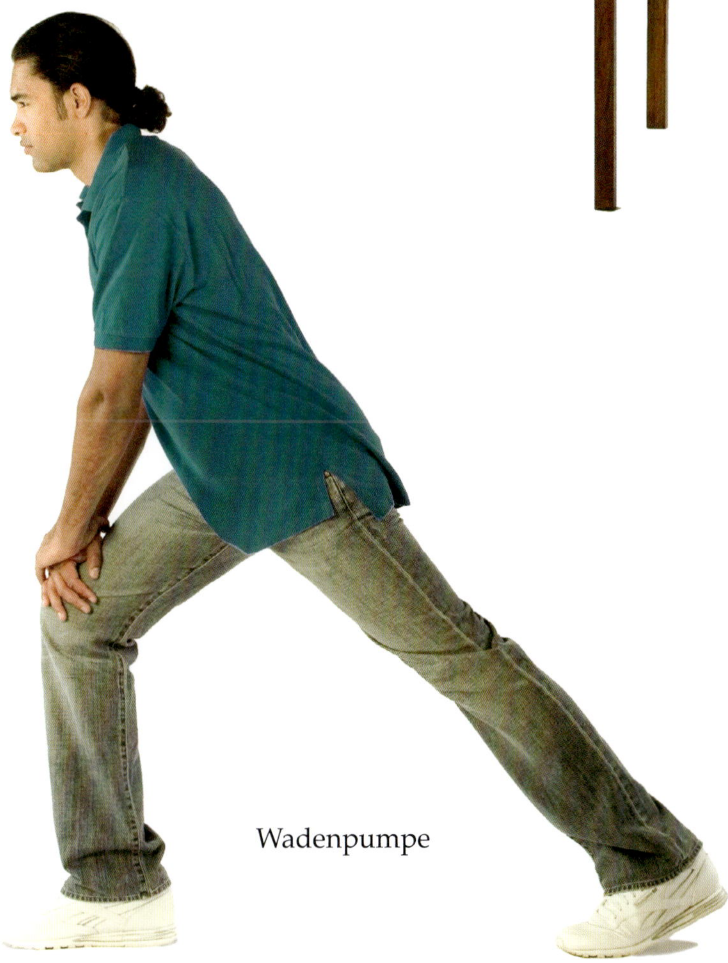

Wadenpumpe

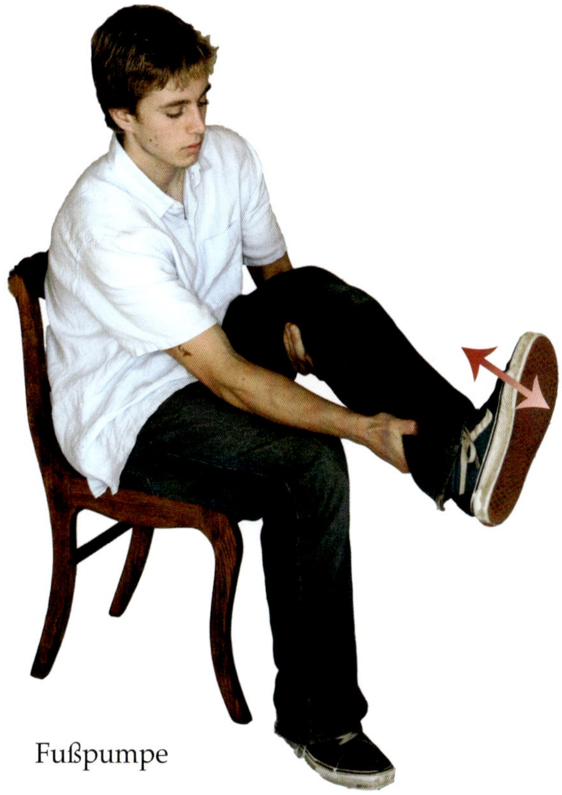

Fußpumpe

Grundlegende Fertigkeiten für das Lesen

Überqueren der visuellen Mittellinie: Die Augen zusammen und mit Leichtigkeit horizontal über die Mittellinie einer Buch- oder Heftseite bewegen

Die Entwicklung der visuellen Fertigkeiten für das Lesen beginnt mit der Fähigkeit, beide Augen gemeinsam über das visuelle Mittelfeld zu bewegen und dabei zwischen den beiden Seiten rechts und links der vertikalen Mittellinie nach Bedarf hin- und herzuwechseln. Beim Lesen muss ein Auge führen und den Fokus auf die einzelnen Komponenten richten (für Inhalt und semantische Informationen wie Buchstaben, Wörter und Bedeutung), das andere Auge muss folgen und den Zusammenhang herstellen (für kontextuelle und syntaktische Informationen: Klang, Phrasierung, Interpunktion). Theoretisch haben beide Augen Zugang zu jeder dieser Fertigkeiten, in der Praxis muss jedoch ein Auge die Führung übernehmen, während das andere für das Verbinden der Details zuständig ist. Stress beim Erlernen dieser Aufgaben des Fokussierens und Verschmelzens kann visuelle Desorientierung verursachen.

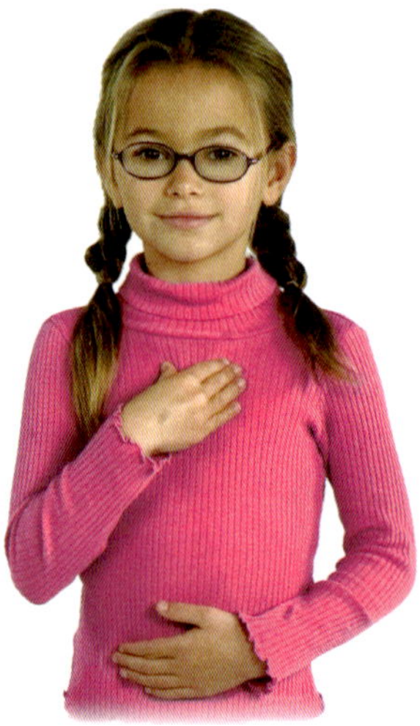

Gehirnpunkte

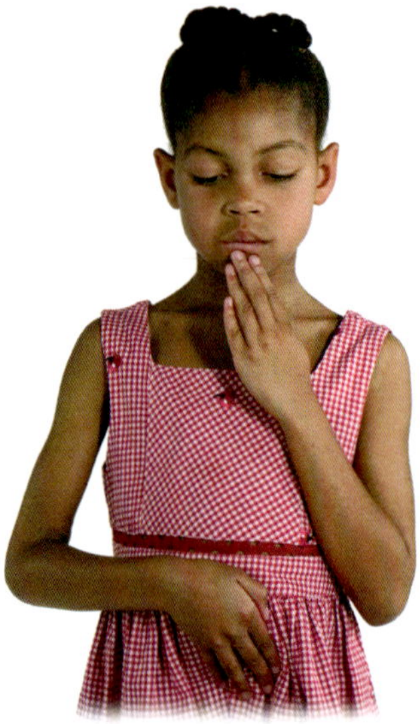

Erdpunkte

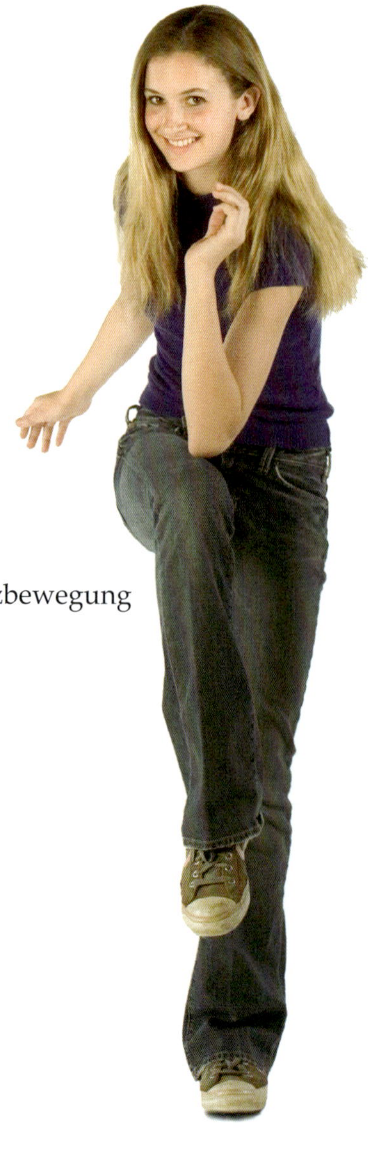

Überkreuzbewegung

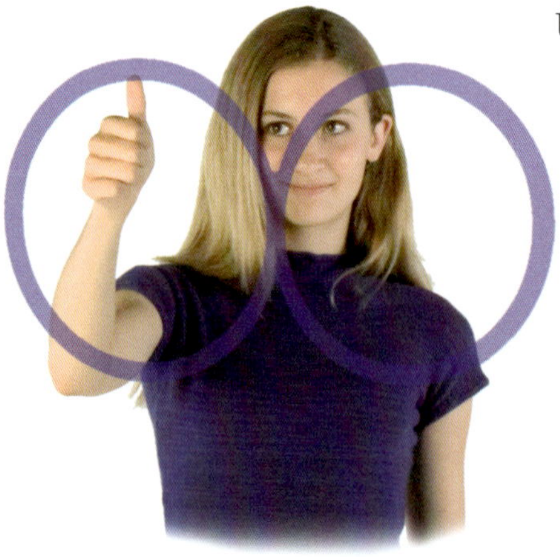

Liegende Acht

Lautes Lesen: Ausdrucksvolles Vorlesen mit Gefühl und Interpretation

Leseanfänger finden irgendwann heraus, dass sie durch lautes Lesen Gedanken vermitteln und eine Geschichte zum Leben erwecken können. Um nicht einfach nur mechanisch, sondern ausdrucksvoll lesen zu können, müssen wir zunächst in der Lage sein, sprachliche Symbole zu dekodieren. Der Kode, den wir Alphabet nennen, beinhaltet auditive, visuelle und motorische Komponenten, die dem Lesenden ermöglichen, die Buchstaben zu hören, zu sehen und in gesprochene Sprache zu übertragen.

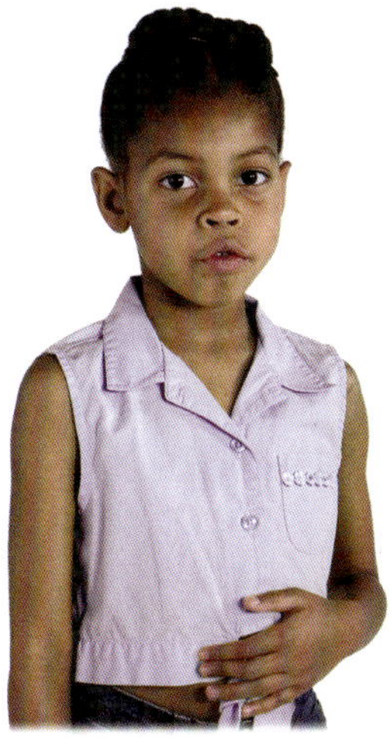

Bauchatmen

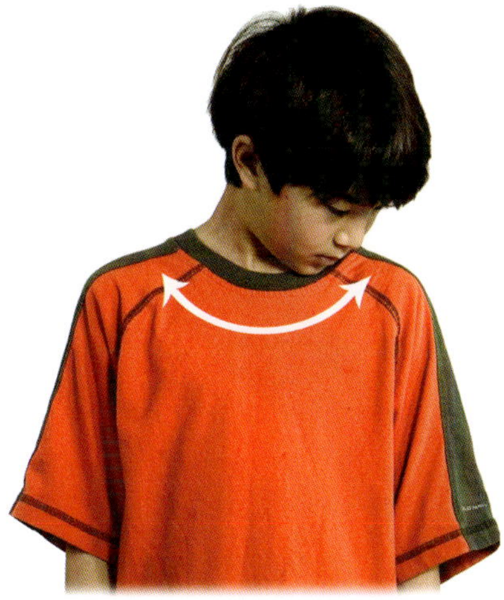

Nackenrollen

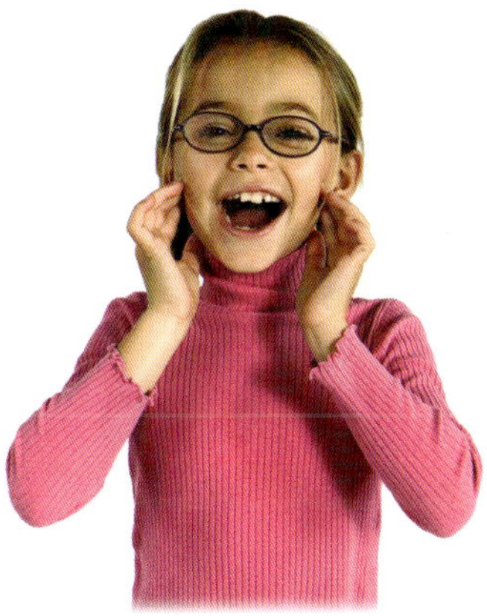

Energiegähnen

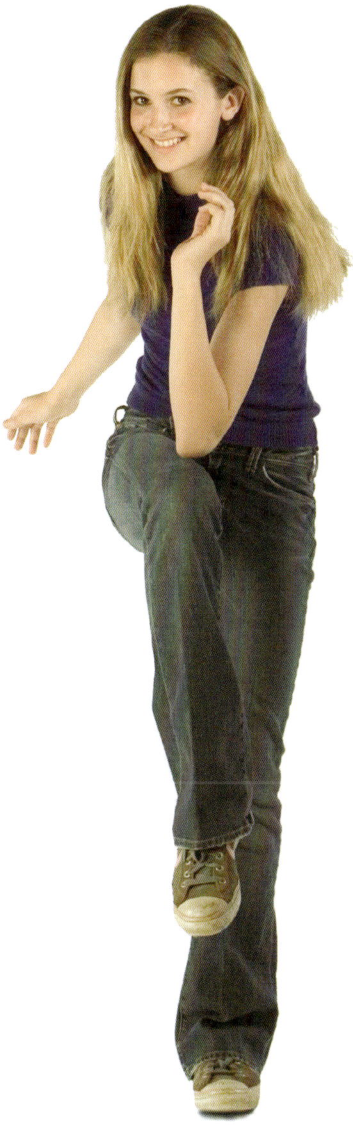

Überkreuzbewegung

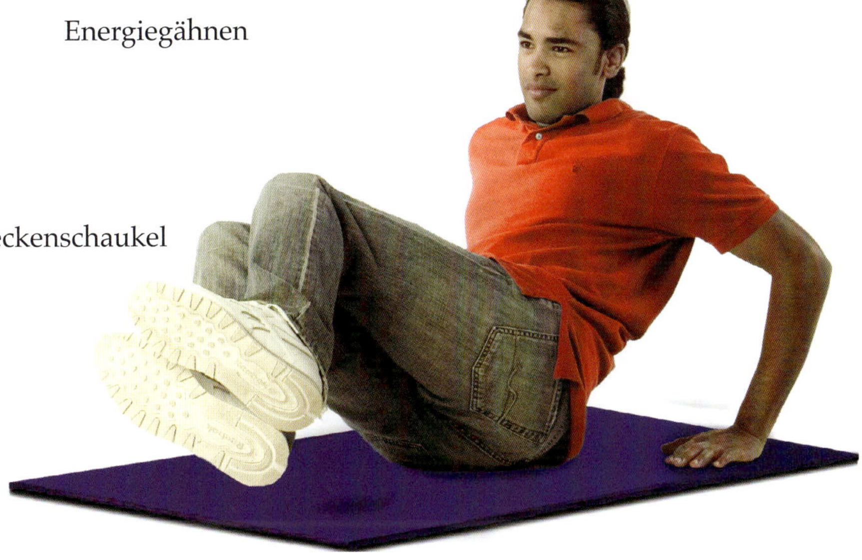

Beckenschaukel

Leseverständnis: Geschriebenes aufnehmen und sich zu eigen machen, für fokussiertes Lesen

Lesen erfordert aktives Rekonstruieren der verschlüsselten Mitteilung des Autors. Denn anders als bei Piktogrammen haben die Symbole des *alphabetischen* Kodes keine eigene Bedeutung. Erfolgreiche Kommunikation mithilfe des geschriebenen Wortes kommt dann zustande, wenn der Schreibende Bedeutungsinhalte verschlüsselt und der Leser diese entschlüsselt und sich zu eigen macht.

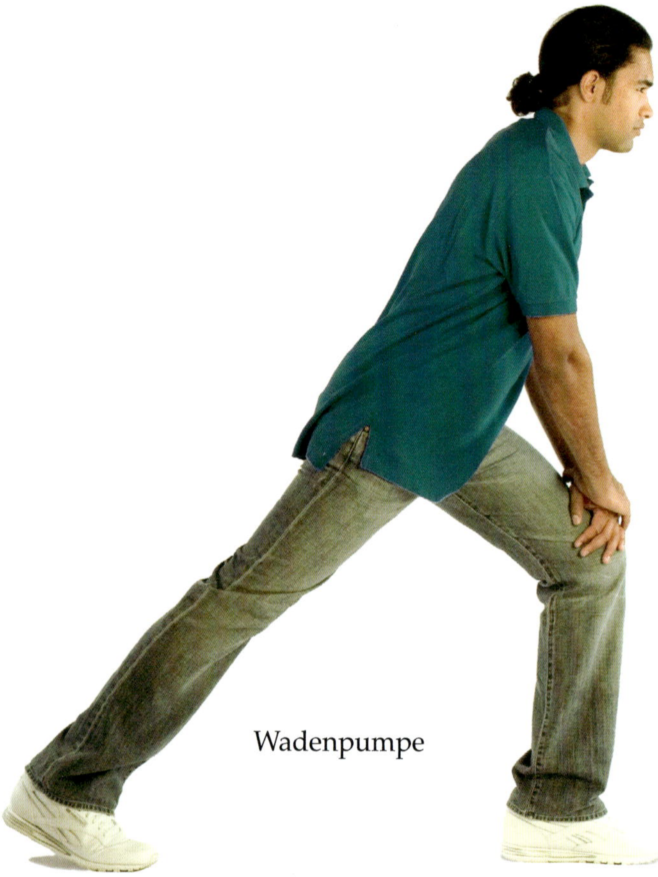

Wadenpumpe

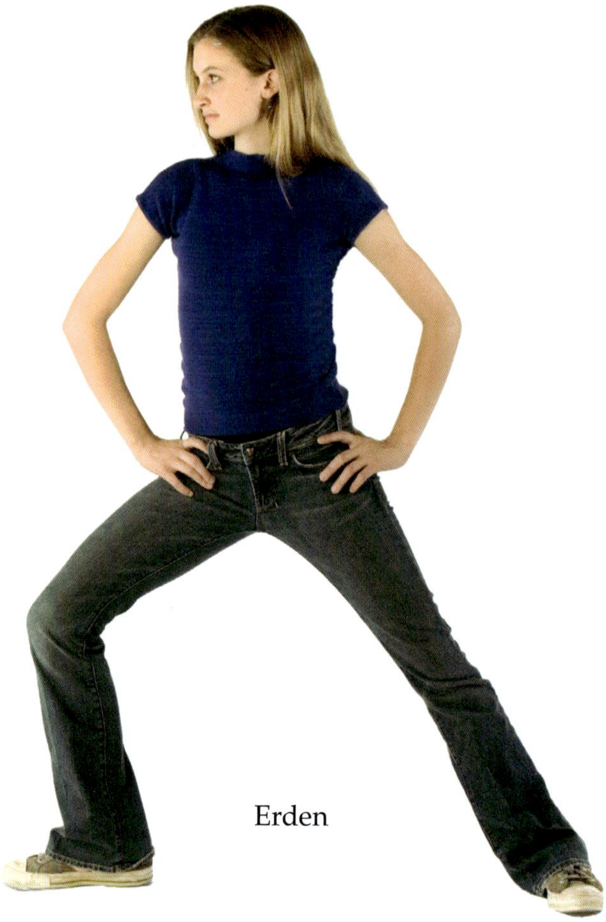

Erden

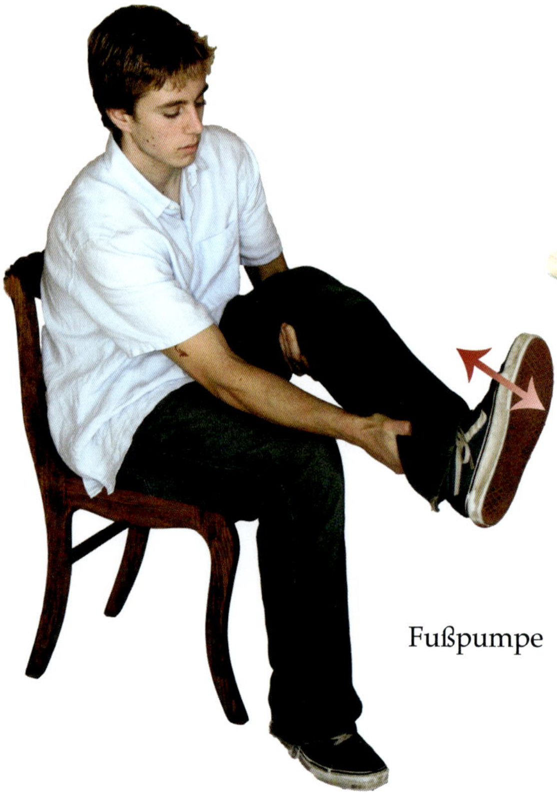

Fußpumpe

Grundlegende Fertigkeiten für das Denken

Organisieren (ordnen): Die Augen in jede Richtung bewegen, ohne dass Verwirrung entsteht

Das Handhaben von Gegenständen im Raum bereitet die Lernenden auf lineare Sprachverarbeitung und den Umgang mit numerischen Symbolen auf einer Buch- oder Heftseite vor. Müheloser Zugang zur Verarbeitung von Input aus vielen verschiedenen Richtungen und Sinneskanälen (oder Modalitäten: visuell, auditiv, taktil und kinästhetisch) bereitet die Lernenden auf Lesen und Rechnen vor. Erst wenn Begriffe wie links, rechts, oben, unten und Mitte als eigenständige visuelle Räume erkannt werden, können Wörter oder Symbole in eine geordnete Abfolge gebracht und verstanden werden, wenn sie in Spalten erscheinen. Und je vertrauter Lernende mit numerischen Mengen und Eigenschaften werden, umso schneller können sie Querbezüge zwischen dem Symbolischen und dem Praktischen, Berührbaren, Realen herstellen.

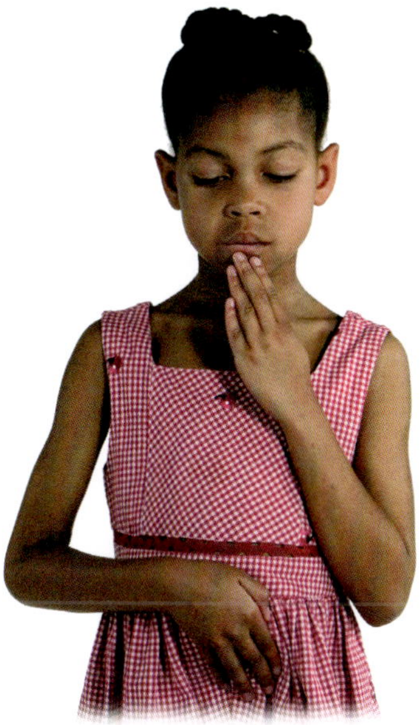

Erdpunkte

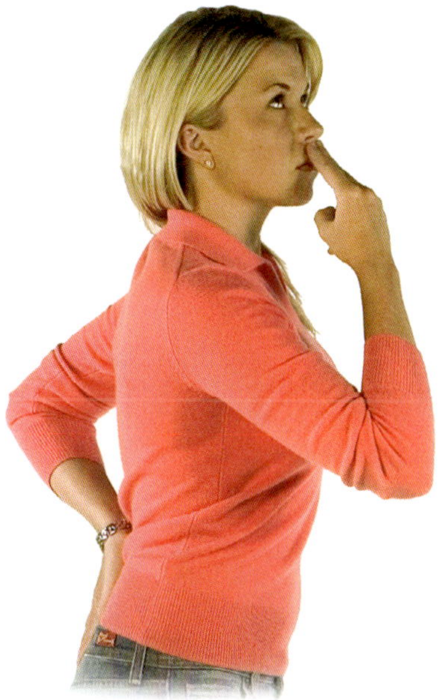

Raumpunkte

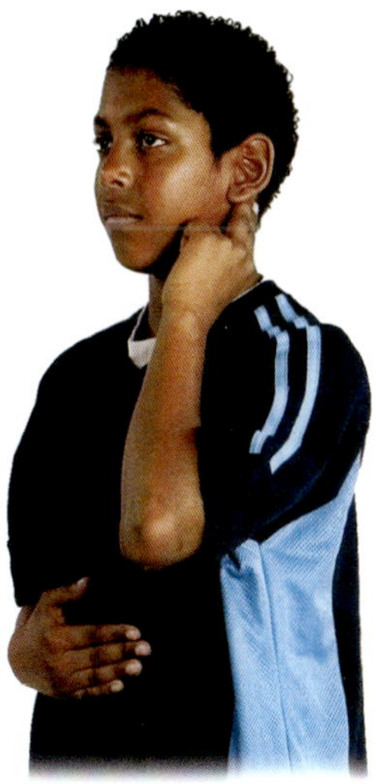

Balancepunkte

Buchstabieren / Rechtschreibung: Auf das visuelle Gedächtnis zugreifen und gleichzeitig auditive Ausdrucksformen (Laute) bilden

Das Beherrschen der Rechschreibung erfordert das Speichern von Informationen durch das Entwickeln von Kurzzeit- und Hörgedächtnis (für die lineare Abfolge von Lauten) sowie des visuellen Langzeitgedächtnisses (für Worterkennung und Assoziationen).

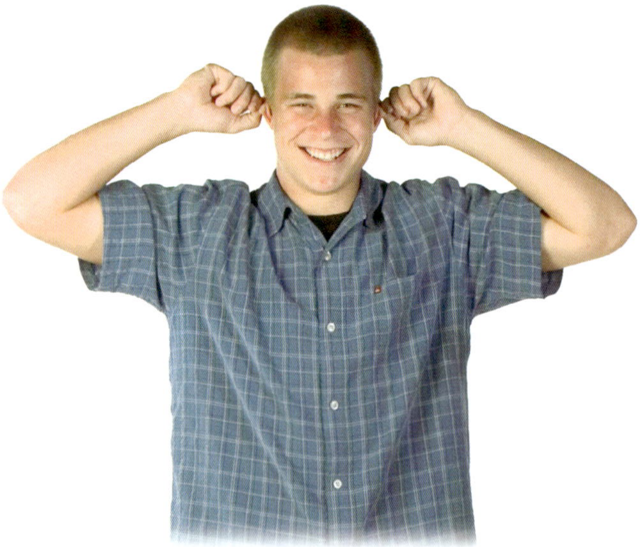

Denkmütze

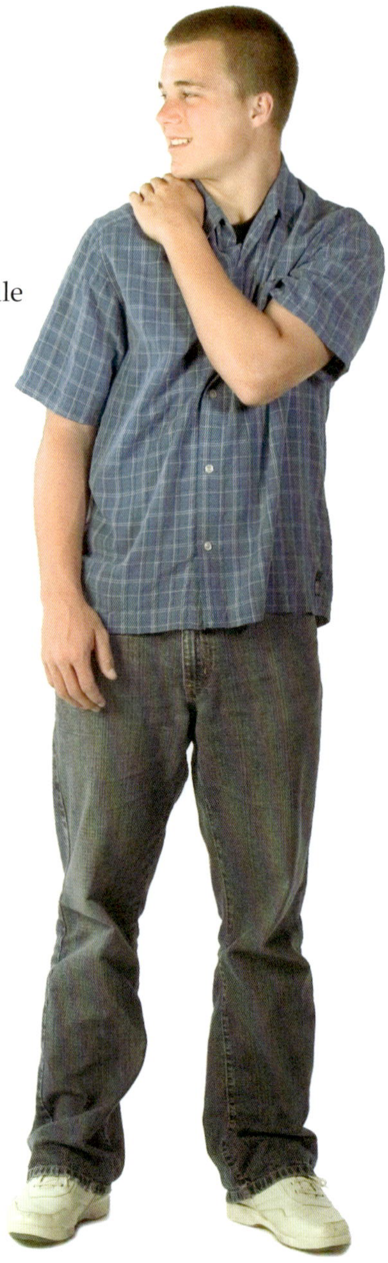

Eule

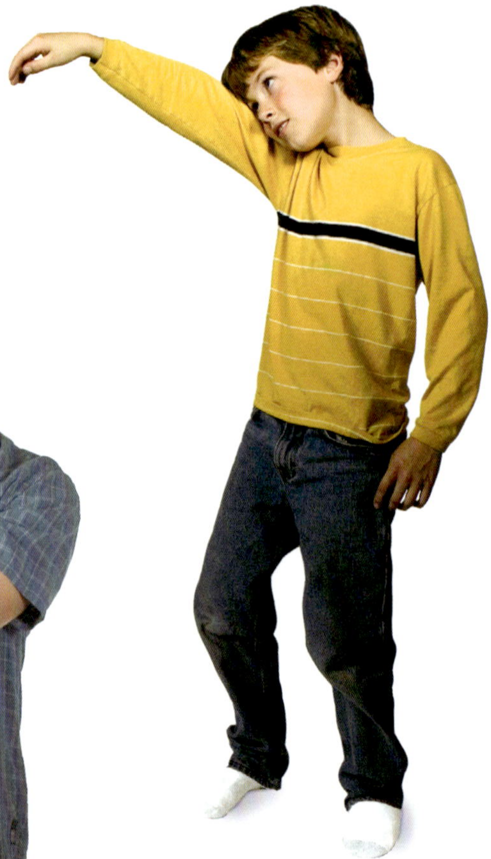

Elefant

Rechnen und Mathematik: In einem verschiedene Richtungen vereinigenden, oft mehrdimensionalen Feld arbeiten

Der Zugang zu mathematischen Fertigkeiten lässt sich leichter herstellen, wenn Begriffe wie Raum, Masse, Menge und die Beziehung zwischen konkreten Gegenständen bereits verinnerlicht worden sind.

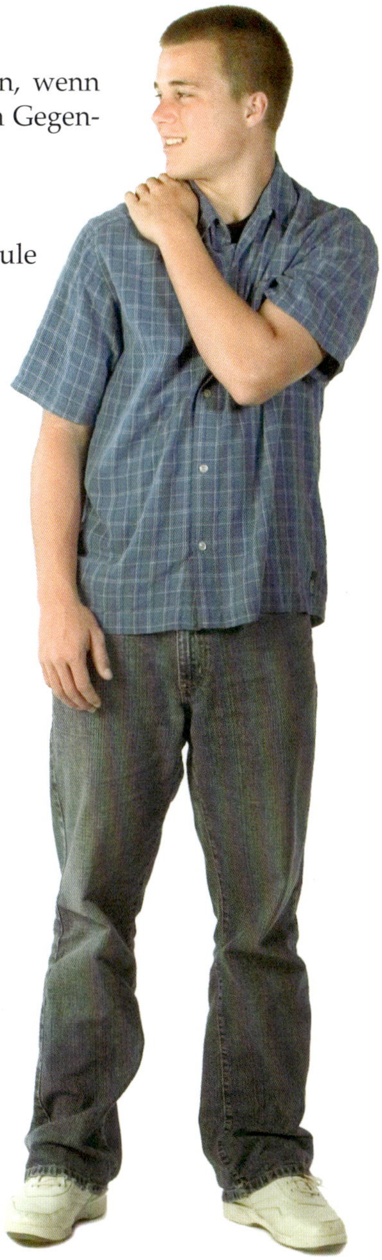
Eule

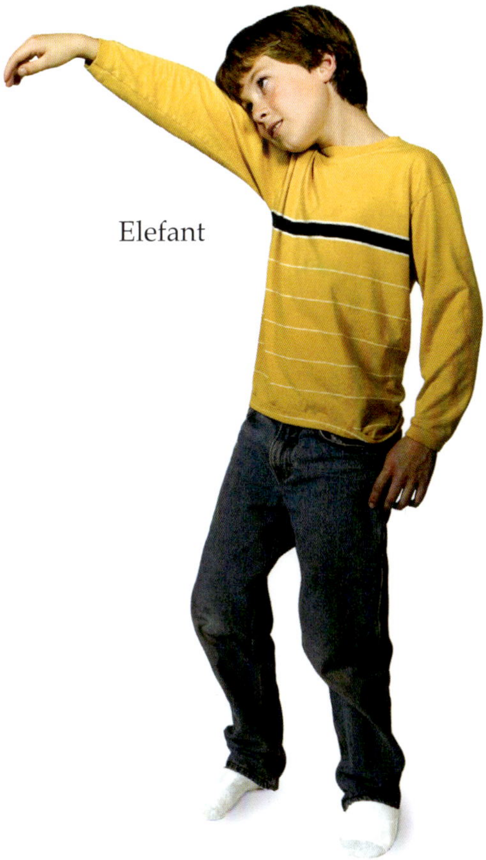
Elefant

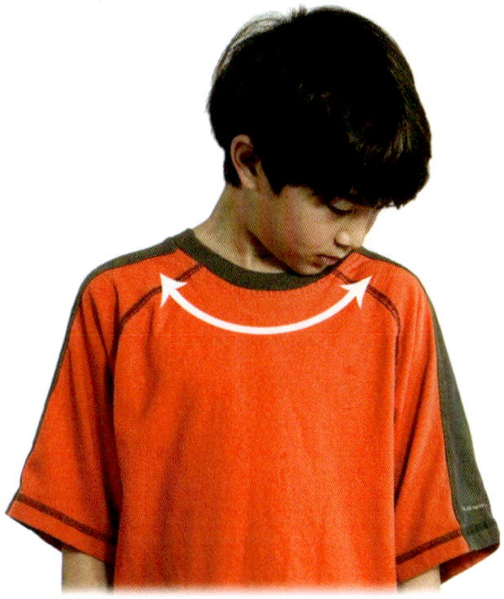
Nackenrollen

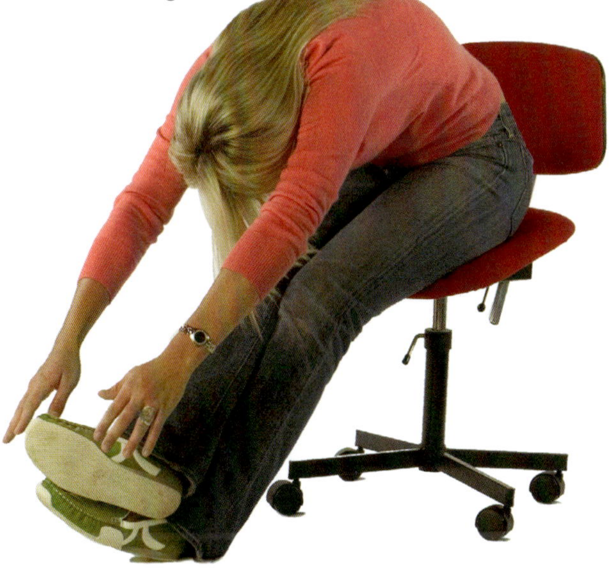
Schwerkraftgleiter

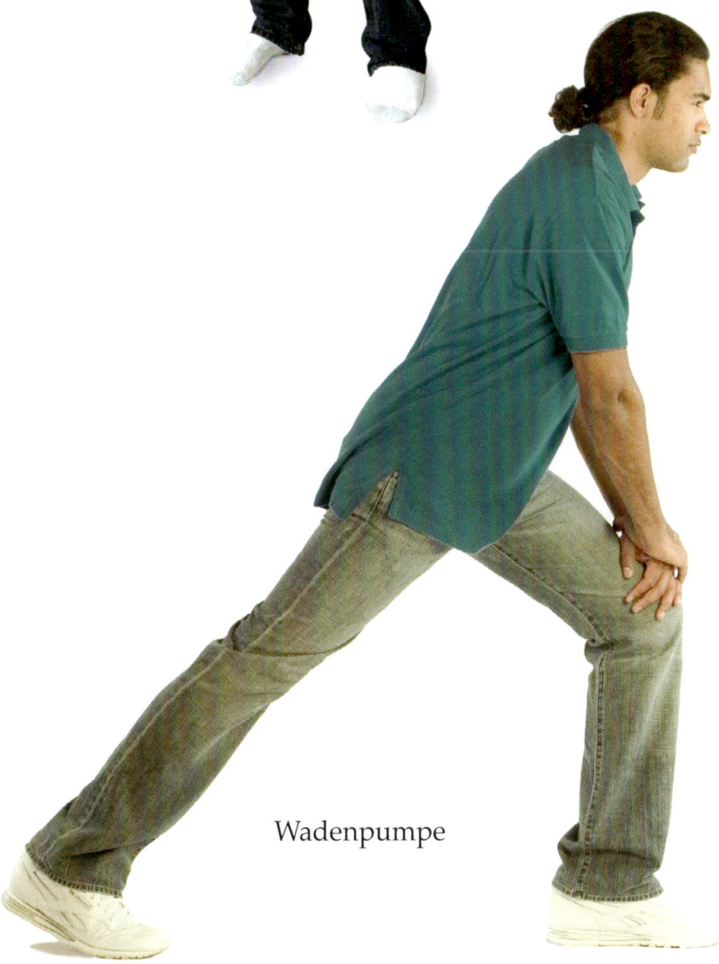
Wadenpumpe

Grundlegende Fertigkeiten für das Schreiben

Augen-Hand-Koordination: Zeichnen im linken, rechten, oberen und unteren Gesichtsfeld – für Druckschrift, Schreibschrift und richtiges Handhaben des Schreibgeräts

Symbole (wie Buchstaben, Zahlen und Bilder) transportieren Bedeutung. Der Wunsch, über Symbole zu kommunizieren, ist der erste Schritt zum Erwerb von Schreibfertigkeiten. Dafür müssen zunächst die grundlegenden Bewegungen für das Schreiben mit der Hand erlernt werden, denn sie fördern beidäugiges Sehen und kreativen Ausdruck und schaffen so die Voraussetzungen für späteres Arbeiten an einer Tastatur. Die grobmotorischen Bewegungen der Übungen schaffen die Basis für Händigkeit und feinmotorische Kontrolle, die für Zeichnen, Schreiben und Arbeiten an einer Tastatur benötigt werden.

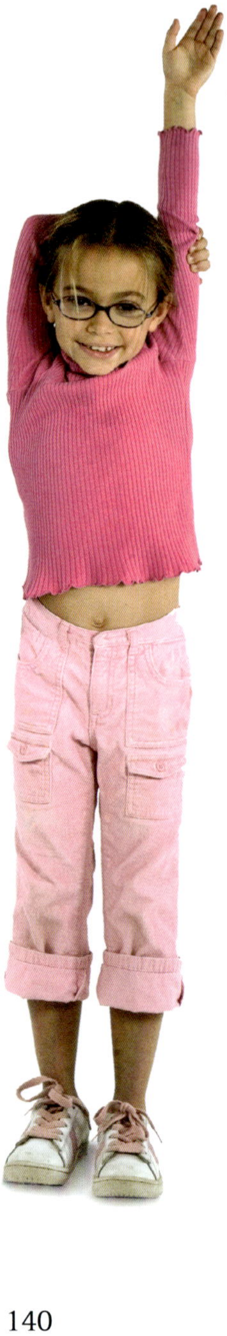

Armaktivierung

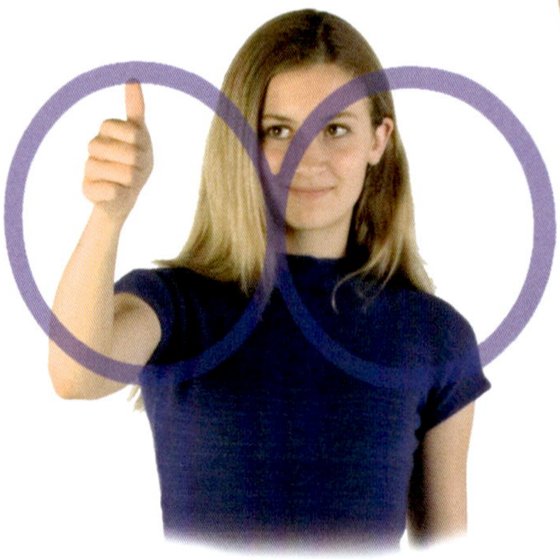

Liegende Acht

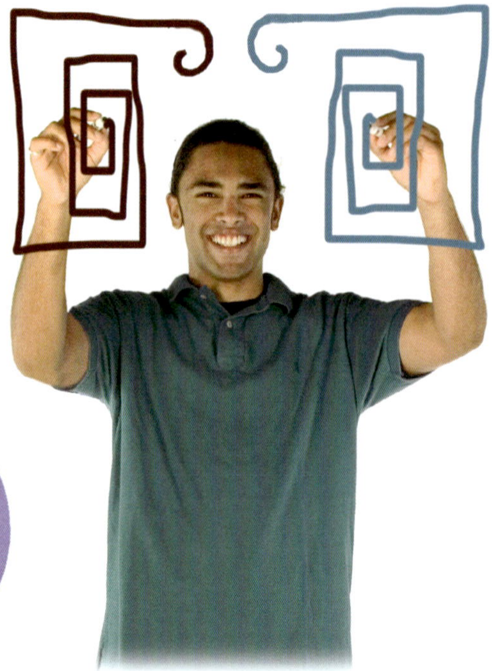

Simultanzeichnen

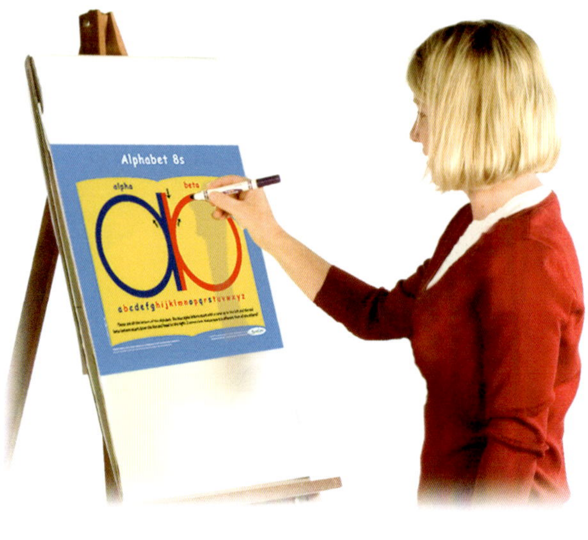

Alphabet-Acht

Kreatives Schreiben als Akt sprachlichen Ausdrucks durch Zugreifen auf und Übertragen von Erfahrungen aus dem Langzeitgedächtnis

Im Idealfall entwickeln Lesen und Schreiben sich zusammen und verstärken sich gegenseitig. Schreiben fördert aktive Fertigkeiten wie Aufmerksamkeit (Fokus), Auffassungskraft (Bedeutung) und Unterscheidungsfähigkeit (die Entsprechung für einen Laut / ein Symbol von einem anderen unterscheiden) und stellt die Verbindung zwischen Kode und Assoziationen sowie Gefühlen her. Im Idealfall halten die Fertigkeiten für das Schreiben mit den Lesefertigkeiten Schritt, sie sollten möglichst nicht mehr als zwei Jahre hinter dem Leseniveau zurückbleiben.

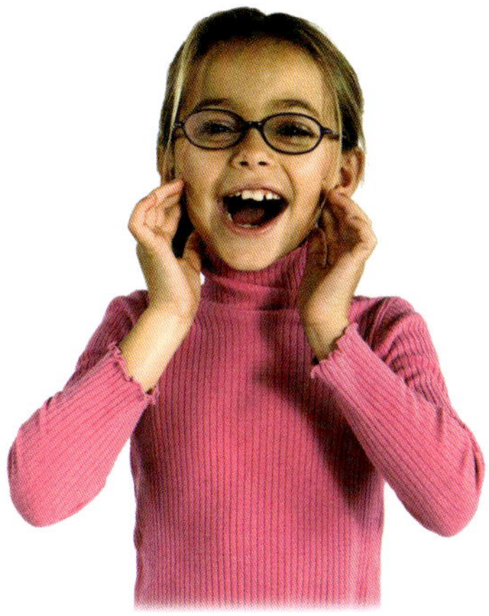

Energiegähnen

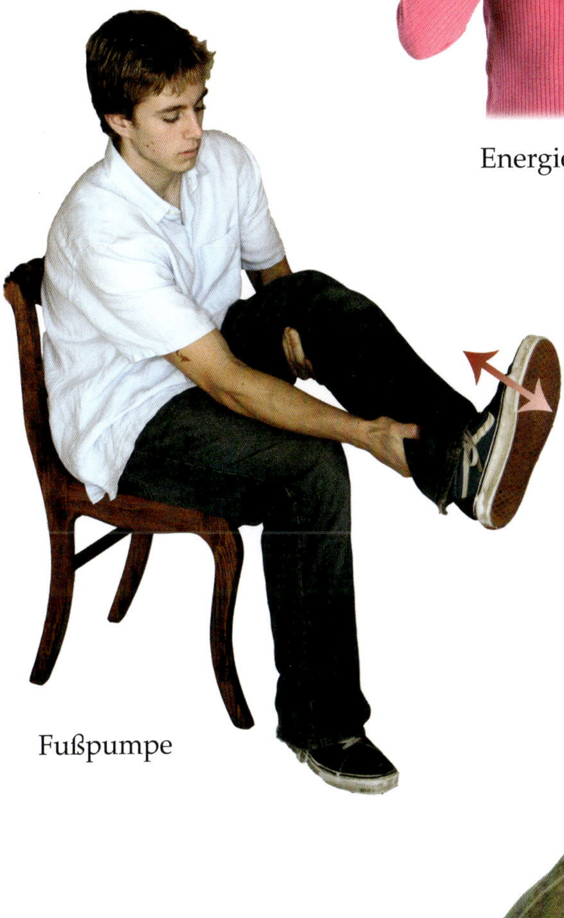

Fußpumpe

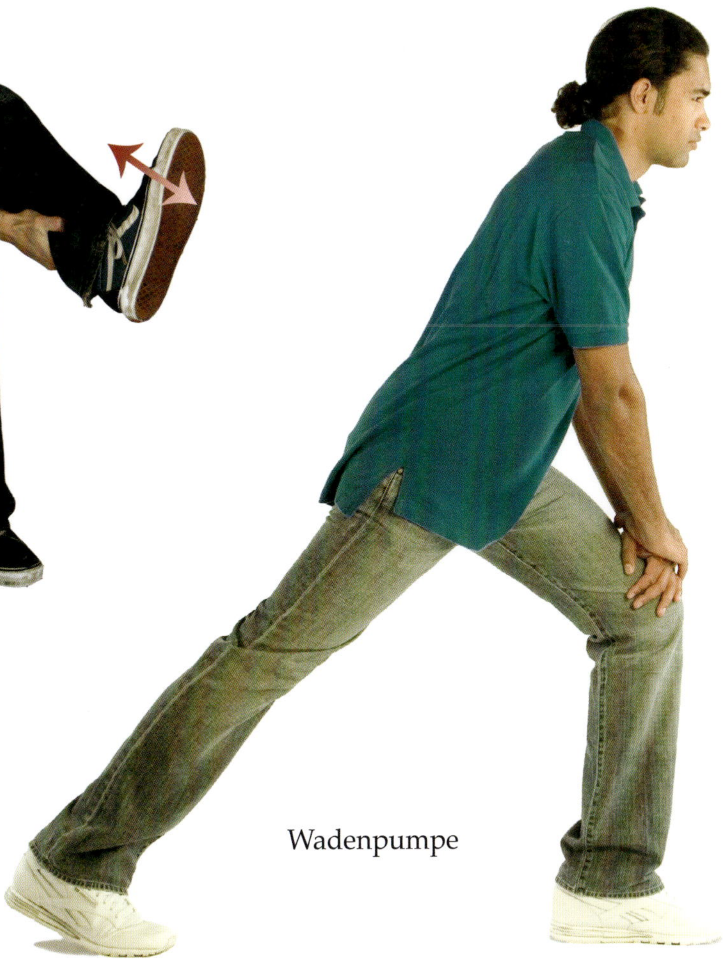

Wadenpumpe

Fertigkeiten für selbstständiges Lernen zu Hause

Gedächtnis und abstraktes Denken: Integration von „lautlosem Sprechen“ und Visualisierungsfähigkeit zum Denken

Denken in Worten wird benötigt, um Sprache zu verarbeiten und abstrakte Begriffe zu interpretieren, sobald der Wortschatz, der durch Lesen erschlossen werden kann, größer ist als der Wortschatz, den man beim Sprechen aktiv verwendet. Sprachlicher und visueller Input müssen integriert werden, damit Informationen für Analyse und Synthese im Kurzzeitgedächtnis gespeichert werden können und damit sie später für Verstehen und verbales Ausdrücken aus dem Langzeitgedächtnis wieder abgerufen werden können.

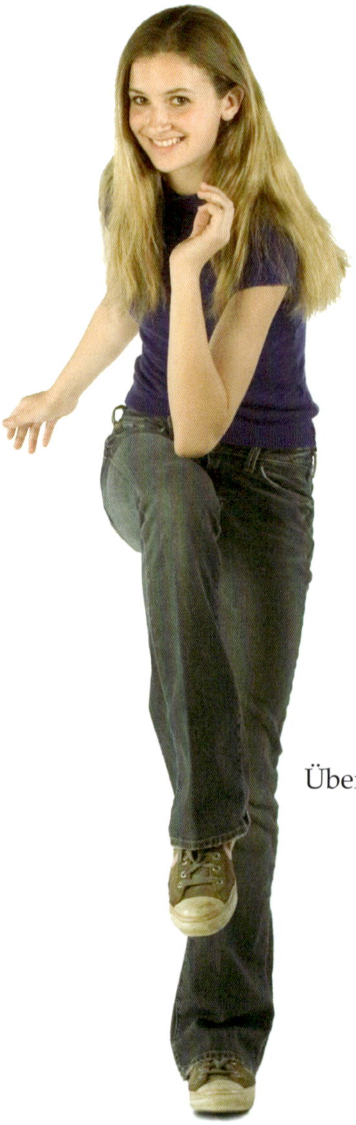

Überkreuzbewegung

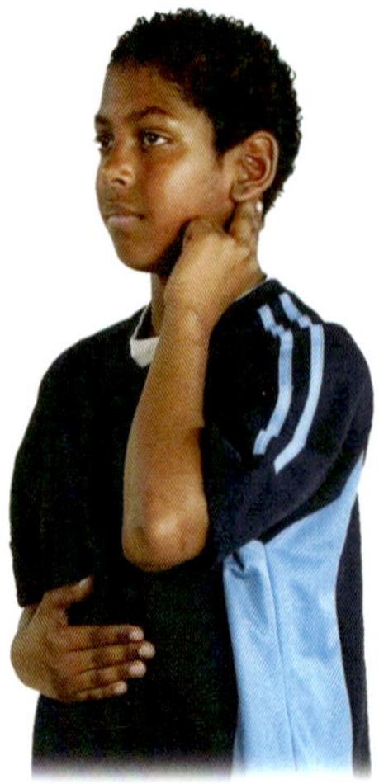

Balancepunkte

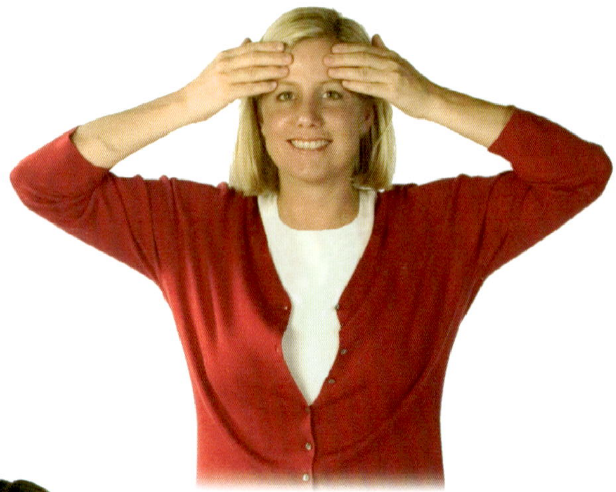

Positive Punkte

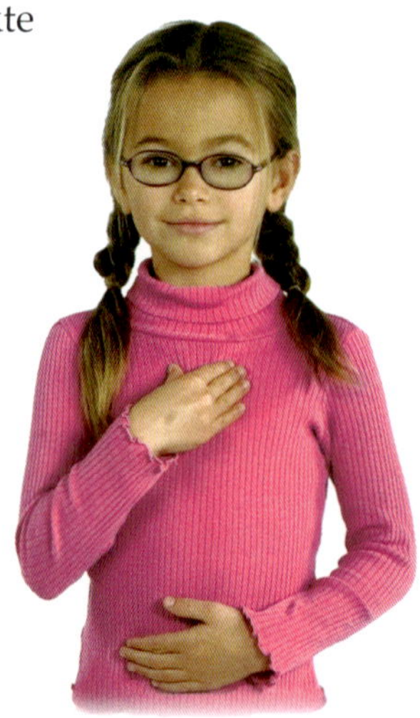

Gehirnpunkte

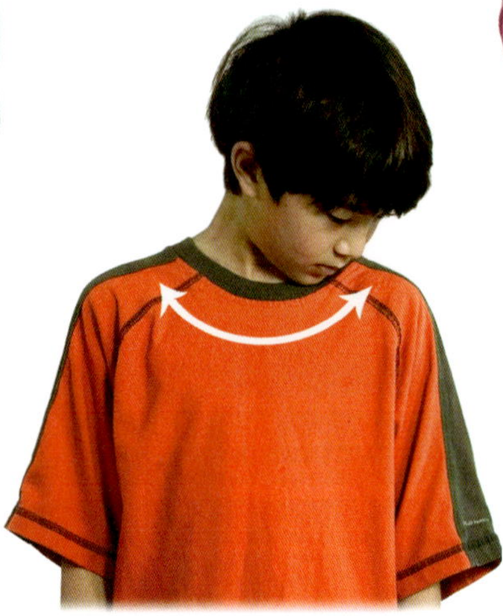

Nackenrollen

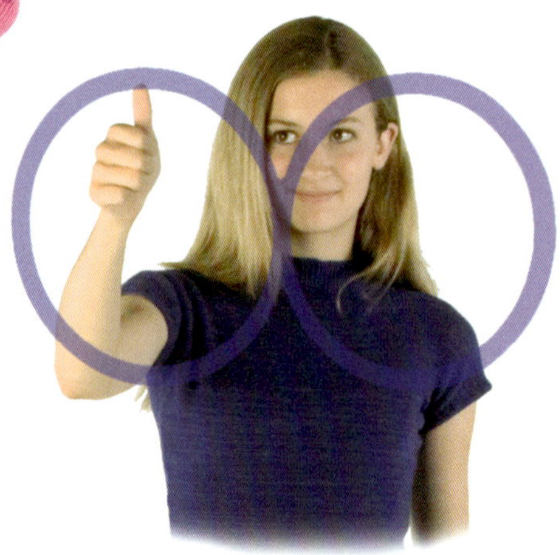

Liegende Acht

Kreatives Denken:
Neuen Input in Beziehung setzen zum eigenen Denken und Leben

Fokus, Aufmerksamkeit und Konzentration erfordern die Integration früherer Lebenserfahrungen (tatsächlicher, vorgestellter oder nachempfundener) und neuer Informationen, damit Neues verarbeitet und als persönliche Erkenntnis gespeichert werden kann.

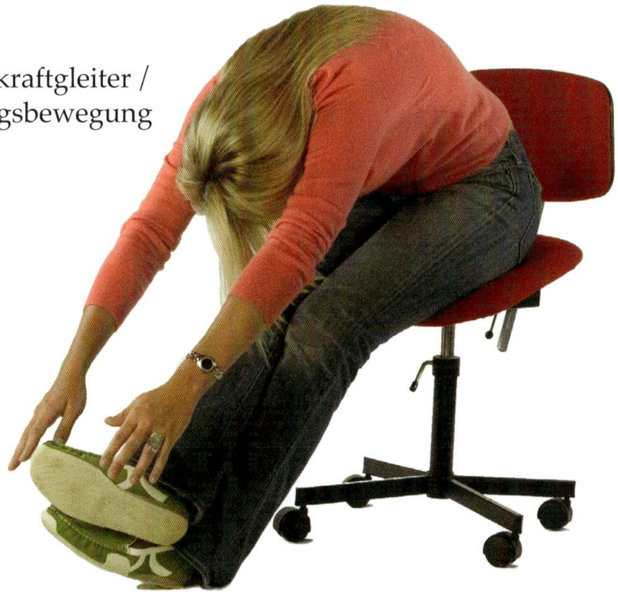

Schwerkraftgleiter / jede Längungsbewegung

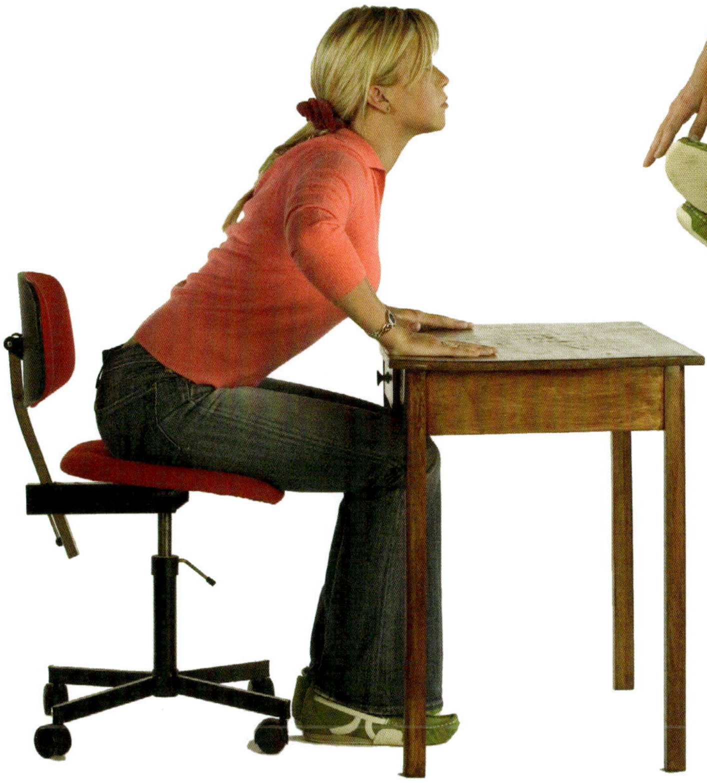

Energetisierer

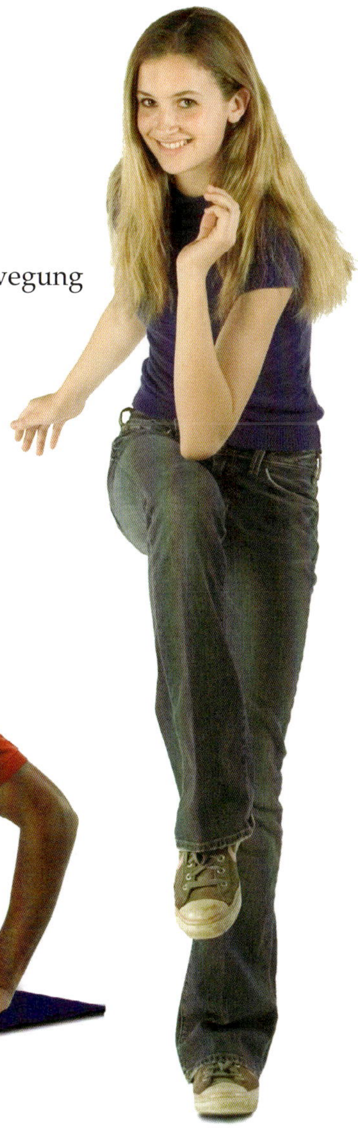

Überkreuzbewegung

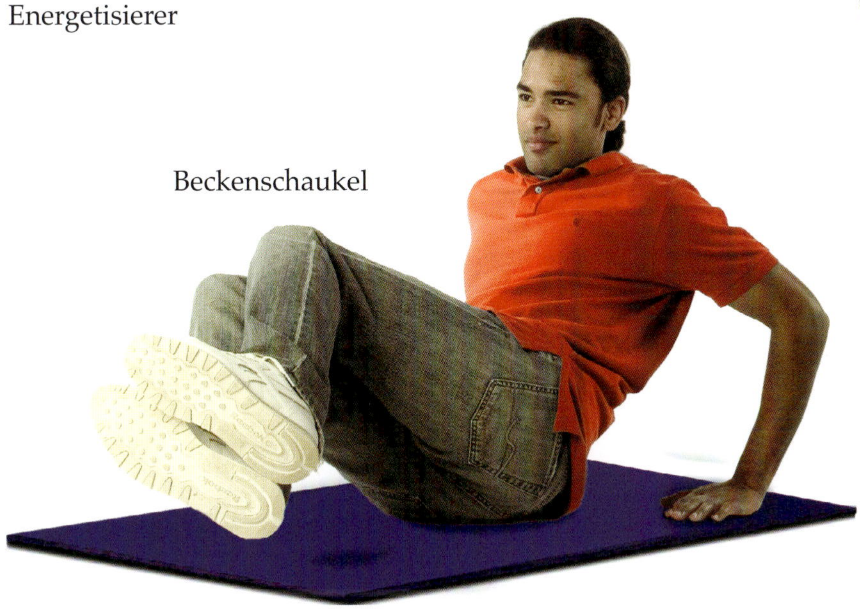

Beckenschaukel

Schnelles Lesen: Fähigkeit zum „Überfliegen“ und „Abtasten“ eines Textes

Beim Schnelllesen übergeht man die lineare Verarbeitung eines Textes so weit wie möglich, nimmt aber trotzdem aktiv Informationen auf. Überfliegen bedeutet, dass eine Textseite nach den aktuell bedeutsamen Informationen durchsucht und die überflüssigen übersprungen werden. Abtasten ist das Durchsehen eines Textes nach bestimmten Informationen (etwa ein Name oder ein Datum). Geübte Schnellleser variieren ihre Geschwindigkeit je nach Schreibstil und Thematik.

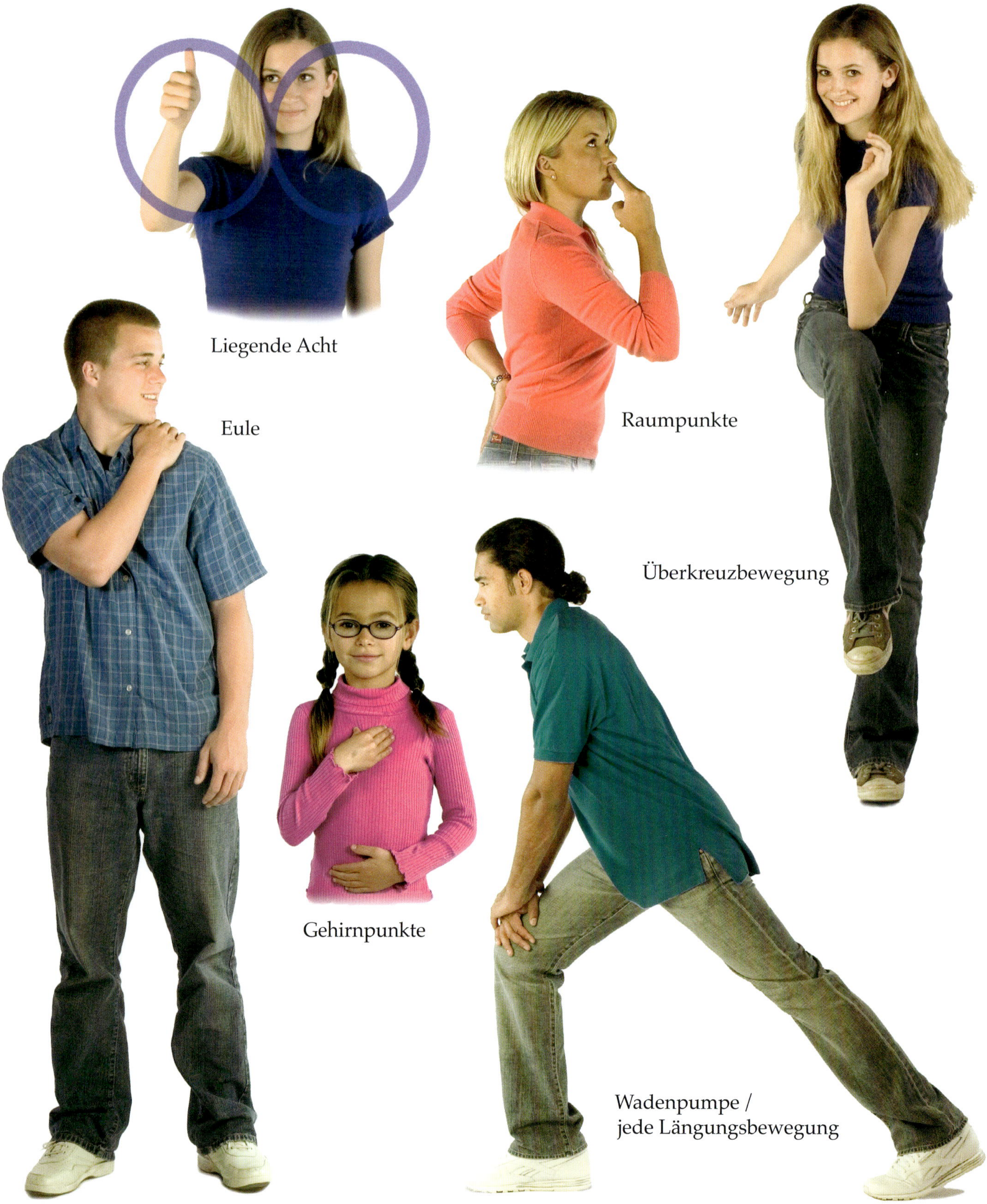

Liegende Acht

Raumpunkte

Eule

Überkreuzbewegung

Gehirnpunkte

Wadenpumpe / jede Längungsbewegung

Prüfungsaufgaben lösen: Informationen abrufen ohne Nervosität

Informationen, die wir durch Lernen oder persönliche Erfahrungen aufgenommen haben, sind im Langzeitgedächtnis gespeichert. Die Fähigkeit, diese Informationen abzurufen und einzusetzen, erfordert besonders in Situationen, in denen unsere Fertigkeiten und Fähigkeiten getestet werden, Präsenz und Konzentration und möglichst wenig Verwirrung, Ängste oder Ablenkungen.

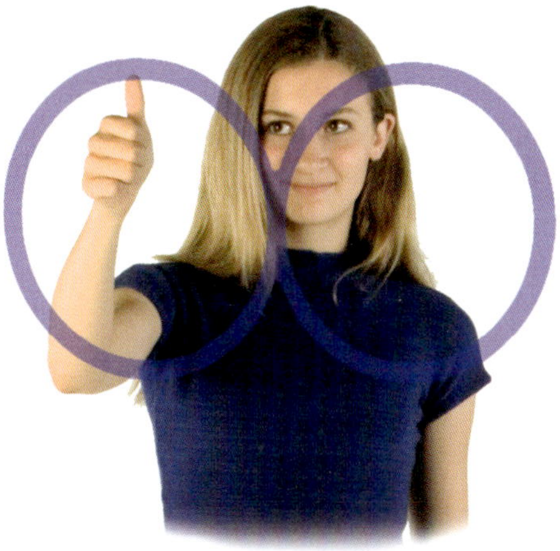

Liegende Acht

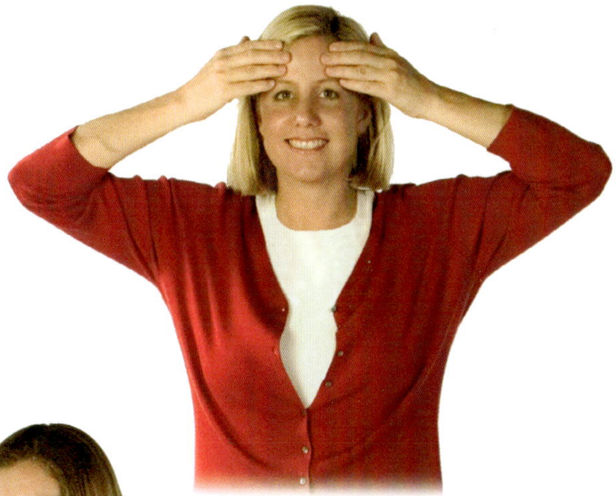

Positive Punkte

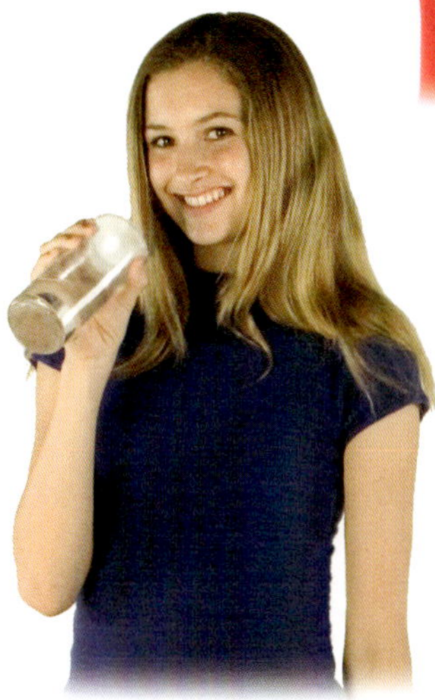

Wasser trinken

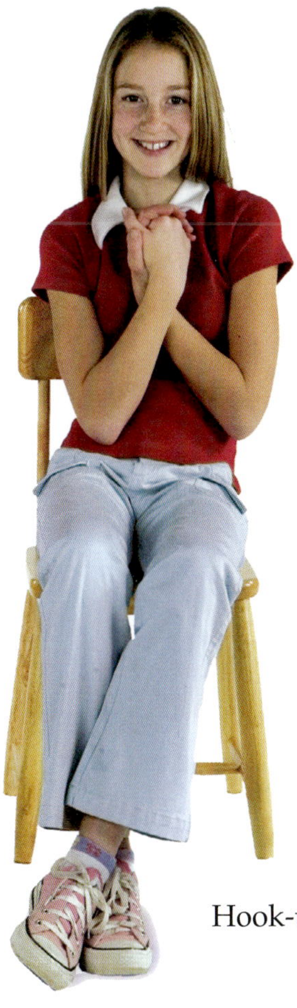

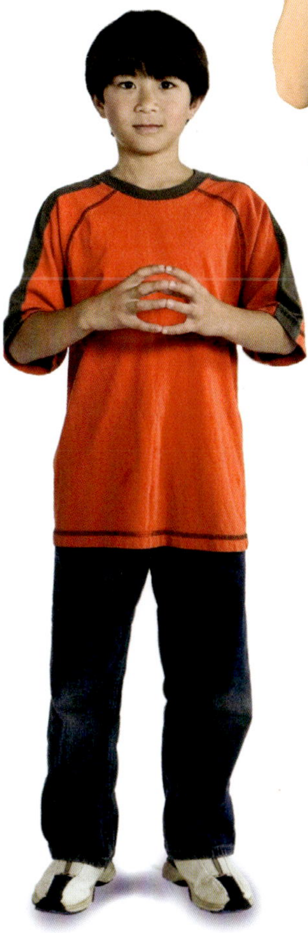

Hook-ups

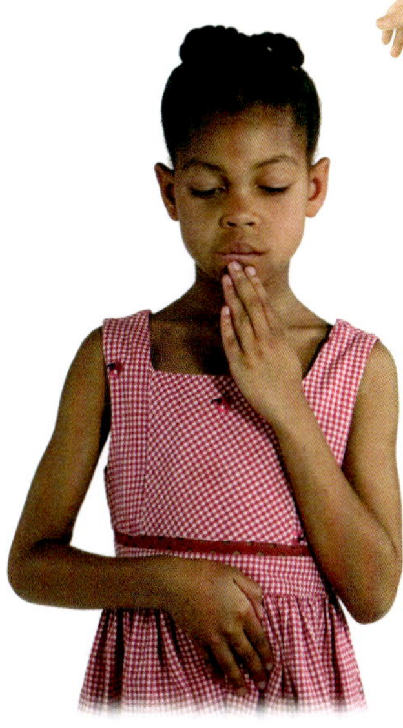

Erdpunkte

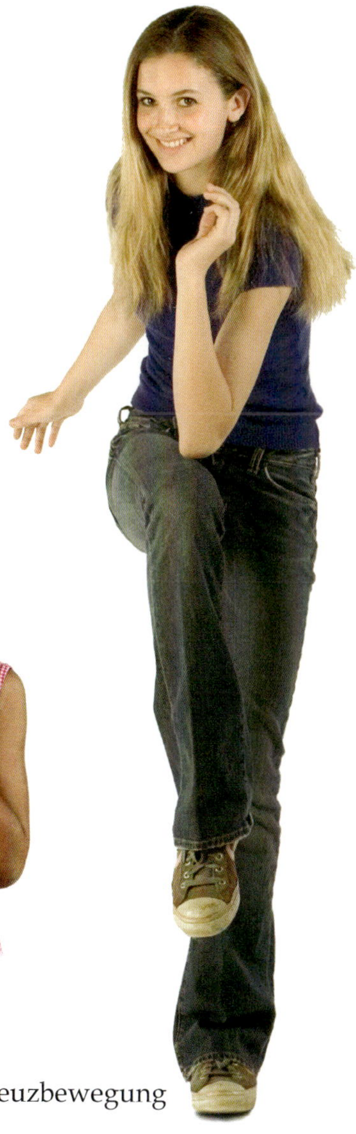

Überkreuzbewegung

Fertigkeiten für die persönliche Ökologie

Produktivität am Computer: Aufrechterhalten des Gleichgewichts der physiologischen Körperfunktionen

Zu langes Arbeiten am Computer ohne Pause kann zu erheblichem visuellem, auditivem oder anderem körperlichem Stress führen. Ein Computerbildschirm bietet nur *eine* visuelle Ebene und begrenzt so die Tiefenwahrnehmung sowie beidäugiges und peripheres Sehen. Um das persönliche Wohlbefinden aufrechtzuerhalten, schlagen wir deshalb vor, die Arbeit am Computer etwa alle zehn Minuten zu unterbrechen und eine der nachfolgenden Übungen durchzuführen; dabei soll der Blick in die Ferne gerichtet werden. Für jede vor dem Computer verbrachte Stunde sollte eine aktive Bewegungspause eingelegt und die Überkreuzbewegung oder eine Längungsbewegung durchgeführt werden.

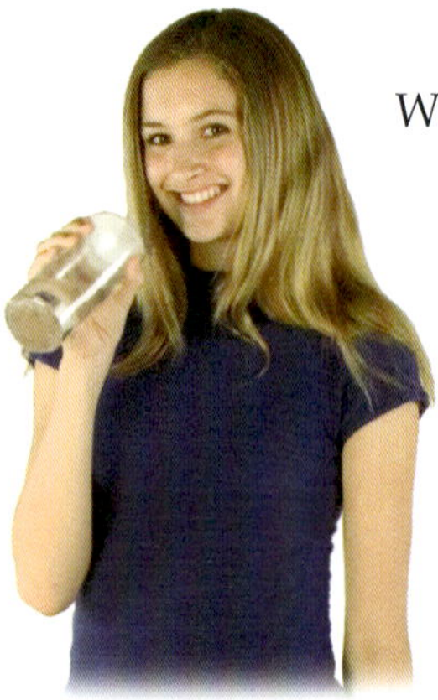

Wasser trinken

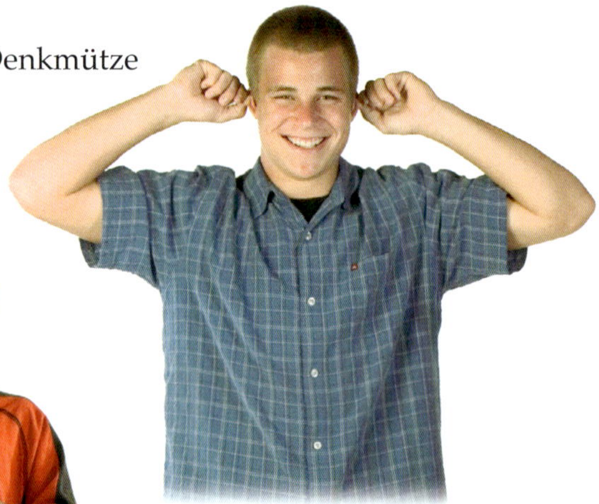

Denkmütze

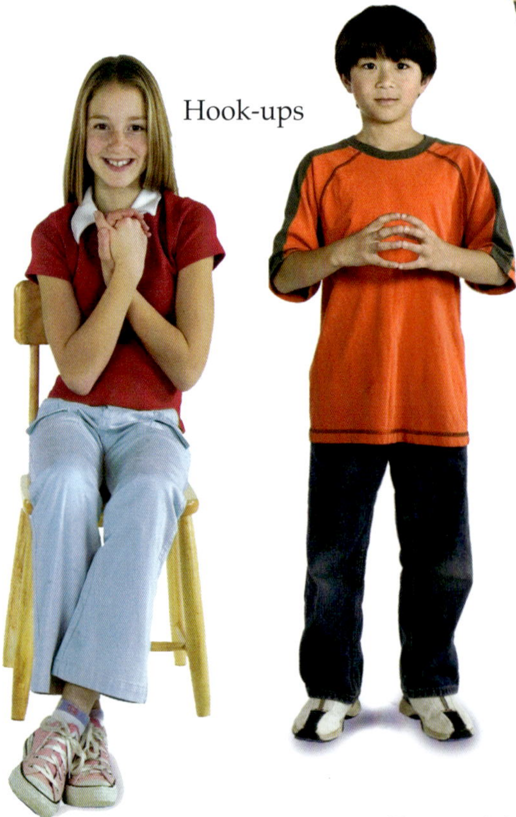

Hook-ups

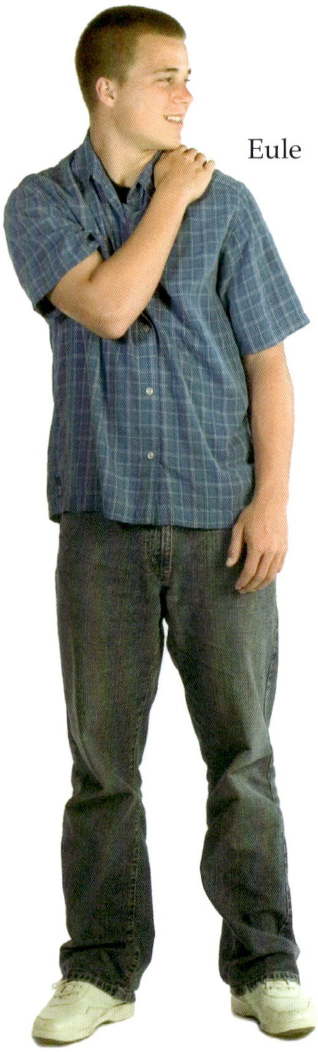

Eule

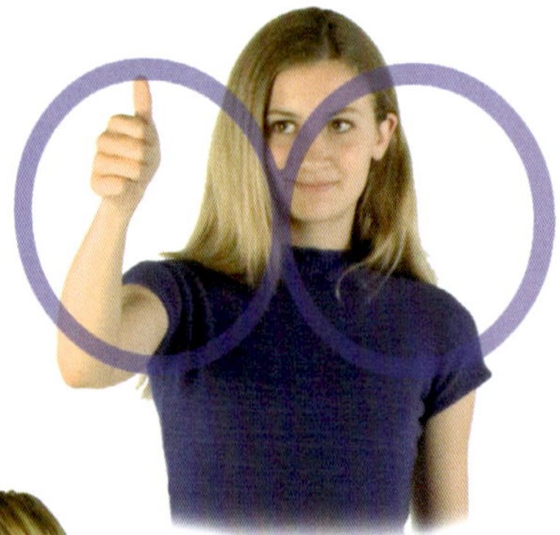

Liegende Acht

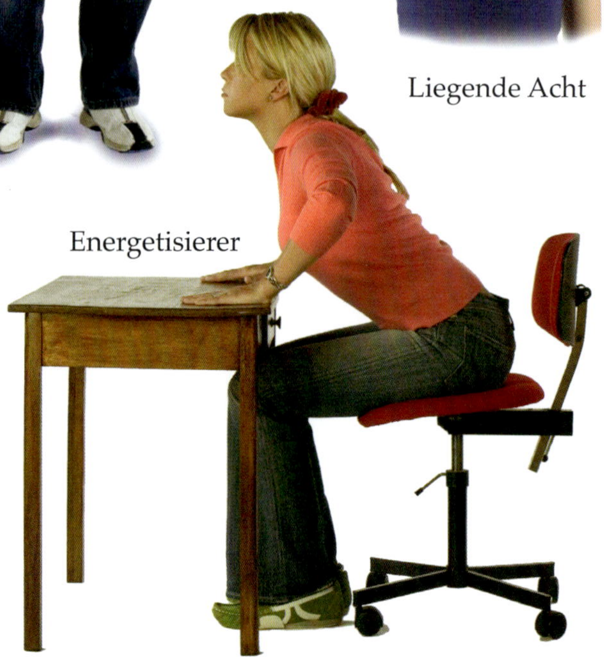

Energetisierer

Bei Auto-, Bus- oder Flugreisen: Die Bewegungsmittellinie kreuzen

Bei Reisen in einem Flug- oder Fahrzeug sorgt das Vestibularsystem des Innenohrs dafür, dass wir unser Gleichgewicht aufrechterhalten können, indem es Bewegungen von links nach rechts, von vorne nach hinten oder von Seite zu Seite ausgleicht. Auch das beidäugige Sehen und die Tiefenwahrnehmung können von raschen Bewegungen beeinträchtigt werden. Die folgenden Übungen helfen, beim Reisen Gleichgewicht und visuelle Fertigkeiten wiederherzustellen.

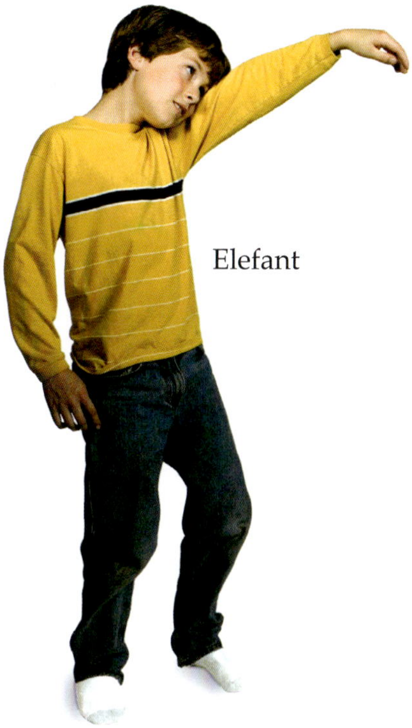

Elefant

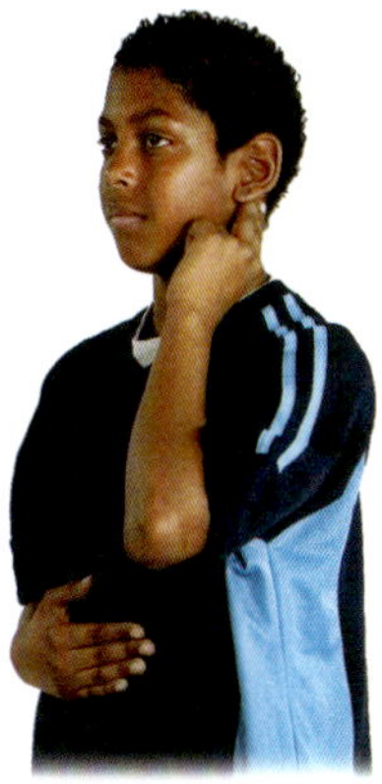

Balancepunkte

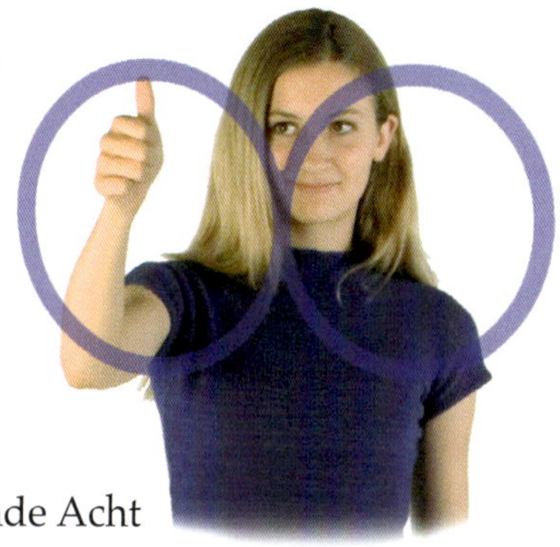

Liegende Acht

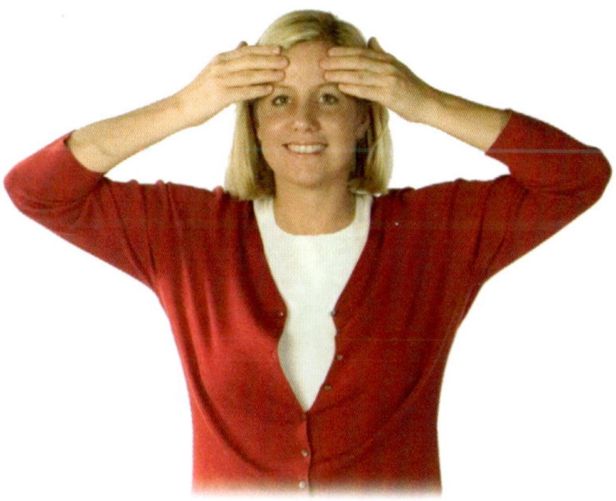

Positive Punkte

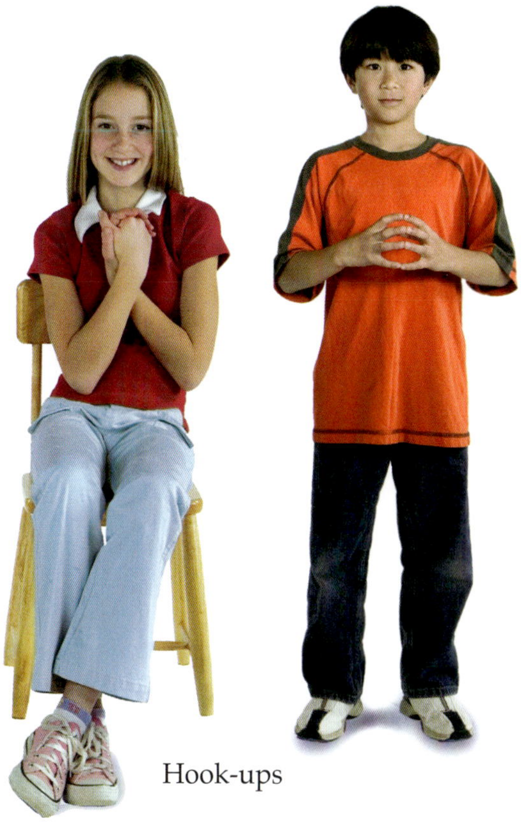

Hook-ups

Die Vielfalt der Anwendungsmöglichkeiten

Diese einfachen, aber wirkungsvollen Übungen sorgen bei allem, was wir tun, für mehr Erfolg und mehr Freude und kommen mittlerweile in einem breiten Spektrum von Bereichen zum Einsatz. Im Folgenden einige Beispiele für solche Einsatzmöglichkeiten.

Was andere Autoren über ihre Anwendung von Brain-Gym schreiben

In ihrem Buch *Bewegung – das Tor zum Lernen* gibt die Neurobiologin und Pädagogin Dr. Carla Hannaford einen Überblick über Forschungsergebnisse der Neurowissenschaften zur Bedeutung von Bewegung für Gehirnentwicklung und Lernen. Sie erläutert im Einzelnen, wie wichtig der Zugang zu Bewegung und Sinneswahrnehmungen für das Abbauen von (Lern-) Stress ist; dies ist auch das Thema eines von Carla Hannaford entwickelten Brain-Gym-Kurses mit dem Titel *Die physiologische Basis von Brain-Gym®*. In ihrem Buch berichtet sie außerdem über Untersuchungen, die sie während ihrer Arbeit mit Kindern vornehmen konnte, die als lernbehindert galten, und sie beschreibt, zu welchen unmittelbaren und tiefgreifenden Erfolgen die Anwendung der „26" geführt hat.

Im Folgenden eine Auswahl aus den vielen Büchern, in denen Brain-Gym-Instruktoren die Anwendung der Übungen bei Schulkindern beschreiben.

Hands On: How to Use Brain Gym® in the Classroom: Dieses Buch stellt Übungsvarianten vor, die die Pädagogin Isabel Cohen und die Beschäftigungstherapeutin Marcelle Goldsmith in Südafrika anwenden.

Fraid Not! Empowering Kids with Learning Differences: Die Beschäftigungstherapeutin Pamela Formosa aus Massachusetts lässt uns an inspirierenden Geschichten darüber teilhaben, wie sie die Brain-Gym-Techniken mit der Beschäftigungstherapie verbindet, um Kindern zu helfen, ihre Ängste loszulassen, ihre Stärkern zu entdecken und in der Schule erfolgreich zu sein.

Bal-A-Vis-X: Rhythmic Balance/Auditory/Vision eXercises for Brain and Brain-Body Integration: Der Pädagoge Bill Hubert aus Kansas berichtet von seinen Erfolgen mit Brain-Gym-Übungen in seinem Unterricht und wie deren Effektivität ihn dazu veranlasst hat, ein umfassendes Programm für rhythmische Koordination zu entwickeln.

In the Heart of the Matter: Diary of a School Year: John Chamberlain, Gründer und Leiter der *Fayette Street Academy* in Santa Fe (New Mexico) berichtet über seine Erkenntnisse aus der Anwendung der Übungen für die Entwicklung sensorischer Fertigkeiten im Umfeld einer Privatschule.

Weitere Anwendungsmöglichkeiten, von denen uns berichtet wurde

Sonderpädagogik – Die Übungen werden sehr oft von Menschen eingesetzt, die mit Kindern mit Entwicklungsverzögerungen arbeiten. In ihrem (gemeinsam mit Gail Dennison) verfassten Buch *Kleine Schritte – große Freude. Brain-Gym mit behinderten Kindern* (Kirchzarten: VAK, 1999) beschreibt Cecilia Freeman Koester die Effektivität ihrer Adaptionen der „26", mit denen sie Kindern helfen kann, mit sensomotorischen Herausforderungen gut zurechtzukommen.

Elternschaft – In ihrem Buch *The SuperConfitelligent Child: Loving to Learn through Movement and Play* beschreibt die Sehtrainerin Denise Hornbeak aus Kalifornien, wie sie die „26" bei ihrer Arbeit mit Kindern kreativ einsetzt.
In *Was jedes Kind zum Wachsen braucht* (Kirchzarten: VAK, 2002) beschreibt Carla Hannaford, wie sie die „26" einsetzt, um Kinder darin zu unterstützen, Vertikalität im Gleichgewicht zu entwickeln – eine grundlegende Voraussetzung für die Sprachentwicklung.

Arbeit und Beruf – Jerry Teplitz aus Virginia nutzt die „26" in seinen Seminaren zur Entwicklung von Höchstleistungen bei Führungskräften und hat zusammen mit Paul und Gail Dennison das Buch verfasst: *Brain-Gym® fürs Büro* (Kirchzarten: VAK, 1996).

Seniorenarbeit – Karen Peterson aus Hawaii wendet die Brain-Gym-Übungen seit dem Jahr 2000 in einem gemeinnützigen Projekt mit älteren Menschen an; dabei schließen sich Senioren (ab 50 Jahren) paarweise mit anderen Menschen zusammen, um diesen zu helfen, vor allem Schulkindern und gebrechlichen alten Menschen. Das Projekt will die Kommunikation und Hilfen zwischen den Generationen fördern und so das Leben derer, die geben, ebenso zu bereichern, wie das Leben derer, denen etwas gegeben wird; es hilft Kindern und gebrechlichen Senioren, Konzentration, Balance, Gedächtnis und körperliche Koordination sowie kognitive und zwischenmenschliche Fertigkeiten zu trainieren, und bietet älteren Menschen gleichzeitig Gelegenheit, ihren Nachbarn und ihrer Gemeinde „etwas zurückzugeben". Die jeweiligen Paare (zum Beispiel ein Kind und eine Seniorin) spielen gemeinsam Spiele und machen Brain-Gym und andere integrierende Übungen und ein erfreulicher Nebeneffekt dabei ist, dass sich dadurch die schulischen Leistungen der beteiligten Kinder in der Regel verbessern.

Depressionen – In *Healing Depression: A Holistic Guide* beschreibt die Schriftstellerin und Fitnesstrainerin Catherine Carrigan, wie sie die Übungen dazu genutzt hat, ihren eigenen Heilungsprozess zu unterstützen.

Risikogruppen – Paul Hyman sorgte als Erster für die Einführung des Brain-Gym-Programms in einer führenden Einrichtung für Suchthilfe und geistige Gesundheit in Toronto, Kanada; in den letzten zehn Jahren haben Tausende seiner Klienten von den Übungen profitiert und sie haben sich als fester Bestandteil des Stressmanagements in der Einrichtung etabliert.

Katastrophenhilfe – Bei der Tsunami-Katastrophe 2004, die zahllose Leben und Gemeinden zerstörte, nutzten Freiwillige der Erdbeben- und Tsunamihilfe die Übungen, um die Betroffenen zu beruhigen und die Überlebenden wieder handlungsfähig zu machen.

Traumabehandlung – Auf eines der besten Beispiele für die positive Wirkung der „26" wurden wir 1989 von der Psychologin Svetlana Masgutova aufmerksam gemacht; sie berichtete uns, dass sie Brain-Gym-Übungen eingesetzt hatte, um verletzten Kindern beim Überwinden des Schocks zu helfen, der von dem schweren Zugunglück im Ural in Russland ausgelöst worden war. Dieser inspirierende Bericht ist auch in ihrem gemeinsam mit der amerikanischen Pädagogin Pamela Curlee verfassten Buch *Trauma Recovery: You Are a Winner. A New Choice through Natural Developmental Movements* nachzulesen. Dr. Masgutova hat darüber hinaus bereits mehrere Untersuchungen zu den Brain-Gym-Übungen durchgeführt und in ihrem Heimatland Russland sowie in Polen unzählige Brain-Gym-Programme initiiert. Des Weiteren hat sie mehr als siebzig Artikel zu ihrer Arbeit mit Brain-Gym in Russisch und Polnisch veröffentlicht und wichtige Arbeit auf dem Gebiet der frühkindlichen Reflexe geleistet.

Sportliches Training – Die Bewegungspädagogin Carol Ann Erickson wendet die Übungen in ihrer Arbeit mit Olympiateilnehmern und mit jungen Wettkampfsportlern an, um ihnen zu persönlichen Bestleistungen zu verhelfen.
Unter der Leitung von Pamela Curlee (mit ihrem Programm „Switched-On Golf") haben auch bereits viele Golfspieler ihr Handikap verbessert.
Wanderer genießen in Österreich einen alpinen Wanderweg (der den Namen „Leichter-lernen-Wanderweg" trägt und von Herbert Handler eingerichtet wurde): Entlang der Route leiten Schilder immer wieder zu bestimmten Brain-Gym-Übungen an.
Für Spaziergänger in einem öffentlichen Park in Deutschland hat Viktoria Ulbrich Anleitungen zu neun Übungen an einem Spazierweg aufgestellt.

Militär – Brain-Gym-Instruktoren aus Israel unterrichten Soldaten und Freiwillige in der Anwendung von PACE, Hook-ups und Positiven Punkten, um denjenigen, die in Gefahrenzonen leben und arbeiten, zu mehr Entspannung und Zuversicht zu verhelfen.

Wie man die Übungen als stille Signale nutzen kann

Manche Lehrer nutzen die 26 Brain-Gym-Übungen als nonverbale Hinweise für besseren Informationsaustausch. Den Schülern tut es gut, auf diese Weise kommunizieren zu können, ohne dass der Unterricht unterbrochen werden muss, und sie profitieren davon, dass der Lehrer ihre Signale „hört" und darauf reagiert.

Im Folgenden sind einige solcher Hinweise zusammengestellt, auf die Lehrer und Schüler sich geeinigt haben. Vielleicht möchten Sie Ihre eigenen Schüler mit einigen davon bekannt machen oder Sie erarbeiten gemeinsam mit den Kindern eigene Bedeutungen, die den Bedürfnissen der jeweiligen Klasse gerecht werden.

Gehirnpunkte (oder PACE) – „Bitte etwas langsamer!" oder „Ich muss bei dieser Aufgabe erst mein PACE finden."

Denkmütze – „Bitte etwas lauter sprechen" oder „Ich verstehe Sie/dich nicht."

Armaktivierung zur Seite, die Finger zeigen ein V – „Ruhe bitte" (Damit lässt man die anderen Schüler wissen, dass der Lehrer mit dem Unterricht beginnen möchte.)

Überkreuzbewegung im Sitzen – „Wie wäre es mit einer Bewegungspause?"

Fußpumpe – „Ich muss noch ausführlicher darüber diskutieren, um es verstehen zu können."

Bauchatmen – „Ich brauche eine Pause und muss mich entspannen."

Hook-ups – „Lasst uns in aller Ruhe darüber reden."

Positive Punkte – „Ich verstehe das noch nicht ganz."

Balancepunkte – „Gibt es noch einen anderen Blickwinkel?"

Energiegähnen – „Können wir das vertiefen?"

Raumpunkte – „Ich muss mir zu diesem Thema einen besseren Überblick verschaffen."

Erdpunkte – „Ich brauche zu diesem Thema mehr Details."

Simultanzeichnen – „Lasst uns spielen!"

Und hier noch ein freundlicher Gruß, der entspannt: Eine kleine **Liegende Acht** auf den Rücken eines Kameraden zeichnen.

KAPITEL 4

Lehren und lernen mit Bewegung und Spiel

... bei Kindern nehmen alle wichtigen Gefühle, Wünsche und Interessen körperliche Form an ... Sollte es tatsächlich ein „Patentrezept" geben, das die Schwachstellen kuriert, an denen unsere derzeitigen Erziehungsmethoden kranken, dann wäre es diese einfache Formel: Bringt endlich den Körper wieder ins Spiel!

GEORGE DENNISON in *The Lives of Children*

Aktuelle Erkenntnisse der Neurowissenschaften bestätigen die Annahme, mit der Edu-K von Anfang an gearbeitet hat: Die Nervenbahnen für Sprache, Problemlösung und abstraktes Denken werden durch Bewegung angelegt. Denjenigen, die diese Einsicht teilen, stellt sich daher in Bezug auf erfolgreiches Lernen eine zweifache Frage:

Wie lernen junge Menschen am besten, auf die großen Ressourcen ihrer Sinnesorgane zuzugreifen, um sich in ihrer Welt zurechtzufinden, und wie können sie die Informationen, die sie als „Eindruck" gewinnen, am besten verinnerlichen und wieder zum Ausdruck, also zur Anwendung bringen?

Ist ein Lernender nicht in der Lage, Informationen zu registrieren und sein Wissen zum Ausdruck zu bringen, so kann ihn dies in einem Teufelskreis des Versagens gefangen halten. Bei dem Versuch, solche Lernprobleme zu beheben, konzentrieren sich unsere Pädagogen traditionell auf geistige Fertigkeiten wie Merkvermögen, Schnelligkeit und Genauigkeit sowie das Wiederholen von Informationen. Dies führte zur Entwicklung von Methoden, Lernende zu drillen, mit der Aussicht auf Belohnung zu „ködern" oder mit der Aussicht auf Strafe in die Pflicht zu nehmen. Natürlich haben diese Methoden bis zu einem gewissen Punkt auch Erfolg, einige Lernende kommen damit gut zurecht; andere schaffen es jedoch auch damit nicht, weil sie sich zu sehr bemühen, unter Stress geraten und so die sensomotorischen Muster blockieren, die notwendig sind, um Gelerntes behalten zu können.

In nur wenigen Minuten pro Tag bringt Lernen durch Bewegung die Lernenden wieder dahin, sich in körperlichen Fertigkeiten für das Lernen wie Selbstorientierung, Koordination und Konzentration zu üben. Diese Schärfung der Sinne führt zu parallelen Erfolgen in Sport, Musik und mehr theoretischen Schulfächern. Verfügen Kinder erst einmal über die körperlichen Voraussetzungen, so folgen die geistigen, die für erfolgreiches Interpretieren und Anwenden von Gelerntem erforderlich sind, ganz automatisch. Sobald sie herausfinden, wie sie Informationen aufnehmen und sich gleichzeitig selbst ausdrücken können, finden unmittelbare, tiefgreifende Veränderungen in ihrem Verhalten statt.

Die 26 Übungen sind für sich genommen keine offiziellen Lehrplaninhalte und sie können auch nicht *allen* Herausforderungen gerecht werden, mit denen Lernende konfrontiert werden. Sie sind Ressourcen, um die Lektionen oder Unterrichtsvorhaben zu *erleichtern* (nicht zu *ersetzen*), die ein

Lehrer bereits vorbereitet hat; sie sind Ressourcen, die eine außergewöhnliche Form der Unterstützung im Unterricht bieten – sie erfordern lediglich ein paar Minuten täglich und keinerlei spezielle Ausrüstung. Sicher haben auch Sie bereits herausgefunden, dass die „26“ den Lernenden helfen, zu entspannen, Stress loszulassen und ihre Umgebung wieder wahrzunehmen.

Koordinierte, gezielte Bewegungen in einer Gruppe Gleichaltriger schärfen die Wahrnehmungsfähigkeit der jungen Leute (und auch die der Erwachsenen), lassen sie ihre Stärken und Talente entdecken und schulen ihre Fähigkeit zu unabhängigem Denken. Dies gelingt mithilfe körperlicher und kognitiver Erfahrungen und neuer Verhaltensmuster, mit denen Problemlösungsfähigkeiten und Wissen entwickelt werden, die uns ebenso angeboren sind wie die ersten Schritte eines Kindes, die es einfach aus Freude am Leben macht. Vielleicht wird diese Form des Lernens in nicht allzu ferner Zukunft an unseren Schulen die Regel sein.

Viele Pädagogen beziehen die „26“ aus reiner Freude daran in ihren Unterricht ein, mit dem Ergebnis, dass die jungen Menschen begierig darauf sind, zu lernen und neuen Erfahrungen mit Neugier und Offenheit begegnen. Manche Lehrer wollen die Übungen jedoch zielgerichteter einsetzen, sodass ihre Schüler den größtmöglichen Nutzen aus den Übungen ziehen können. Deshalb werden in diesem Kapitel die Grundlagen für Lernen durch Bewegung erläutert, sodass jeder, der mit Kindern arbeitet, die Übungen zielsicher anwenden und mit ihrer Hilfe ein Lernumfeld schaffen kann, in dem die Lernenden den folgenden Entwicklungsprozess durchlaufen können:

Aus einem Gefühl der Sicherheit heraus …

zu organisiertem, strukturiertem Spielen und …

zu kognitivem, gedanklichem Selbstausdruck.

Einen sicheren Rahmen für Lehren und Lernen schaffen

Pädagogen, die mit Lernen durch Bewegung bereits vertraut sind, haben festgestellt, dass die Schaffung eines sicheren, beständigen und klar strukturierten Lernumfelds der Schlüssel für erfolgreiches Lernen ist; mittlerweile bestätigen auch Forschungsergebnisse, wie wichtig es für Kinder ist, in der Schule aus einem Gefühl der Sicherheit heraus zu agieren. Junge Menschen suchen immer nach Struktur und nach einem vertrauten Bezugsrahmen, in dem sie sich bewegen, spielen und lernen können. Sobald sie mithilfe der „26“ die stabilisierenden und räumliche Orientierung schaffenden Aspekte der Aufmerksamkeit entwickeln, die dieses Gefühl der Sicherheit vermitteln, werden sie auch damit beginnen, die Dinge (Inhalte), die im *Brennpunkt* der Aufmerksamkeit stehen, selbstständig zu erforschen. Der sichere Raum oder Rahmen wird ihnen einen lebenslangen Zugang zu selbstständigem Lernen ermöglichen.

Auch die Pädagoginnen Sura Hart und Viktoria Kindle Hodson unterstreichen in ihrem gemeinsamen Buch (2008, S. 23), wie wichtig Entwicklung und Pflege dieses Gefühls von Sicherheit und Zusammenhalt sind und wie dies im schulischen Kontext aussehen könnte: „Stimmen alle Schüler einer Klasse überein in der Auffassung davon, was ein sicheres Lernumfeld ausmacht, so haben Sie als Lehrer den Kindern eine weitere Erfahrung ermöglicht, die ihnen vermittelt, dass ihre Bedürfnisse ernst genommen werden und dass ihre Meinung zählt. Indem sie an der Aufstellung ihrer eigenen ‚Sicherheitsregeln‘ beteiligt werden, werden sie auch dazu ermutigt, ihre Bedürfnisse zum Ausdruck zu bringen, Verantwortung für ihr Verhalten zu übernehmen, Lernrisiken einzugehen (also Fehler zu machen) und zu kooperieren, um eine Gemeinschaft zu schaffen, in der jeder dazugehört und in der gemeinsames Lernen Freude macht.“

Für die Entwicklung eines sicheren Lernumfelds ist das Einplanen regelmäßiger Bewegungspausen förderlich, denn dadurch erhalten Kinder die Information, dass ihr Wohlbefinden wichtig für ihr Lernen ist und dass sie Spannungen, Müdigkeit oder Stress mit Bewegung bewältigen können. Werden die langsamen und bewusst auszuführenden Bewegungen der „26“ häufig eingeplant, so haben die jungen Menschen die Möglichkeit, ihre Ausrichtung an der Mittellinie und den Grad ihres persönlichen Wohlbefindens wahrzunehmen, physischen und emotionalen Stress loszulassen und ihre Aufmerksamkeit zu verbessern. Führen die Kinder die Bewegungen gemeinsam in der Gruppe aus, so sehen sie außerdem, wie Bewegung auch das Wohlbefinden ihrer Klassenkameraden positiv beeinflusst.

Die körperlichen Voraussetzungen für das Lernen – aus der inneren Quelle schöpfen

Im ersten Kapitel wurde beschrieben, wie ein Kleinkind das Sitzen lernt; hier soll nun gezeigt werden, dass Menschen jeden Alters am besten lernen, wenn ihnen ausreichend Zeit und Ressourcen zur Verfügung stehen, um die jeweils erforderlichen körperlichen Funktionen bewusst auszuwählen, sich voll darauf zu konzentrieren und sie so lange zu üben, bis sie automatisiert und Teil eines neuen Lernkontexts werden und in den *Hintergrund* der bewussten Wahrnehmung treten. Manche Pädagogen unterteilen diese Lernschritte in kleine, linear vermittelbare Einheiten; bei dieser Vorgehensweise allerdings können Lernende, die sich allzu „selbstsicher" fühlen, wenn Bewegungen rein mechanisch vermittelt werden, leicht durcheinandergebracht werden.

Der Ansatz der Edu-K geht dahin, Lernen von innen heraus zu entwickeln; dazu werden immer *die* Brain-Gym-Übungen ausgewählt, die die Entwicklung der jeweils anstehenden körperlichen Voraussetzungen für das Lernen beim Lernenden am besten unterstützen. Die Kunst besteht darin, die „26" so einzusetzen, dass sie den Einzelnen darauf vorbereiten, die an jedem neuen Lernprozess beteiligten Bewegungsmuster zu meistern. So wird ein „Set" an Fähigkeiten nach dem anderen erworben und im Hintergrund wird eine stabile und doch flexible Orientierung geschaffen, die dem Lernenden die Freiheit verschafft, sich im Vordergrund mit seiner fokussierten Aufmerksamkeit voll auf die kreativen, kognitiven Verarbeitungsprozesse jeder neuen Interaktion einzulassen.

Sobald die jungen Menschen diese langsamen, sensomotorischen Bewegungen erleben und sich sozusagen „in die Bewegung hinein" entspannen können, fühlen sie sich stabiler und sind eher bereit, die Risiken einzugehen, die Lernen an sie stellt. Haben sie dann die Anwendung der „26" verinnerlicht, so gleiten sie bald in einen spielerischen Lernraum hinein, bereit, neue Informationen aufzunehmen. Arbeitet ihre Betreuungsperson, ihr Lehrer oder Coach mit ihnen auf einer Ebene, auf der sie herausgefordert und nicht frustriert werden, so werden sie die „26" rasch meistern und selbstständiges Lernen lernen.

Das Gefühl der Sicherheit lässt sich verstärken, indem man den Fokus auf den Lernvorgang als solchen richtet und nicht auf Prüfungsergebnisse. Sobald ein Kind die Beziehung zwischen körperlichen Voraussetzungen und geistigen Fähigkeiten „be-griffen" hat, wird es lernen, selbstständig zu lernen. Leiten Sie die jungen Leute dazu an herauszufinden, wie sie am besten lernen, und nicht dazu, sich einfach nur Informationen zu merken. Halten Sie für jeden Lernenden einen Plan bereit, mit dessen Hilfe er Wege finden kann, die wirklichen Herausforderungen zu bewältigen, vor denen er steht – und gleichzeitig die praktischen Voraussetzungen zu schaffen, die er dann auf künftige Situationen übertragen kann.

Authentisches Spiel zu einem immanenten, wesensmäßigen Teil des Lernens machen

Durch strukturiertes Spiel – ob Rollenspiel, Einzelübung oder soziale Interaktion – nutzen Lernende spontan körperliche Aktion, um ihre kognitiven Fähigkeiten zu entwickeln. Spiel lebt von der Wiederholung und der Verstärkung des Gelernten durch ähnliche Anwendungen und ist immer ein wichtiger Aspekt des Lernens. Auf jeder neuen Entwicklungsebene sorgen solche an bestimmte Unterrichtsinhalte geknüpften Erkundungen dafür, dass sich die jungen Menschen das neu Gelernte zu eigen machen und es durch Versuch und Irrtum integrieren, bevor sie den nächsten Schritt tun und sich weiteres Wissen aneignen. Spielen verlangt, sich auszumalen, was möglich ist; es erfordert Selbstdisziplin und Selbstkontrolle ebenso wie Forschergeist und Vorstellungsvermögen.

Diese Art von Spiel kommt jedoch häufig zu kurz oder wird übergangen, zu Hause wie in der Schule, wo Lernende gedrängt werden, eine neue Aufgabe anzupacken, bevor sie das gerade erst Erlernte integrieren konnten. Die „26" sorgen für die Wiederholungen und die körperliche Übung, die zum Beherrschen einer Fertigkeit führen, und gliedern sich reibungslos in den täglichen Rhythmus eines lebendigen Klassenverbandes ein. In einem so idealen Lernumfeld haben Kinder die Freiheit, zu spielen und immer wieder zu üben, bis sie jede neue Lektion integriert haben. Diese Methode, Neues aufzunehmen, zu erkunden und zu integrieren, verschafft den Lernenden genügend Zeit für die Bewältigung neuen Inputs und ist für integriertes Lernen unabdingbar. Kinder verlangen nach der Zuverlässigkeit vertrauter Strukturen, was sich auch an ihrer Vorliebe für die Rituale zur Schlafenszeit leicht ablesen lässt.

Lernen ist eine „klare Sache“. Es hat eine körperliche Komponente, ist oft innerhalb weniger Minuten abgeschlossen und wartet dann darauf, angewandt zu werden. So lernen Kinder zum Beispiel sehr schnell mithilfe der Finger, die sie zählen können, was die Zahl zehn bedeutet. In ihrem Spiel kehren die Kinder dann ganz natürlich zu dieser Art zu zählen zurück, denn sie wiederholen, was sie als angenehm erlebt haben. Immer und immer wieder freuen sie sich an bestimmten Wörtern, Satzteilen oder Tätigkeiten, die sie in unendlich vielen neuen Varianten immer wieder anwenden. Wird die körperliche Komponente vernachlässigt, so sind sie möglicherweise nicht in der Lage, neu Gelerntes zu integrieren und den Lernzyklus zu vervollständigen. (Auch können Lernende ebenso wie Lehrer dem Irrtum unterliegen, die Wiederholung als eine Möglichkeit zu sehen, eine Fertigkeit zu *erlernen;* Wiederholung ist jedoch als Möglichkeit zu verstehen, eine Fertigkeit zu *integrieren, nachdem* sie erlernt worden ist.)

Nachhaltige, spielerisch gemachte Erfahrungen vermitteln Vertrautheit, Zuverlässigkeit und Beständigkeit und ziehen sichere Grenzen, innerhalb derer Lernende auf Erkundungsreise gehen können. David Elkind (2007, S. 111), Professor für kindliche Entwicklung an der *Tufts University,* bemerkt hierzu, dass Spiel nicht nur als Mittel dazu diene, Fertigkeiten zu lernen, sondern auch als Möglichkeit, diese zu erweitern und auszudehnen. Dies sei nicht überraschend. Erst wenn der Künstler oder der Wissenschaftler die grundlegenden Fertigkeiten seiner Disziplin gemeistert habe, sei er bereit zu innovativer Arbeit und dazu, die Grenzen dessen, was er bereits gelernt habe, hinter sich zu lassen.

„Bewegungsspiele schalten in unserem Gehirn das Licht an und fördern Lernen, Innovation, Flexibilität, Anpassungsfähigkeit und Resilienz“, so der Psychiater Dr. Stuart Brown und sein Mitautor Christopher Vaughan (2009, S. 84). Diese zentralen Aspekte der menschlichen Natur verlangten Bewegung, um voll realisiert zu werden.

Randall McChesney, Schöpfer des Programms *Education Through Musik* (ETM), bestätigt mit seinem pädagogischen Ansatz, dass authentisches Spiel die Stabilisierung der emotionalen und kognitiven Entwicklung unterstützt. Dieses Programm nutzt Singspiele, die die Sprache entwickeln, indem sie Bewegungsmuster zuverlässig mit auditiven Mustern verknüpfen – Wörter, Sätze und Reime. Kinder lernen, Symbole zu verwenden, indem sie Handlungen erfinden und Assoziationen zu bestimmten Tönen und Bedeutungen herstellen (Richards, McGeorge, Shaw und McChesney, 2003).

ETM zeigt eindrucksvoll, wie eine fantastische Welt entstehen kann, wenn sich ein Zimmer in einen Raum für strukturiertes Spielen und eine Gruppe Menschen in eine Gemeinschaft verwandeln. Laut McChesney gehören Sicherheit, Humor, Risikofreude, gegenseitiger Respekt, Bewegung innerhalb einer klaren Struktur sowie der vollständige Verzicht auf Bewertung und Selbstkritik zu den Faktoren, die einen solchen Raum ausmachen. Die Natur des Spiels besteht nach seinen Worten darin, dass es stabilisierend wirkt und die persönliche Organisation fördert. Im ETM bilden traditionelle Lieder einen weit gefassten Kontext für das Lernen. In diesem Kontext können keine Fehler gemacht werden, jeder Spieler bringt einfach sein Gefühl für sich selbst und ein Gefühl für die anderen ins Spiel ein.

Jeder inspirierte Lehrer kann, ebenso wie R. McChesney, künstlerische Erfahrungen ermöglichen, die von Herausforderungen und Lachen erfüllt sind und Bewegung spielerisch dazu einsetzen, Aufmerksamkeit und Motivation zu vertiefen. Ein solcher Lehrer hält auch das Interesse seiner Zuhörer wach, indem er Lieder und Geschichten einfließen lässt – lauter Dinge, die die Vorstellungskraft anregen und das Zugehörigkeitsgefühl stärken und die die vorgeschriebenen Lerninhalte nicht zu kurz kommen lassen.

Reifere Lernende verfeinern das Instrument des Wiederholens und Experimentierens in stärker formalisierten Spielen. Kognitives Spielen verlangt neugieriges Denken ohne negativen Stress. Diese Art des Spielens ist fester Bestandteil des Lernens, es steht für die Ebene, auf der neuer Input angewandt und zum persönlichen Besitz gemacht wird. Kognitives Spielen spricht Fertigkeiten an, die für effektive Kommunikation unabdingbar sind, etwa kritisches und logisches Denken und Kreativität.

Innerhalb des Lernzyklus nach Momenten Ausschau halten, die für Lernen günstig sind, und Erfolge feiern

Lernende jeden Alters fühlen sich grundsätzlich sicherer und haben mehr Selbstvertrauen, wenn sie Möglichkeiten an der Hand haben, mit denen sie sich selbst helfen können. Lehrer können ihre Schüler dahin führen, bewusst wahrzunehmen, wann sie bei einer bestimmten Lernaufgabe feststecken und nicht weiterkommen; dann sollen die Schüler selbst eine Übung aus dem Brain-Gym-Menü auswählen, von der sie glauben, dass sie sie bei dieser Aufgabe am besten unterstützt – ein Ansatz, der Eigenverantwortung und Selbstvertrauen stärkt. Den meisten Kindern werden die Übungen rasch zur zweiten Natur, sie wissen meist sehr genau, wann sie von einer bestimmten Übung profitieren. Dann werden die Bewegungen zum festen Bestandteil eines Lernens mit Freude und mit allen Sinnen.

Diejenigen von uns, die mit Kindern in Einzelsitzungen arbeiten und dabei auch bestimmte Übungsempfehlungen geben wollen, sind sicher daran interessiert, sich die nötigen Kenntnisse und Erfahrung anzueignen. Je mehr Zeit Sie damit verbringen, Kinder dabei zu beobachten, wie sie die Brain-Gym-Übungen machen, umso leichter wird es Ihnen fallen, zu erkennen, welcher Lernschritt als nächster ansteht und welche Übung dafür die richtige ist. Ein geschickter Lehrer sucht die zu einem Unterrichtsvorhaben passenden Übungen aus und hält vor oder nach dem Unterricht einige Minuten Zeit dafür frei; dadurch schafft er „lernfreundliche" Momente oder Situationen. Ein solcher Lehrer bemerkt die „Aha-Erlebnisse" seiner Schüler und lässt diese Lernphase sich entwickeln; er drückt seine Lektion nicht im Eilverfahren durch und wendet sich nicht vorzeitig einem neuen Thema zu, sondern lässt ausreichend Zeit für die Assimilation des neu Aufgenommenen.

Sensomotorisches Lernen findet an der Schnittstelle zwischen dem Globalen (dem ganzen Bild) und dem Speziellen (den Einzelheiten) statt. Lernende unterscheiden zwischen den globalen, übergeordneten Elementen einer Sache und ihren spezifischen Aspekten; anschließend stellen sie wieder eine Verbindung zu dem größeren Bild her; während sie so eine Idee erforschen, neue Fertigkeiten anwenden und ihr Verständnis durch Wiederholen und erneutes Anwenden vertiefen, wechseln sie immer wieder zwischen Einzelheiten und Gesamtbild hin und her.

Genau das ist auch gemeint, wenn man davon spricht, dass alles mit dem ersten Schritt beginnt: Der Lernende steht immer wieder an einem neuen Ausgangspunkt und in einem neuen Bezugsrahmen. Voraussetzung dafür ist, dass er das, was vorher war, wirklich zum Abschluss gebracht hat, denn dies ist ein grundlegendes, unverzichtbares Element jedes Lernzyklus. Hat der Lernende eine neue Ebene der Könnerschaft erreicht, so ist es wichtig, dass er das neu Gelernte feiert und dadurch integriert, dass er Gelegenheiten nutzt, es zu üben und auszuprobieren. Ein Klassenverband, zu dessen Rhythmus auch Pausen gehören, in denen das Erreichte und die Lernerfolge von Einzelnen wie auch von Gruppen gewürdigt werden, entwickelt Zusammengehörigkeitsgefühl und Teamgeist.

Ziele setzen und das Lernen damit zu einem persönlichen Erlebnis machen

Viele Kinder meinen, dass es in der Schule nur darum gehe, möglichst gute Noten zu bekommen; für sie ist Lernen zunächst mehr mit Angst als mit Neugier verbunden. Ob diese Kinder gut oder schlecht lernen, spielt keine Rolle, denn mit der Zeit können auch sie ihr eigenes, natürliches sensorisches Feedbacksystem entwickeln und sich damit eine solide Grundlage für lebenslanges Lernen schaffen. Verschafft man ihnen einen Kontext, in dem sie auf Erkundung gehen können, werden sie sich von ihrer Wissbegierde mitreißen lassen, denn sie werden gespannt sein, was wohl als Nächstes kommen wird. Gibt man Kindern den Raum, ihre eigenen Ziele zu entwickeln, so sind sie lernwillig und können es kaum erwarten zu beginnen. Diejenigen, die mit mehr Widerwillen lernen, müssen zunächst aus ihrer Lethargie erwachen, sich von ihrem Wunsch verabschieden, dass sie eigentlich lieber woanders wären, und ihre Neugier wiederentdecken.

Situationen erhöhter Lernbereitschaft schaffen

Seit rund 50 Jahren kennt die Pädagogik den Begriff der *teachable moments*, zu Deutsch: Momente, Zustände, Situationen erhöhter Lernbereitschaft, Empfänglichkeit, Motivation. Dieses Konzept eröffnet immer noch wertvolle Einblicke in den Lernprozess. Es geht davon aus, dass wirkliches Lernen nicht viel Zeit benötigt; es findet in der Spontaneität des Augenblicks statt, in dem die Neugier des Lernenden erwacht und er in den Bereich eintritt, in dem sein Einsatz kein Ende und keine Grenzen kennt. In einem solchen Augenblick, der für Lernen günstig ist und der frei ist von Selbstkritik oder der Sorge darum, von anderen kritisiert zu werden, ist der Lernende bereit, sich ganz einzulassen, er nimmt bewusst wahr, was geschieht, lässt jedes „Bemühen" beiseite und tut einfach nur sein Bestes.

Jeder, dessen Leben durch einen einzigen derartigen Augenblick verändert wurde, wird bestätigen, dass es nur *eines* solchen Moments bedarf, um davon so eingenommen zu werden, dass man den Rest seines Lebens nur noch solche Gelegenheiten zu lernen schaffen möchte. Ein geschickter Mentor ist in der Lage, solche Anflüge von Neugier zu fördern, indem er den Lernenden direkt anspricht und ihm die Verbindung zwischen dem neuen Detail und dem bereits vertrauten Kontext aufzeigt.

Ein solcher Moment erhöhter Lernbereitschaft setzt nur zwei Dinge voraus:

1. Lernende, die bereit und offen dafür sind, gewöhnliche Abläufe einmal *ganz bewusst* wahrzunehmen – die also bereit sind zu lernen
2. Einen Mentor und Beobachter, der aufmerksam auf die Interessen jedes Lernenden lauscht und bereit ist, dieser Führung zu folgen

Jede der 26 Brain-Gym-Übungen ist geeignet, einen solchen Augenblick zu schaffen, sei es dadurch, dass sie dem Lernenden die Gelegenheit gibt, sich zu entscheiden und sich selbst auszurichten, oder dadurch, dass die Übung in den aktuellen Lernprozess integriert wird.

Wirkliches Lernen ist ein dynamischer Vorgang, nichts Statisches oder Mechanisches, und es gelingt am besten, wenn die Lernenden sich an flexibles und selbstständiges Lernen gewöhnen und selbst wissen, welcher körperliche Schritt am besten geeignet ist, ihr aktives Interesse wiederherzustellen oder zu verstärken (anstatt ihre Fertigkeiten mithilfe von Prüfungen einzuschätzen). Eltern und Lehrer können den Lernenden helfen, dieses Ideal zu erreichen, indem sie vorgefasste Meinungen bezüglich ihrer Fähigkeiten beiseitelassen und die Lernenden dort abholen, wo sie sich gerade befinden. Fertigkeiten und Lernbereitschaft lassen sich dann konkret und unmittelbar ablesen – etwa an der aktiven Beteiligung der Lernenden am Unterricht.

Zum Konzept des Augenblicks erhöhter Lernbereitschaft gehört auch die Erkenntnis, dass gewöhnliche Ereignisse in Zyklen verlaufen, die einen Anfang, einen Mittelteil und ein Ende haben. Diese Zyklen schaffen Gelegenheiten, das neu Gelernte im Alltag anzuwenden und durch Wiederholungen zu verstärken, wie sie typischerweise beim Spielen stattfinden.

Ein geschickter Mentor erkennt die Gelegenheit, die durch Neues geschaffen wird, er trägt dazu bei, nachhaltig Aufmerksamkeit zu wecken, würdigt das „Aha-Erlebnis" seiner Schüler und lässt ihnen ausreichend Zeit für die sensorische Integration. Dies bedeutet auch, *Fehler* als *Möglichkeiten* anzusehen und, wenn zu viele Fehler auftreten, zu einem früheren Lernerfolg zurückzugehen und von dort erneut zu starten.

Die Schüler lernen, bewusst wahrzunehmen, wann sie sich bewegen müssen, um sich wieder zu stabilisieren, zu restrukturieren oder sich wieder mit einem Lernkontext zu verbinden. Die Lehrer sollten auf folgende nonverbalen Signale achten, die auf Lernbereitschaft hinweisen:

- Erkennbare Leichtigkeit und gute Koordination beim Sitzen, Stehen und Umhergehen
- Neugier, erkennbar daran, dass der Schüler aufgeweckt und aufmerksam im Raum umherblickt
- Interesse an dem, was man *tun* will, und nicht an dem, was es zu *vermeiden* gilt
- Fähigkeit, mit anderen Menschen und Gegenständen im Raum Verbindung aufzunehmen und zu interagieren
- Die Aufmerksamkeit kann mit Leichtigkeit und ohne Ablenkung von der Nähe auf die Ferne und wieder zurück verlagert werden.
- Müheloses Aufrechterhalten fokussierter Aufmerksamkeit beim Lesen oder beim Selbststudium.

Ermuntern Sie Ihre Schüler, sich ein Ziel ihrer Wahl zu setzen, das für sie erreichbar ist, und lassen Sie sie dann selbst die Übungen auswählen, die sie für geeignet halten. Nur dann sind sie auch bereit, die Übungen regelmäßig zu machen – das ist wichtig, damit sie mit ihrem Ziel in Verbindung bleiben. Manche Kinder können Lernen nicht von einem Bereich auf einen anderen übertragen (wie zum Beispiel von der Rechtschreibung auf das Lesen). Die einzelnen Disziplinen sollten deshalb so lange getrennt voneinander behandelt werden, bis das Kind durch Bewegung in der Lage ist, die Verbindung herzustellen und zu verinnerlichen. Die Teilnehmer werden entdecken, wie sie am besten vorankommen: indem sie ein Ziel auswählen, das Struktur für *das* zur Verfügung stellt, was sie lernen wollen. Helfen Sie den Lernenden dabei, sich *einfache* Ziele zu setzen, wie zum Beispiel „freundlich sein", „meine Arbeit organisieren", „mit Leichtigkeit kommunizieren" oder dieses Ziel für kreatives Schreiben: „die besten Worte für meine Geschichte wählen". Im Verlauf des Prozesses, in dem etwas Bestimmtes gelernt wird, können sie gleichzeitig dazu angeleitet werden, genau zu planen, Termine festzusetzen, Grenzen einzuhalten und neue sprachliche Möglichkeiten anzuwenden. So können sie sich dahingehend entwickeln, dass ihr Handeln sich durch Selbstverpflichtung, Selbstdisziplin, ausdauernde Konzentration und das Zurückstellen von Belohnungen auszeichnet.

Setzen sich die Lernenden ihre Ziele auf diese Weise, so lernen sie, ihr Augenmerk auf das zu richten, was sie tatsächlich wollen (wie Leichtigkeit oder Freude), und nicht auf das, was sie nicht wollen (etwa Anspannung und Steifheit). Fühlen die Lernenden sich der Herausforderung „ihres" Ziels gewachsen, so stellen sie häufig fest, dass eine Übung, die sie selbst aus den „26" auswählen, sie schnell „freischaltet", weil die dem Ziel entsprechende Bewegung Lernbereitschaft weckt. Diese körperliche Leichtigkeit kann ihnen dann als Basis dienen, um die natürlichen Voraussetzungen für Fokus und Aufmerksamkeit zu entwickeln und zu bewahren.

Sechs-Punkte-Plan zur Einführung der Brain-Gym®-Übungen

1. Die Lernenden dazu anleiten, ihr PACE zu finden
2. Die grobmotorische Koordination fördern
3. Die Lernenden anleiten, die Drehung des Kopfes an der vertikalen und horizontalen Körpermittellinie auszurichten
4. Die sensomotorische Koordination fördern
5. Die Entwicklung der visuellen Voraussetzungen unterstützen
6. Zu interaktivem Spielen animieren

Die nachfolgenden Vorschläge dazu können nacheinander oder gleichzeitig umgesetzt werden. Der Zeitrahmen für jeden Punkt umfasst in der Regel einige wenige Minuten für Erläuterungen und Übungen, mit deren Hilfe ein Zustand erhöhter Lernbereitschaft initiiert werden soll. Im Laufe des Tages können die Übungen dann immer wieder eingestreut werden und so die Erinnerung an die „Lektion" lebendig halten, die an diesem Tag vermittelt werden soll. In dem Abschnitt „Sensomotorische Tipps für die Ausführung der Übungen" in Kapitel 2 finden Sie Hinweise auf das, was bei welcher Übung im Körper zu spüren ist, worauf bewusst geachtet werden soll und welchem Bereich auf der Landkarte der Bewegung sie zugeordnet sind.

1. Die Lernenden dazu anleiten, ihr PACE zu finden – Rhythmus und Timing für optimales Lernen

Lernen durch Bewegung beginnt für jeden Einzelnen damit, herauszufinden, in welchem Rhythmus und mit welchem Timing (PACE) er beim Entdecken und Erforschen von Neuem, also beim Lernen, am besten vorgeht. Eltern und Lehrer können dieses PACE unterstützen, indem sie dafür sorgen, dass sich die sensorischen und motorischen Voraussetzungen für das Lernen bei den Kindern auf natürliche, entspannte Weise entwickeln. Haben Sie den Lernenden erst einmal vermittelt, wie sie mithilfe der PACE-Übungen ihren eigenen Rhythmus und ihr Timing finden können, so können Sie im nächsten Schritt die anderen Übungen heranziehen, um den nach Alter und Stand der Entwicklung unterschiedlichen Bedürfnisse Ihrer Schüler bzw. Kinder gerecht zu werden.

Sie werden feststellen, dass strukturelle Ausrichtung und Stabilität die spontane Entwicklung der feinmotorischen Kontrolle unterstützen. Tipps für die Stabilisierung der Gesamtsituation in einer Klasse finden Sie in dem Abschnitt „Entspannung und Ruhe für Gruppen". Setzen Sie dazu vor allem die Energieübungen ein und erinnern Sie die Kinder daran, bewusst auf Gleichgewicht, Ausrichtung und Stabilität zu achten. Verwenden Sie die Abbildung des „Achter-Flows" in Kapitel 1, damit die Schüler herausfinden können, wann sie unter Stress geraten und welche Übungen ihnen am besten bei dessen Bewältigung helfen.

2. Die grobmotorische Koordination fördern – für Leichtigkeit beim Sitzen, Stehen und Gehen und für mehr Konzentration

Wählen Sie auf der Grundlage der aktuellen Bedürfnisse Ihrer Gruppe einige Übungen für Stabilisierung und Fortbewegung sowie für die Feinabstimmung des Orientierungssystems. Mithilfe von Übungen wie Fußpumpe, Wadenpumpe, Schwerkraftgleiter, Erden sowie Überkreuzbewegung im Sitzen lässt sich eine gute Körperhaltung auch während längerer Perioden des Sitzens aufrechterhalten. Schwache Nackenmuskeln führen dazu, dass der Kopf nach vorne geschoben und nicht unterstützt wird: Dieses Haltungsproblem kann mit Bauchatmen, Eule, Armaktivierung sowie mit den Erdpunkten oder den Balancepunkten verbessert werden. Grundsätzlich bietet jede Brain-Gym-Übung Gelegenheit zu einer „Dreißig-Sekunden-Erfrischungspause".

Die Armaktivierung schaltet die grobmotorischen Bewegungen der Arme frei, wie sie für Arbeiten und Bewegungen gebraucht werden, die eine bestimmte Flexibilität der Schultern erfordern, etwa das Werfen eines Balls, das Klettern auf einen Baum oder die Arbeit mit einem Hammer. Diese

Übung unterstützt die Außenrotation der Schultern (für eine gute Oberkörperfunktion) und sie löst darüber hinaus Spannungen in den Fingern, was zu mehr Leichtigkeit beim Halten eines Schreibgeräts beiträgt.

Die meisten Lehrer, die die Übungen in ihren Klassen einführen wollen, leiten zunächst jeweils nur *eine* Übung pro Tag an; damit sorgen sie dafür, dass die Schüler mit den Übungen vertraut werden und sie korrekt und effektiv durchführen können. Werden die Übungen spielerisch in der Gruppe gemacht, so schafft dies – selbst wenn dafür nur wenige Minuten zur Verfügung stehen – gegenseitigen Respekt und ein Gefühl von Kameradschaft unter den Kindern. Lehrer, die ihrer Klasse die Übungen regelmäßig anbieten, berichten von positiven Veränderungen bei Selbstachtung und Zuversicht sowie von mehr Freude am Lernen bei ihren Schülern.

3. Die Drehung des Kopfes an der vertikalen und horizontalen Körpermittellinie ausrichten – für Zuhören, Denken und Gedächtnis

Den Ohren kommt grundsätzlich eine zentrale Rolle beim Lernen zu, denn sie sorgen dafür, dass wir aufmerksam zuhören und Laute unterscheiden können. Kinder, die besonders gut über das *Hören* lernen, können ein Geräusch lokalisieren und ihren Kopf mit Leichtigkeit in dessen Richtung drehen. Verspannte Nackenmuskeln behindern diese Leichtigkeit, Geräusche zu lokalisieren; ihre Entspannung ermöglicht symmetrisches Drehen des Kopfes und auditive Aufnahmefähigkeit. Im Idealfall hat der Lernende ein Körperbewusstsein, das seinen gesamten Körper umfasst (gefördert wird es durch Überkreuz- und Längungsbewegungen) und das den Kontext für das Drehen des Kopfes und das Zuhören bildet. Dann kann er andere Übungen wie Eule, Elefant und Denkmütze heranziehen, um Spannungen im Nacken zu lösen und seine Aufmerksamkeit auf das Hören zu richten.

Ein zuverlässiges Kurzzeitgedächtnis für lineare Informationen (wie mathematische Angaben, Telefonnummern und Buchstabieren) erfordert die über passives Hören und verbales Wiederholen hinausgehende Fähigkeit, Informationen zu speichern und wieder abzurufen. Dieses Arbeitsgedächtnis hängt davon ab, dass aktives Zuhören mit visuellen, taktilen und kinästhetischen Sinneswahrnehmungen integriert ist. Je mehr unterschiedliche, sich gegenseitig verstärkende Sinneskanäle genutzt werden, umso mehr „Stichwörter" für die Erinnerung werden mit einer Information verknüpft; Lernende sind oft überrascht davon, wie gut diese Methode funktioniert.

So wird zum Beispiel eine bestimmte Information zuerst genau *gehört* (mithilfe auditiver Aufmerksamkeit und Unterscheidung), dann laut *ausgesprochen* (auditive Ausdrucksfähigkeit), *niedergeschrieben* oder *aufgezeichnet* (grafische Darstellung) und wieder *gelesen* (visuelles Unterscheiden plus Dekodieren und Kodieren). Ist dieser multisensorische, aktive wie passive Prozess vollständig, so wird das jeweilige Wort, der Satz oder die Nummernfolge in der Regel im Kurzzeitgedächtnis gespeichert, von wo die Information sofort wieder abrufbar ist. *Wiederholtes* Abrufen der Information sorgt dafür, dass sie ins Langzeitgedächtnis übernommen wird.

4. Die sensomotorische Koordination fördern – für mehr Leichtigkeit bei Zeichnen, Druckschrift und Schreibschrift

Das richtige Halten eines Schreibgeräts spielt für Geschicklichkeit und Lernerfolg eine zentrale Rolle und verlangt, dass Händigkeit, beidäugiges Sehen, Überqueren der Mittellinie und andere körperliche Voraussetzungen zur Verfügung stehen (die in zahllosen Lebensbereichen Anwendung finden). Gut ausgebildete feinmotorische Bewegungen sorgen häufig lebenslang für Freude an ästhetischem Ausdruck wie kreativem Schreiben, Singen oder Spielen eines Musikinstruments. Für Tätigkeiten, die im visuellen Nahbereich ausgeführt werden, müssen die Kinder lernen, Hände und Augen zusammen einzusetzen. Im Idealfall sorgt eine stabile Körperhaltung beim Halten eines Schreibgeräts für Leichtigkeit von Hand- und Augenbewegungen. Jeder Lernende hat eine individuelle Beziehung zwischen Augen, Schreibgerät und Papier (oder zwischen Augen und Buch beim Lesen), die „genau passt" und für visuelle Leichtigkeit sorgt. Überkreuz- oder Längungsbewegungen beziehen den *ganzen* Körper ein, der den Kontext für Stehen, Gehen, Sitzen und Lernen bildet. Verbessert sich damit nach und nach die Ganzkörperstabilität, so lesen die Kinder mehr, sie zeichnen mehr und arbeiten mehr im Nahbereich.

Übungen wie Simultanzeichnen und Liegende Acht können dazu genutzt werden, das Brustbein als zentralen Bezugspunkt für feinmotorische Fertigkeiten zu etablieren. Beim Simultanzeichnen folgen beide Hände einer fließenden, synchronen grobmotorischen Bewegung, die hauptsächlich abwärts, zum Körper hin ausgerichtet ist. Die Hände so auf den eigenen Körper zuzubewegen, das fällt uns physiologisch leicht und wirkt beruhigend, es erfordert weniger Anstrengung, als die Hände vom Körper wegzubewegen, und bereitet auf Arbeiten im visuellen Mittelfeld vor. Es macht die Hände mit den fließenden Bewegungen vertraut, die später für Druck- und Schreibschrift benötigt werden und größere feinmotorische Kontrolle erfordern. So hilft das Simultanzeichnen, eine führende Hand und ein führendes Auge zu entwickeln, ohne dass dadurch die Zusammenarbeit beider Hände und beider Augen behindert wird.

Die Liegende Acht schafft ein Muster für die Grundbewegung der Schulter sowie für die Form, die Hand und Arm beim Schreiben einnehmen, und betont außerdem die visuelle Aufmerksamkeit. Die Alphabet-Acht baut auf der Liegenden Acht auf und schafft ein Muster, in dem die Unterschiede der Kleinbuchstaben sowohl kinästhetisch wie auch durch Berührung wahrgenommen werden können. Die Liegende Acht und die Alphabet-Acht können helfen, die Form von Buchstaben, Wörtern und Zahlen beim Lesen, Schreiben, Zeichnen und Rechnen zu unterscheiden. Beide Übungen nutzen die zentrale Körpermittellinie – die vom Brustbein verkörpert wird – als Bezugspunkt für die in viele Richtungen gehenden Bewegungen von Augen und Händen. Diese Fähigkeit scheint Verdrehungen oder falsches Positionieren von Buchstaben und Zahlen zu beheben und die Lernenden auf die Schreibschrift vorzubereiten.

5. Die Entwicklung der visuellen Voraussetzungen unterstützen – für das Sehen nach links und rechts, nach oben und unten, für Nah- und Fernsicht

Das Simultanzeichen bietet eine spielerische Möglichkeit, vor dem Lesen Beweglichkeit und Ausrichtungsfähigkeit der Augen zu verbessern und so dazu beizutragen, dass Sehen leicht fällt. Bei dieser Übung machen beide Hände zusammen im Kontext grobmotorischer Rollbewegungen kleine feinmotorische Bewegungen, die die Augen entlasten und sie für nach innen, außen, oben oder unten gerichtete Bewegungen koordinieren. Die Hände lehren die Augen, sich schnell anzupassen, während sie ihnen in das linke oder rechte Sehfeld folgen. Die Übung entwickelt die zentrale wie auch die periphere Aufmerksamkeit und unterstützt die Lernenden darin, beim Lesen eine Seite visuell zu erkunden, anstatt ihre Aufmerksamkeit auf die Wörter als zusammenhanglose Symbole zu beschränken.

Während wir beim Lesen die einzelnen Wörter aufnehmen, müssen wir gleichzeitig in der Lage sein, beide Augen gleichmäßig, in einem von links nach rechts schweifenden Muster (wie bei der Liegenden Acht) über eine breite Oberfläche zu bewegen. Dieses horizontale Muster verlangt von den Augen, sich entlang einer linearen, sequenziellen Textzeile zu bewegen und die visuelle Mittellinie zu überqueren – für viele Kinder eine Herausforderung. Leseanfänger verfügen nicht immer über die visuelle Flexibilität, den Text abzutasten (zu scannen) und die Augen gleichzeitig auf einen bestimmten Punkt zu richten. Physiologisch gesehen wird das Ausrichten der Augen auf einen bestimmten Punkt ohne den Kontext von Bewegung zu einem ineffizienten Starren. Können die Lernenden ihre Augen beim Abtasten eines Textes flüssig und effektiv fokussieren und erneut fokussieren, so werden sie ihr Leben lang von dieser Fertigkeit profitieren und gut auf das Arbeiten im Nahbereich vorbereitet sein, wie es für Lesen, Schreiben, Rechnen und die Arbeit am Computer benötigt wird.

Regelmäßiges Üben der Liegenden Acht sorgt auch für einen Kontext an Stabilität und Flexibilität bei den Vor-und-zurück-Bewegungen von Daumen und Fingern, wie sie bei Arbeiten mit Stift und Papier gebraucht werden. Viele Lernende sind bereits nach wenigen Minuten Simultanzeichnen oder Liegender Acht in der Lage, einem sich bewegenden Gegenstand mühelos mit den Augen zu folgen; die Augen bleiben beim Lesen seltener hängen; viele verändern auch spontan die seit Langem bestehende Gewohnheit, beim Halten eines Schreibwerkzeugs die Hand zu verkrampfen.

Für Leichtigkeit beim Lesen und Verarbeiten von Informationen sollte ein Buch idealerweise in bis zu vierzig Zentimeter Entfernung von den Augen (je nach Alter und Größe des Lesenden) und in einem Winkel von zwanzig Grad (wie auf einem Buchhalter) oder – bei gerade erhobenem Kopf – parallel zum Gesicht sowie im Mittelfeld zentriert gehalten werden. Lehrer können diese Haltung anleiten und unterstützen; es ist jedoch wichtig, sich klar zu machen, dass die Lernenden ein Buch, ein Schreibgerät oder ein Blatt Papier sehr oft in eine Position bringen, die ihre sensorische *Kompensation* unterstützt. Nach Übungen wie Gehirnpunkte, Simultanzeichnen, Liegende Acht, Alphabet-Acht und *An ein X denken* entdecken die Kinder meist ganz von selbst die besten Parameter für die Zusammenarbeit ihrer Augen; dies geschieht offenbar dadurch, dass sie ihre visuellen, taktilen und auditiven Verarbeitungsmöglichkeiten aufeinander abzustimmen lernen.

Achtung: Trägt ein Schüler eine Brille und fühlt er sich nach einer bestimmten Übung schwindelig oder hat er Druckgefühle in den Augen, so sollte er versuchen, die Brille abzunehmen. Einige Übungen scheinen die visuelle Konvergenz zu unterstützen; verbessert sich dadurch die Koordination der Augen, so kann sich die Sehschärfe ebenfalls verbessern und die Gläser sind dann zu stark. (Dies gilt auch, allerdings in geringerem Umfang, für Kontaktlinsen.)

6. Zu interaktivem Spielen animieren – Spiele, Reime, Lieder und Geschichten zum Mitmachen

Informationen hierzu finden Sie im letzten Abschnitt dieses Kapitels (siehe auch Benzwie, 2003; Bissinger, 1990; Brand und Donato, 2001; Gilbert, 2002; Hornbeak, 2009; Kagan, 1994; Pica, 2007)

Entspannung und Ruhe für Gruppen

Es ist eine Freude, die „26" mit einer Gruppe zu machen, wenn alle Teilnehmer die Übungen gemeinsam in einer spielerischen Atmosphäre von Leichtigkeit und Kooperation durchführen. Die Übungen lassen sich auf vielfältige Weise in den Unterrichtsstoff einbeziehen, sodass die ganze Klasse beteiligt ist. Im Folgenden finden Sie einige Beispiele für solche Gruppenübungen; weitere Ideen und Anregungen finden Sie im nachfolgenden Abschnitt „Mit Bewegung und Musik zum Spielen animieren".

- Bieten Sie PACE als Teil des morgendlichen Anfangsrituals an. Vielleicht formulieren Sie gemeinsam mit Ihren Schülern individuelle oder Gruppenziele für den jeweiligen Tag. (Viele Schulen nutzen dafür ihr internes Fernsehprogramm.) PACE lässt sich auch gut dafür einsetzen, nach freien Tagen, nach der Mittagspause oder zwischen den Unterrichtsfächern einen Übergang zu schaffen.
- Tauschen Sie Beispiele aus für langsame, mittlere und schnelle Bewegungsarten: Lassen Sie vorführen, in welchem Tempo die einzelnen Schüler sich morgens für die Schule fertig machen. Die Schüler können dann beobachten, wie schnell ihre Bewegungen vor und nach den PACE-Übungen sind. Erinnern Sie sie während des Tages öfter daran, wieder in ihr bestes persönliches PACE zu kommen, wenn sie Ihnen gestresst, in Eile oder abgelenkt vorkommen.
- Lassen Sie die Schüler vor einem Brainstorming oder der Planung eines Projekts die PACE-Übungen (oder nur die Hook-ups) machen, damit sie alles, was sie sonst noch beschäftigt, beiseite lassen und sich mit klarem Kopf beteiligen können.
- Laden Sie Ihre Schüler dazu ein, zu besprechen, was sie an diesem Tag lernen wollen; dann sollen sie sich eine bestimmte Anzahl von Übungen aus dem „Brain-Gym-Menü" auswählen, das vielleicht als Poster im Klassenzimmer hängt. Sie können auch Karten mit den einzelnen Übungen in eine Dose oder einen Beutel geben und die Schüler dann jeweils eine oder mehrere Karten ziehen lassen.
- Lassen Sie Ihre Schüler etwa alle zwanzig Minuten eine Minute lang eine Übung im Sitzen machen. Dies können zum Beispiel die Liegende Acht (für mehr Leichtigkeit beim Lesen) oder das Simultanzeichnen (für entspanntes Sehen), die Hook-ups (für Stressabbau) oder die Überkreuzbewegung (für eine bequemere Sitzhaltung) sein.
- Einzelne Schüler können die Übungen vormachen oder sie wählen abwechselnd eine Übung aus und leiten die Gruppe bei der Ausführung an.
- Fordern Sie Ihre Schüler auf, sich mit einem Partner zusammenzutun und die Partnervarianten einer oder mehrerer Übungen zu machen (etwa Armaktivierung, Wadenpumpe oder Erden).
- Müssen Sie in einen Streit eingreifen, so setzen Sie sich demonstrativ in die Position der Hook-ups und fordern Sie die anderen Beteiligten dazu auf, es Ihnen gleichzutun, bis sie sich beruhigt haben.
- Unterstützen Sie die Kinder beim Erlernen bestimmter Fertigkeiten, indem Sie als Lernhelfer einzelne Eltern, ältere Schüler oder (zu Hause) ältere Geschwister bitten, zu einer verabredeten Zeit hinzuzukommen und zu demonstrieren, welche Brain-Gym-Übungen die jeweilige Fertigkeit unterstützen.
- Nutzen Sie „Tischsets" mit Liegenden Achten darauf (etwa in Form eines strapazierfähigen Blattes Papier, um einen Übergang zu angeleiteten Lesegruppen zu schaffen: Wenn die Kinder an ihr Pult oder an ihren (Schreib-) Tisch kommen, können sie sich auf das Lesen vorbereiten, indem sie Liegende Achten machen.

- Bevor Sie (bei Gehörlosen) die Gebärdensprache unterrichten, machen Sie mit den Kindern Armaktivierung, Simultanzeichnen und Liegende Achten; für mehr Leichtigkeit bei der Interpretation verwenden Sie Gehirnpunkte, Balancepunkte und die Denkmütze.

Anmerkung: Die Lernenden sollen bei den Übungen ihren eigenen Fähigkeiten und Neigungen folgen; sie sollen natürlich *ermuntert* werden, es sollte jedoch niemals von ihnen *verlangt* oder *erwartet* werden, dass sie die Übungen machen.

Selbstständiges Lernen fördern: Tipps von Lehrern

Erhalten Kinder Gelegenheit ihren eigenen Bewegungsimpulsen zu folgen, so lernen sie meist schnell, in ihrem Körper zu spüren, wann sie von einer bestimmten Übung profitieren können und diese sie bei den Aufgaben des täglichen Lebens unterstützt; sie werden sie dann ganz von sich aus machen. Im Folgenden haben wir einige Ideen zusammengestellt, die wir im Laufe der Jahre von innovativen Lehrern gesammelt haben:

- Bringen Sie den Kindern bei, ihre Sinneswahrnehmungen bewusst zu registrieren. (Vorschläge hierzu finden Sie in Kapitel 2 unter den sensomotorischen Tipps.)
- Richten Sie eine Brain-Gym-Ecke ein, in denen die Kinder jederzeit ein paar Übungen ihrer Wahl machen können. Bringen Sie dort auch Hinweise an, wie die Übungen auszuführen sind.
- Richten Sie spezielle Stationen (zu Hause, auf Spielplätzen) ein, an denen gelesen, Rechtschreibung geübt, geschrieben oder gerechnet wird und wo die Schüler eine Liste oder ein Plakat zur Verfügung haben, das sie an die Übungen erinnert, die diese Aufgaben unterstützen; es sollte auch genügend Platz zur Verfügung stehen, damit die Kinder die Übungen durchführen können. Arbeiten Sie mit nur einem Kind, so nutzen Sie diese Stationen, um die Brain-Gym-Übungen gemeinsam mit dem Kind zu machen; richten Sie sich dabei nach den Bedürfnissen des Kindes.
- Sorgen Sie dafür, dass Sie immer ein wenig Zeit und einen Ort zur Verfügung haben, an dem Sie selbst oder Ihre Assistenten die Hook-ups oder die Positiven Punkte mit *den* Schülern machen können, die ein wenig Zeit brauchen, um wieder zur Ruhe zu kommen. Nutzen Sie diese Zeit, um die Schüler zum Reflektieren anzuleiten, bevor Sie sich auf eine Diskussion einlassen, die ansteht.
- Leiten Sie Ihre Schüler dazu an, sich Ziele auszuwählen und sich aus einer Position des persönlichen Interesses heraus dafür zu engagieren.

Weitere Anregungen für Eltern, Großeltern und andere Mentoren

Sind Sie Lernhelfer, Betreuungsperson oder Mentor für ein Kind, so haben Sie hin und wieder Gelegenheit, dem Kind Ihre Unterstützung zukommen zu lassen. Seien Sie sich immer dessen bewusst, wie wichtig für Kleinkinder die angeborene Ausbildung der Bewegungsmuster als frühe Vorbereitung für formales Lernen ist, und geben Sie den Kindern immer ausreichend Gelegenheit, sich ohne Einschränkung zu bewegen. (Also kein Babysitz, keine Rutsche, kein Laufgestell oder was auch immer!) Kleine Kinder und Jugendliche können Sie zum Lernen animieren, indem Sie die Übungen selbst vormachen. Sollten Sie auch mit älteren Menschen zu tun haben, so denken Sie immer daran, wie befriedigend und wohltuend es sein kann, ihnen spielerische Möglichkeiten aufzuzeigen, mit denen sie sich ihre Flexibilität und ihr Gleichgewicht erhalten können.

Die folgenden Hinweise können dabei nützlich sein:

- Das Zusammengehörigkeitsgefühl in der Familie lässt sich stärken, indem man – nach Möglichkeit täglich – ein- oder zweimal einige Übungen gemeinsam macht.
- Leseanfänger kann man dabei unterstützen, gute Lesegewohnheiten zu entwickeln, indem man mit ihnen die Gehirnpunkte, die Denkmütze, das Simultanzeichen oder Liegende Achten macht, bevor sie etwas lesen.
- Nach einem schlechten Traum oder einer frustrierenden Erfahrung können Hook-ups oder die Positiven Punkte häufig Trost spenden.
- Das abendliche Ritual des Zubettgehens lässt sich spielerisch um folgende Elemente erweitern: Denkmütze, Energiegähnen, passive Fußpumpe, Erdpunkte, Raumpunkte, Beckenschaukel (mit Unterstützung) oder angeleitete Überkreuzbewegung (oder man hebt abwechselnd einen Arm und das gegenüberliegende Bein des Kindes an). Helfen Sie Ihrem Kind in einen sanften Schlaf oder unterstützen Sie es beim Aufwachen, indem Sie sanft Liegende Achten oder ein X oder simultane Linien auf seinen Rücken malen.

- Machen Sie die Übungen im Freien, wo die Natur die Augen trainiert, indem sie sowohl im Nah- wie auch im Fernbereich komplexe Bilder anbietet. Die natürliche Umwelt sorgt auch für einen multidimensionalen Hintergrund mit vertikalen Linien (zum Beispiel Baumstämme) und horizontalen Oberflächen (wie der Erdboden selbst) als Bezugpunkte für die Ausrichtung der Körperhaltung (siehe Louv, 2008).
- Bei Menschen, die die Übungen gerne selbst machen würden, es aber nicht können (aus welchen Gründen auch immer), können *Sie* die Übungen langsam und rhythmisch, mit einer festen und doch sanften *Berührung*, durchführen. In solchen Fällen bringen Übungen wie Erdpunkte, Raumpunkte, Gehirnpunkte, Liegende Acht und Simultanzeichnen die Aufmerksamkeit wieder zur Mittellinie und ins Mittelfeld zurück und unterstützen so die Flexibilität und die Ausrichtung der Augen in den unterschiedlichen Richtungen nach oben und unten, links und rechts und diagonal.

Mit Spielen und Musik zum Üben animieren

Beherrschen die Lernenden zumindest einen Teil der Übungen so gut, dass sie sie selbstständig ausführen können, so lässt sich die Freude daran noch steigern, wenn man sie mit einem Partner oder gemeinsam in der Gruppe macht. Mit den folgenden Spielen haben alle Altersgruppen noch mehr Spaß an den Übungen – sie werden sozusagen „unwiderstehlich“. Nehmen Sie sie als Impuls und entdecken Sie Ihre eigene spielerische Kreativität.

Spiele für Kinder im Vorschulalter und in den ersten Grundschulklassen

Der Brain-Gym-Zug

Die Kinder sollen sich im Kreis aufstellen, alle blicken in dieselbe Richtung – das ist der Brain-Gym-Zug, der gerade in den Bahnhof eingefahren ist. Dann malen sich die Kinder gegenseitig X und Liegende Achten auf den Rücken oder sie machen auf dem Rücken des Vordermanns das Simultanzeichnen; oder sie helfen dem jeweils vor ihnen stehenden Kind bei der Eule (indem sie dessen Schultern zusammendrücken); oder sie helfen bei der Denkmütze (indem sie seine Ohren ausfalten), oder bei den Positiven Punkte (indem sie die Stirn des anderen Kindes halten).

Simultanzeichnen im Spiegel

Zwei Partner stehen einander gegenüber, einer der Partner zeichnet interessante symmetrische Figuren in die Luft, während der andere Partner diesen Bewegungen mit den Händen folgt, als wäre der erste Partner sein Spiegelbild. Nach ungefähr einer Minute werden die Rollen getauscht.

Station für Simultanzeichnen und Liegende Achten

Richten Sie eine eigene Spielstation ein: Stellen Sie zum Beispiel große Gefäße mit Sand, Reis oder Bohnen bereit, in die die Kinder Liegende Achten oder die Figuren beim Simultanzeichnen malen können; auch mit Rasierschaum oder Farbe lassen sich die Figuren der beiden Übungen malen. Sie können dazu auch Musik spielen lassen, die die Kinder dazu anregt, die Bewegungen im Rhythmus der Musik zu machen und die bereitgestellten Materialien auszuprobieren.

Spiel mit Farben

Dieses Spiel soll den Kindern helfen, die Mittellinie leichter zu überqueren; dazu werden Haftzettel oder Wäscheklammern in zwei Farben verwendet, jedes Kind erhält vier Zettel bzw. Klammern von jeder Farbe: Vier der Zettel oder Wäscheklammern einer Farbe werden über dem linken Knie des Kindes an der Kleidung befestigt, die vier Zettel oder Klammern der anderen Farbe über dem rechten Knie. Dann machen die Kinder die Überkreuzbewegungen und ziehen immer abwechselnd einen Zettel der einen Farbe vom linken Knie, dann einen Zettel der anderen Farbe vom anderen Knie ab; diese lassen sie dann in eine Schachtel fallen, die zwischen den Kindern auf dem Boden steht. Die Bewegung soll dabei nicht unterbrochen werden. Für noch bessere Hand-Augen-Koordination können die Kinder die Klammern auch in eine Flasche oder ein Glas mit einer großen Öffnung anstatt in eine Schachtel werfen.

Telefonieren mit den Balancepunkten

Dies ist eine Variante des Telefonierens für mindestens zwei Mitspieler; sie eignet sich gut, um jüngeren Kindern beizubringen, wie man sich am Telefon verhält und wie dabei die Kopfhaltung aussehen sollte.

Jeweils zwei Spieler sitzen einander gegenüber (oder mehrere Kinder sitzen im Kreis) und tun so, als würden sie telefonieren (die Balancepunkte halten). Die Kinder wechseln sich beim Sprechen und Zuhören ab und richten dabei ihre Aufmerksamkeit darauf, ihren Kopf nach hinten gegen die Hand zu lehnen, die den „Telefonhörer" hält, und ihr Kinn gerade und auf Höhe der Schultern zu halten. (Die Kinder können auch Bauchatmen – dann sollen sie die Übung dazu nutzen, ihre Stimme bzw. ihre Sätze während der Ausatmung „herauszustoßen".) Nach einer kurzen Unterhaltung werden die Hände gewechselt und ein neuer Anruf wird getätigt: „Hallo Lena, wie geht's? Hast du Lust, heute Mittag zum Spielen zu mir zu kommen?"

Ich seh etwas, was du nicht siehst

In diesem vergnüglichen „Seh"-Spiel wählen die Mitspieler Übungen aus dem Brain-Gym-Menü, die die Fähigkeit zum Überfliegen (*Skimming*) und Abtasten (*Scanning*) der Umgebung fördern.

Zunächst sagt ein Spieler: „Ich seh' etwas, was du nicht siehst, und das ist …" (Er gibt einen Hinweis zu Farbe oder Form des Gegenstands.) Die anderen Kinder blicken nach oben und unten und in andere Richtungen und versuchen abwechselnd, weitere Hinweise zu erfragen und schließlich den Gegenstand zu erraten. Die Ratenden wählen abwechselnd eine Brain-Gym-Übung aus, die ihnen beim Raten hilft (zum Beispiel die Gehirnpunkte für leichteres Umherschauen und Beachten der Hinweise). Wer den Gegenstand als Erster richtig errät, darf die nächste Spielrunde anführen.

Simon sagt … (Simon says …)

Dieses Spiel ist für Kinder von drei Jahren an geeignet.

Ein Kind führt das Spiel an und fordert die anderen Kinder auf, sich im Klassenzimmer neben ihren Tischen aufzustellen. Dann sagt der Anführer „Simon sagt …" und zeigt eine Brain-Gym-Übung, die alle Kinder nun gemeinsam machen. Wenn der Anführer sagt: „Macht … (Name einer Übung, zum Beispiel Überkreuzbewegung)" und die Übung vormacht, aber dabei *nicht* sagt „Simon sagt … ", dann müssen die Kinder ruhig stehen bleiben. Macht ein Kind die Übung trotzdem, so scheidet es aus und muss bei der nächsten Runde auf seinem Platz sitzen bleiben.

Brain-Gym-Hüpfekästchen

Dies ist eine der unzähligen Varianten, die von diesem wunderbaren Gleichgewichtsspiel existieren:

Vorbereitung: Auf einem geeigneten Platz im Freien (oder im Haus auf einem großen freien Stück Fußboden) wird mit Kreide oder Klebeband ein Hüpfekästchen mit acht nummerierten Quadraten aufgemalt oder abgeklebt. Meistens liegen die Kästchen eins, zwei und drei in einer Linie hintereinander, vier und fünf nebeneinander, sechs für sich allein über vier und fünf und schließlich sieben und acht wieder nebeneinander. Daran schließt sich eine kreisförmige „Ruhezone" an, in der die Kinder auf beiden Beinen stehend entspannen können, bevor sie wieder zurückhüpfen. Die Seiten der Kästchen sollten etwa doppelt so lang sein wie die Füße der mitspielenden Kinder. Jeder Mitspieler hat einen kleinen Stein oder etwas Ähnliches in der Hand und wirft diesen Gegenstand nacheinander auf jedes Kästchen.

Das Spiel: Der erste Spieler steht hinter der Startlinie und wirft seinen Stein auf das Kästchen Nummer eins, dann macht das Kind eine Brain-Gym-Übung seiner Wahl. Dann hüpft es über das Kästchen Nummer eins hinweg in das Kästchen Nummer zwei und immer so weiter bis zum achten Kästchen; dort ruht das Kind einen Augenblick aus, dreht sich um und hüpft wieder zurück zum Start. Auf dem Rückweg hält das Kind im zweiten Kästchen an und hebt seinen Stein wieder auf, hüpft dann ins erste Kästchen und aus dem Spiel hinaus. Als Nächstes wirft das Kind seinen Stein ins *zweite* Kästchen …

Gehüpft wird immer auf einem Bein, außer an den Stellen, an denen zwei Kästchen nebeneinanderliegen. Das Kästchen, in dem der Stein liegt, wird immer übersprungen. Es ist wichtig, exakt zu werfen, denn wenn der Stein im falschen Kästchen landet, scheidet man aus, und ebenso dann, wenn man auf eine Linie tritt, beim Aufheben des Steins den zweiten Fuß oder die zweite Hand auf den Boden setzt, oder wenn man in ein Kästchen hüpft, in dem der Stein liegt, oder wenn man mit beiden Füßen in einem Einzelkästchen landet. Scheidet ein Spieler für eine Runde aus, so legt er seinen Stein in das Kästchen, bei dem er in der nächsten Runde das Spiel wieder aufnehmen wird, und wählt eine Brain-Gym-Übung aus, die dann alle gemeinsam machen. Anschließend geht dieser Spieler zum Ende der Reihe und der nächste Spieler wirft seinen Stein.

Rhythmische Überkreuzbewegungen

Ein Spieler macht Überkreuzbewegungen, die anderen klatschen mit den Händen oder trommeln auf dem Rücken eines anderen den Rhythmus, den der Spieler mit seinen Bewegungen vorgibt.

Wer ist Anführer?

In dieser Version des traditionellen Spiels wird ein Mitspieler ausgewählt, der kurz den Raum verlassen muss. Ist er außer Hörweite, wird ein anderer Mitspieler zum Anführer gewählt, der dann eine Brain-Gym-Übung seiner Wahl auszuführen beginnt (zum Beispiel Simultanzeichnen, Liegende Achten, Überkreuzbewegung im Sitzen, Eule oder Armaktivierung). Alle anderen Spieler machen die Übungen mit, ohne dabei den Anführer direkt anzuschauen, sodass dieser unerkannt bleiben kann. Der Mitspieler, der den Raum verlassen hat, wird nun wieder hereingerufen und hat drei Versuche, um zu erraten, wer der Anführer ist; dieser führt weiterhin die Übungen an und alle anderen versuchen, ihm immer möglichst unmittelbar in seinen Bewegungen zu folgen. Wird der Anführer erraten, so muss er als Nächster den Raum verlassen und die Gruppe wählt einen neuen Anführer.

Hör es, sieh es, sag es, schreib es!

Dies ist ein Spiel für das Kurzzeitgedächtnis, für einen Lehrer und ein Kind – der Rest der Klasse schaut zu. Mithilfe dieses Spiels, das das Verarbeiten von Informationen unter Beteiligung möglichst vieler Sinneskanäle fördert, schaffen es Kinder meistens, sich wichtige Informationssequenzen wie zum Beispiel ihre Telefonnummer und Adresse zu merken.

Der Lehrer schreibt eine zwei- oder dreistellige Zahl in großen Ziffern an die Tafel oder auf ein Blatt Papier und liest jede Ziffer laut vor. Das Kind wiederholt dann jede einzelne Ziffer und zeigt dabei mit dem Finger darauf; dann macht das Kind die Überkreuzbewegung für bessere Ganzkörperwahrnehmung. Als Nächstes wählt das Kind eine oder mehrere Übungen aus, um die Nackenmuskeln zu entspannen und seine Aufmerksamkeit auf sein Hören zu lenken (Eule, Elefant oder Denkmütze). Dann folgt das Energiegähnen, um die Stimmbänder zu entspannen. Das Kind malt nun die Ziffern in die Luft, hält anschließend seine Positiven Punkte und visualisiert die Ziffernfolge mit geschlossenen Augen. Dann wiederholt das Kind die Ziffern laut. Kann es die Ziffern erst einmal aus dem Gedächtnis „lesen", so wiederholt es sie in umgekehrter Reihenfolge, zum Beispiel „342 – Pause – 243". Nun wiederholt es die Ziffernfolge nochmals leise in Gedanken vorwärts und rückwärts, um sie visuell im Kurzzeit-Arbeitsgedächtnis zu speichern. Zahlen zu visualisieren und sie gleichzeitig rhythmisch zu singen hilft ebenfalls sehr gut dazu, sie später wieder abrufen zu können.

Spiele für Kinder mittlerer Altersstufe und älter

Eine seltsame Maschine

Dieses Improvisationsspiel für fünf bis zwölf Teilnehmer bietet den Kindern das Vergnügen und die Herausforderung visuellen Denkens; dabei müssen sie als Team zusammenarbeiten, um mit einer Bewegungschoreografie eine Fantasiemaschine zu erschaffen, die sich bewegt und Geräusche von sich gibt Jedes Kind wählt eine Übung aus, einen Rhythmus, in dem es die Übung machen möchte, und einen Platz in der Gruppe, an dem es die Übung macht – so wird die „Maschine" immer interessanter und verrückter.

Der erste Spieler wählt eine Brain-Gym-Übung aus, die im Stehen ausgeführt werden kann, tritt vor die Gruppe (wobei er in eine beliebige Richtung schaut), beginnt, die Übung in einem bestimmten Rhythmus vorzumachen, und macht gleichzeitig ein bestimmtes Geräusch dazu. Der nächste Spieler sucht sich ebenfalls eine Übung und ein Geräusch aus und stellt die Verbindung zu der ersten Person her, indem er sich sehr nahe bei ihr bewegt, sie jedoch nicht berührt. Dann folgt der dritte Teilnehmer und so weiter. Ruft der Lehrer oder Leiter „Wechseln!", so beginnt der erste Spieler mit einer neuen Übung, die in die „Maschine" passt; anschließend folgen nacheinander wieder die anderen Spieler.

Variation: Ein Teilnehmer erfindet eine „menschliche Skulptur"; dazu wird jeweils ein Teilnehmer nach dem anderen in eine bestimmte Position gebracht, in der er Teil der Skulptur ist; jedem wird dann eine Brain-Gym-Übung oder eine andere Bewegung zugewiesen, die er in dieser Position ausführen muss.

Bewegungswelle

Alle Mitspieler stehen im Kreis und drehen sich dann nach links. Einer der Spieler, der Anführer, beginnt mit einer langsamen Brain-Gym-Übung seiner Wahl. Die Person hinter ihm wartet, bis der Anführer die Bewegung zweimal gemacht hat, und macht sie dann nach. Die nächste Person verfährt ebenso und so weiter im Kreis herum. Hat der Anführer die Übung achtmal ausgeführt, beginnt er mit einer anderen Bewegung. Die Person hinter ihm wartet jedes Mal, bis er die Bewegung zweimal gemacht hat, bevor sie sie nachmacht. Dadurch entsteht eine Bewegungswelle, die sich langsam verändert. (Dafür eignen sich besonders gut Überkreuzbewegung, Liegende Acht, Simultanzeichnen, Energiegähnen, Eule, Armaktivierung, Elefant (– bei dieser Übung wird die Hand nach innen in den Kreis hinein oder nach außen gestreckt.)

Das Denkmützen-Telefon (Stille Post)

Abwandlung eines weltbekannten Spiels; je mehr Mitspieler, umso besser.

Alle Mitspieler stehen in einer Reihe und machen die Denkmütze – eine Übung, die sie später wiederholen werden, wenn sie mit Zuhören oder Flüstern „dran" sind. Der Spieler am Anfang der Reihe denkt sich einen Satz aus und flüstert ihn so leise wie möglich in das Ohr des nächsten Spielers, der den Satz wiederum so an seinen Nachbarn weiterflüstert, wie er ihn verstanden hat. So wird der Satz bis zum letzten Spieler in der Reihe weitergegeben, der dann laut verkündet, was er gehört hat. Dann sagt der erste Spieler den ursprünglichen Satz und es gibt jede Menge Spaß und Gelächter, wenn man das Original mit dem Endergebnis vergleicht. Da sich entlang der Reihe immer mehr Veränderungen ansammeln, sorgt das Endergebnis immer für Heiterkeit, weil es meist nur wenig oder überhaupt keine Ähnlichkeit mehr mit dem Original aufweist. Abgesehen davon, dass es Spaß macht, ist dieses Spiel auch pädagogisch wertvoll, denn es zeigt, wie leicht Informationen durch indirekte Kommunikation verfälscht werden können. Es wird hin und wieder auch in Schulen eingesetzt, um zu demonstrieren, wie schnell sich Klatsch verbreitet und welchen Schaden er anrichten kann. Es ist auch sehr nützlich, um kleineren Kindern beizubringen, ihre Lautstärke anzupassen und aufmerksam zuzuhören.

Eine virtuelle Reise (erfunden von Jocelyn Paré)

Die Schüler planen eine virtuelle Reise. Zunächst legen sie mithilfe einer großen Wandkarte gemeinsam die Reiseroute fest. Dann machen sie sich in ihrer Vorstellung auf den Weg; jede Station, die sie erreichen, wird auf der Karte mit einem kleinen Fähnchen markiert, bis sie alle Regionen ihrer Reiseroute durchquert haben. Zu den Stationen ihrer Reise sammeln sie Informationen aus Büchern oder im Internet und lernen so die Orte kennen, die auf ihrem Weg liegen.

Bei der Wahl der Fortbewegungsmittel können sie ihre ganze Kreativität einbringen: Sie können zu Fuß gehen (Überkreuzbewegung), imaginäre Boote benutzen (Fußpumpe), auf Kamelen reiten (Schwerkraftgleiter oder Überkreuzbewegung im Sitzen), mit dem Fahrrad fahren (Überkreuzbewegung mit Aufsitzen) … – alles ist möglich!

Sie können dabei mitzählen, wie viele Etappen sie bewältigen, und ihre mathematischen und geografischen Kenntnisse einsetzen, indem sie ausrechnen, wie viele Kilometer sie auf welcher Etappe und wie viele sie insgesamt zurückgelegt haben; außerdem können sie ein Reisetagebuch führen, in dem sie ihre virtuellen Erlebnisse festhalten.

Brain-Gym-Mitmach-Geschichten

Ein Brain-Gym-Morgen

Eine Brain-Gym-Geschichte, die paarweise gemacht wird: Die Partner stehen hintereinander, beide schauen in dieselbe Richtung. Der hintere Partner führt an dem vorderen Partner die entsprechend abgewandelten Brain-Gym-Bewegungen aus. Sind genügend Teilnehmer vorhanden, können sich die Spieler auch im Kreis aufstellen; alle schauen in dieselbe Richtung.

„An einem schönen Morgen standen die Kinder sehr früh auf, um den Sonnenaufgang zu beobachten. *(Variante der Raumpunkte: Der hintere Partner bewegt seine Hände sanft an der Mittellinie des Rückens des anderen entlang nach oben und legt sie ihm dann auf die Schultern.)* Sie sahen, wie die Sonne langsam am Horizont hervorkam und immer höher und höher stieg. Sie lauschten *(Denkmütze mit Partner: Der hintere Partner rollt sanft die Ohren des vorderen aus)*, wie Amsel, Drossel, Fink und Star ihr Morgenlied trällerten. Sie sahen eine Eule, die noch auf einem Zaun ganz in der Nähe saß und nach links und rechts schaute und dann den Kopf wieder zur Mitte drehte. *(Variante der Eule: Der hintere Partner drückt die Schulter des vorderen Partners zusammen, dieser bewegt seinen Kopf langsam von einer Seite zur anderen und lässt dann sein Kinn auf die Brust sinken.)* Die Kinder waren überrascht, dass die Eule zu dieser Tageszeit noch wach war.

Ganz in der Nähe des Gartenweges beobachteten die Kinder, wie eine Taglilie ihre Blütenblätter in dunklem Orange langsam dem Licht zu öffnen begann. *(Das X im Körper: Der hintere Partner streicht leicht von jeder Schulter des vorderen Partners zur gegenüberliegenden Hüfte.)* Die Kinder spielten „Himmel und Hölle" (Hüpfekästchen) auf den Steinen des Gartenpfades. (Balancepunkte: Der vordere Partner steht auf dem rechten Bein und hält sich den Nabel; der hintere Partner hält den Hinterkopf des vorderen.) Können die Kinder auf einem Bein stehen, groß und ruhig wie der Kirschbaum, ohne zu schwanken? *(Balancepunkte: Der vordere Partner steht jetzt auf seinem linken Bein.)*

Dann kam ein sanfter Wind auf. *(Liegende Acht: Der hintere Partner zeichnet Liegende Achten auf den Rücken des vorderen Partners.)* Er ließ die Blätter in einem wirbelnden Spiel tanzen und fallen. Ein leichter Regen setzte ein – plätscher, plätscher … *(Der hintere Partner imitiert mit seinen Fingerspitzen den Regen auf Schultern und Rücken des vorderen Partners.)* Es regnete stärker und stärker *(schnelleres Klopfen mit den Fingerspitzen)*. – Dann kam die Sonne wieder hervor, hell und warm, und die Blumen im Garten reckten ihr freudig ihre Köpfe entgegen." *(Wiederholung der Variante der Raumpunkte: Der hintere Partner bewegt seine Hände sanft an der Mittellinie des Rückens des vorderen entlang nach oben und legt sie ihm dann auf die Schultern.)*

Das kleine rote Haus

(Eine Geschichte, die ihr Vater, Frank Griffin, der kleinen Gail D. erzählte)

Sie können diese Geschichte im Stehen oder Sitzen erzählen und die darin vorkommenden Brain-Gym-Übungen vormachen, die die Kinder dann nachmachen sollen. Am Ende schneiden Sie einen Apfel quer durch und teilen ihn so in eine obere und eine untere Hälfte. Welche Formen zeigen sich, wenn man eine Birne, eine Papaya, eine Hagebutte, eine Karambola oder eine Gurke genauso aufschneidet? Die Sternenform der Cherimoya (Zucker- oder Rahmapfel) erinnert zum Beispiel an den menschlichen Körper mit Kopf und vier Gliedmaßen.

„Es war einmal ein kleiner Junge, der war seiner Bilderbücher und seiner Spielsachen überdrüssig und wollte auf Entdeckungsreise gehen *(– machen Sie das Energiegähnen)*. „Was könnte ich denn unternehmen?", fragte er seine Großmutter, und die gute Oma, die immer wunderbare Abenteuer für kleine Jungs kannte, sagte: „Du bist alt genug, um auf eine Reise zu gehen. Geh die Straße hinunter *(beginnen Sie mit langsamen Überkreuzbewegungen),* über die Wiese und in den Wald hinein. Du wirst neue Freunde finden und viele Überraschungen erleben; komm wieder nach Hause, sobald du kannst, und berichte mir, was du erlebt hast!"

Die Augen des kleinen Jungen waren groß vor Erstaunen: „Wie werde ich wieder nach Hause finden, Oma?" Und seine Großmutter antwortete ihm *(– machen Sie die Raumpunkte)*: „Die Sterne werden dich leiten, wie sie die Seefahrer zu allen Zeiten geleitet haben."

Der kleine Junge wollte seiner Großmutter nicht widersprechen, dennoch hielt er es für angebracht, sie daran zu erinnern (machen Sie die Raumpunkte), dass während des Tages keine Sterne zu sehen waren. Dazu lächelte die Großmutter nur.

Also machte sich der kleine Junge auf den Weg *(machen Sie Überkreuzbewegungen)*. Er war noch nicht weit gegangen, als er hungrig wurde. Er traf ein kleines braunes Eichhörnchen mit einem großen buschigen Schwanz *(machen Sie die Erdpunkte und schauen Sie dabei nach unten)*. „Hallo Eichhörnchen. Ich habe Hunger. Weißt du, wo ich etwas zu essen finde?"

„Geh zur Wiese", antwortete das Eichhörnchen. „Dort steht ein wunderbarer Baum und in seinem Schatten steht ein rotes, rundes Haus mit einem Schornstein, ohne Fenster und Türen *(Hook-ups, Teil II)*; in seinem Innern befindet sich ein Stern."

Der kleine Junge dankte dem Eichhörnchen und kam an einem Gemüsegarten vorbei, in dem ein Bauer arbeitete *(Gehirnpunkte, nach links und rechts schauen)*. „Hallo, Herr Bauer, können Sie mir sagen, wo ich einen Baum finde, unter dem ein rotes, rundes Haus mit einem Schornstein, ohne Fenster und Türen steht, in dessen Innern sich ein Stern befindet?" *(Hook-ups, Teil II)*

Der Bauer lachte. „Ich bin schon alt und habe noch nie ein solches Haus gesehen", antwortete er, „aber vielleicht kennt Robin Rotkehlchen ein solches Haus, er lebt auf der anderen Seite der Wiese, geh zu ihm und frag ihn. Vielleicht kann *er* dir den Weg zeigen."

Der kleine Junge dankte dem Bauern und ging weiter über die Wiese, bis er zu der Stelle kam, wo Robin Rotkehlchen in der Sonne sein Lied sang *(Erdpunkte, nach unten schauen)*. „Lieber Robin Rotkehlchen, weißt du, wo ich einen Baum finde, unter dem ein rotes, rundes Haus mit einem Schornstein, ohne Fenster und Türen steht, in dessen Innern sich ein Stern befindet?" *(Hook-ups, Teil II)*

Robin Rotkehlchen lächelte und antwortete: „Ich würde dieses kleine Haus selbst gerne finden! Dann hätte ich es schön warm, wenn die kalten Nächte kommen, und Sternenlicht ist schöner als das Licht einer Kerze. Aber frag doch mal den Wind, der überall durchbläst und an allen Schornsteinen lauscht, vielleicht kann er dir den Weg zeigen!"

Also dankte der kleine Junge Robin Rotkehlchen und wanderte weiter über die Wiese. Er rief nach dem Wind und dieser blies ihn ans Ende eines Pfades in einen wunderbaren Garten hinein.

In diesem Garten stand ein schöner Baum. Der kleine Junge war inzwischen müde geworden und setzte sich unter den Baum, um auszuruhen. *(Hook-ups, Teil I)* Dabei fiel sein Blick auf den Boden, wo ein paar Äpfel lagen, die vom Baum herabgefallen waren. Er hob einen auf, der schöne rote Backen hatte. Sein Stiel sah wie ein kleiner Schornstein aus. Er sah genauso aus wie ein rotes, rundes Haus, ohne Fenster und Türen *(Hook-ups, Teil II)*. Der kleine Junge nahm sein Taschenmesser heraus und schnitt den Apfel in der Mitte durch – dort, in der Mitte des Apfels, war ein wunderschöner Stern! Der kleine Junge saß im Schatten des Apfelbaums und aß den saftigen, roten Apfel."

Spaziergang auf dem Land

(Eine „PACE-Plus-Geschichte")

„Eines Tages unternahmen mein bester Freund und ich einen Spaziergang auf dem Land. An einem sprudelnden Bach machten wir eine Pause und tranken von dem kühlen, klaren Wasser *(Wasser trinken oder so tun, als ob man Wasser aus einem Bach trinken würde)*. Das Wasser bewegte sich sehr schnell, es schoss und wirbelte durch sein Bett, über Felsen und Äste *(Liegende Acht)*. An diesem schönen, ruhigen Ort sprachen wir darüber, wie gut es tut, zur Ruhe zu kommen. Ich konnte den regelmäßigen Rhythmus meines Atems hören und schaute mich um *(wir schauen nach links, nach rechts, überall umher und massieren dabei die Gehirnpunkte)*, ich betrachtete die Bäume und den Himmel – es gab keinen Grund zur Eile. Wir schlenderten umher *(Überkreuzbewegung)*, genossen den warmen Wind, die hohen Bäume, den Gesang der Vögel *(Hook-ups, Teil I)*. Schließlich hielten wir neben einer alten Scheune an, um uns auszuruhen. Wir unterhielten uns, lachten und genossen schließlich einfach die Ruhe. Wir pflückten Äpfel – groß, rund und glatt – und atmeten ihren wundervollen Duft ein *(Hook-ups, Teil II)*. Was für ein friedlicher Tag auf dem Land!"

Das Segelboot

(Von Sunny Mello und Gail Dennison)

Dieses Spiel eignet sich für Kinder von vier bis acht Jahren und kann nach Bedarf gekürzt und so der Aufmerksamkeitsspanne der Kinder angepasst werden. Die Kinder sitzen auf einem Teppich, einer Decke oder einem Kissen am Boden und schauen zum Lehrer oder Spielleiter, der auf einem Stuhl sitzt.

Der Spielleiter sagt:

„Wir spielen jetzt das Segelbootspiel. Wir sitzen in unserem Boot wie das tapfere Schneiderlein *(die Kinder überkreuzen die Beine)*. Wir müssen jetzt unsere Segel setzen, damit wir den Wind einfangen können *(Armaktivierung)*. Wir suchen den Horizont ab, um sicher zu sein, dass wir lossegeln können *(Gehirnpunkte)*. Ahhh …, seht euch die Farben, das Licht und die Formen und Schatten in unseren Booten und um uns herum an. Welches Segelwetter haben wir heute? *(Hier können wir mit den Kindern das aktuelle Wetter beschreiben, zum Beispiel: Ist heute ein nebliger Morgen?)* Und wer gehört heute zu unserer Mannschaft *(die Kinder schauen sich gegenseitig ins Gesicht)* und fährt heute mit uns hinaus? *(Die Kinder können ihre Namen nennen.)*

Wir wollen jetzt mal dem Wind lauschen *(Denkmütze)*. Und hier kommt der Wind! *(Bauchatmung)* Oh, seht nur, wie die Wellen auf- und niedergehen! *(Liegende Acht)*. Der Wind bläst jetzt sanft in unsere Segel und lässt unsere Boote schaukeln *(Beckenschaukel)*. Spürt ihr, wie unsere Boote im Wasser auf- und niederschaukeln? Spürt ihr, wie uns das Meer hin- und herschaukelt? Unsere Boote schaukeln wie Bojen sanft mit den Wellen auf und nieder. Dann bläst uns der Wind zuerst hierhin *(nach rechts)*, dann zurück zur Mitte, dann bläst er uns dorthin *(nach links)* und dann wieder zurück zur Mitte. Jetzt bläst der Wind von hinten vorwärts, dann wieder zurück in die Mitte; und jetzt kommt der Wind von vorne und bläst uns nach hinten, dann wieder zurück in die Mitte. Jetzt bläst er uns in kleinen Kreisen.

So, nun fahren wir wieder nach Hause; dafür setzen wir uns wieder hin wie das tapfere Schneiderlein. Oh, da kommen noch ein paar große Wellen, die uns auf- und niederwerfen! Endlich, wir fahren in den Hafen ein! Passt gut auf, dass wir unsere Boote sicher an ihren Ankerplatz bringen! *(Balancepunkte)* Jetzt machen wir die Leinen fest *(kleine Liegende Achten)* und rollen die Segel auf *(Hook-ups, Teil I)*. Und jetzt überlegen wir nochmals *(Hook-ups, Teil II)*, ob wir nichts vergessen haben!

Schön, dass ihr mit mir auf dieses Segelabenteuer gekommen seid! Aber jetzt ist es auch wieder schön, an Land zu sein."

Wo mein Opa wohnt

(Eine PACE-Geschichte)

„Mein Großvater lebt auf Hawaii, in der Nähe eines wunderschönen Wasserfalls und eines Sees *(Wasser trinken oder so tun als ob).* Wenn ich am Ufer des Sees stehe und ins Wasser schaue, sehe ich das Spiegelbild meines Gesichts und auch den Himmel, die Bäume und Felsen im Wasser *(Gehirnpunkte, Augen links, dann rechts).* Ich beobachte, wie schneeweiße Silberreiher am Himmel fliegen *(Überkreuzbewegungen auf der Stelle, die Füße stehen schulterbreit auseinander; dann beugen wir uns nach vorne und machen weit ausholende Schwimmbewegungen mit den Armen, dabei schwimmen wir zuerst „nach unten", dann wieder zurück „nach oben", zur Wasseroberfläche).* An heißen Tagen ziehe ich meinen Badeanzug / meine Badehose an und gehe schwimmen. Ich tauche tief, tief nach unten und schaue mir das blaue Wasser um mich herum an. Ich schwimme in dem klaren Wasser und öffne meine Augen, um all die wunderschönen Fische zu betrachten. Dann schwimme ich wieder hinauf, immer weiter hinauf, bis ich schließlich unter dem blauen Himmel wieder auftauche und Luft hole. Wenn ich genug habe vom Schwimmen, stehe ich ganz still am Ufer *(Hook-ups, Teil I)* und beobachte das Wasser, oder ich strecke mich am Ufer des Sees in der Sonne aus und genieße den Duft der warmen Brise. *(Hook-ups, Teil II)*

Musik zu den Brain-Gym-Übungen

Ob Sie die Übungen im Klassenzimmer, im Büro oder zu Hause machen wollen – es ist immer schön, einige Musikaufnahmen zur Verfügung zu haben, um sich während einer Brain-Gym-Bewegungspause musikalisch inspirieren zu lassen. Im Folgenden finden Sie eine Auswahl an Musikstücken für Jung und Alt, die zum Bewegen einladen, sowie eine Reihe traditioneller Tänze aus aller Welt.

Ziel und Absicht der Brain-Gym-Übungen ist es ja, unsere Sinneswahrnehmungen zu schärfen und unser Bewusstsein für die verschiedenen für unsere Körperhaltung verantwortlichen Systeme zu entwickeln; dies lässt sich am besten mithilfe einfacher Melodien unterstützen, die mit einem schlichten, eingängigen Rhythmus und wenigen Akustikinstrumenten auskommen. Dies gilt insbesondere für die Arbeit mit Kindern. Darüber hinaus haben wir Lieder zusammengestellt, die dazu beitragen können, dass die Kinder etwas über andere Kulturen und andere Zeiten erfahren.

Sie werden den Wunsch haben, für jede Übung, die Sie machen, ein entsprechendes Musikstück auszuwählen (so passt zum Beispiel ein in mäßigem Tempo gespielter „Marschtakt" besonders gut zur Überkreuzbewegung). Wir haben deshalb eine Auswahl zusammengestellt, mit der Sie einen Anfang machen können. Auch hier gilt: Benutzen Sie solche CDs mit Gedichten oder Liedern, so ist Ihre Fantasie gefragt: Finden Sie die Übung, die die Handlung des Gedichts oder Liedes am besten wiedergibt. (So passt zum Beispiel die Übung Raumpunkte sehr gut zu dem Lied *Twinkle, Twinkle, Little Star*). Die meisten Musikstücke eignen sich besonders gut als Begleitung zur Überkreuzbewegung und zum Simultanzeichnen. Manche Stücke bieten sich dazu an, die Überkreuzbewegung für einige Takte zu unterbrechen – die Herausforderung besteht darin, trotzdem den Takt zu halten und an der richtigen Stelle wieder in die Musik einzusteigen.

Um Ihnen die Auswahl zu erleichtern, haben wir die Aufnahmen in zwei Gruppen unterteilt: Die erste Gruppe umfasst Musik, die für Menschen jeden Alters geeignet ist, die zweite Gruppe enthält hauptsächlich Kinderlieder. (Viele Menschen bewegen sich zu beiden Gruppen gerne!) In vielen Fällen sind von den jeweiligen Künstlern noch weitere Titel erhältlich.

Für Menschen jeden Alters, die im Herzen jung geblieben sind

Advanced Brain Technologies, LLC, in Zusammenarbeit mit der National Academy for Child Development: *Playful Baby*, mit dem Arcangelos Chamber Ensemble. Ogden, Utah: Advanced Brain Technologies, LLC, 2002. www.advancedbrain.com. Wunderschöne Instrumentalaufnahmen für anregenden Musikgenuss – nicht nur für Babys!

Bream, Julian, James Galway, et al.: *Vivaldi for Relaxation*. Sony BMG Music Entertainment, www.sonybmg. com. Langsame und sanfte Konzertmusik, die einen stimmungsvollen Hintergrund für die Übungen liefert.

Galway, James, und die London Mozart Players mit Phillip Moll, Klavier: *Music for My Little Friends*. Sony BMG Music Entertainment, www.sonybmg.com. Einige der populärsten Werke der Flötenmusik.

Hesperus, mit Grant Herreid, Scott Reiss, und Tina Chancey: *Colonial America*. © 2003 Maggie's Music, www.hesperus.org. Musik der ersten Siedler und aus der Zeit der amerikanischen Revolution bis zur Geburtsstunde der USA.

World Playground: A Musical Adventure for Kids. © 1998 Putumayo World Music, www.putumayo kids. com. Eine heitere musikalische und kulturelle Reise rund um die Welt.

Shenanigans: *Folk Dances of Terra Australis: The Best of Shenanigans' Dance Music 1980–1990, Volume 3*. www.shenanigansmusic.com.au. Neunzehn vornehmlich instrumental gespielte Tanzlieder.

Shenanigans: *Dance Music for Children*. Victoria, Australia: Gary King and the Shenanigans, 1998. www. shenanigansmusic.com.au. Ein breites Spektrum an traditionellen Volkstanzliedern aus der ganzen Welt.

Verschiedene Künstler und Interpreten: *Capitol Sings Kids' Songs for Grownups*. Capitol, 1992. Eine gelungene Zusammenstellung bekannter Kinderlieder von den 1940er- bis zu den 60er-Jahren.

Besonders für Grund- und Vorschulkinder geeignet

Austin, Julie: *Fandagumbo* (www.julieaustin.com) Hand in Hand Productions, 2008. Lebhaft gesungene Lieder.

Baby's Bedtime: Lullabies Sung by Judy Collins. U.S.A.: Wea, 2003. (www.lightyear.com/kids/nursery/bbt. htm) Wunderschöne Wiegenlieder mit kompletten Orchesterarrangements, gesungen von der beruhigenden Stimme von Judy Collins.

Brendan O'Hara: *Movement & Learning.* Australiz: The F# Music Company, 1999. (www. movementandlearning.com.au oder www.braingym.com) Eine spielerische Kollektion von Liedern und Tänzen zum Überqueren der Mittellinie; besonders geeignet für Kinder zwischen 3 und 8 Jahren; lebhafte Musik mit Gitarre, Flöte, Gesang und Didgeridoo.

Dan Zanes and Friends: *Family Dance,* 2002. Festival Five Recording. Für Überkreuzbewegungen zu beliebten Liedern wie "The Hokey Pokey" und "Skip to My Lou."

Grammer, Red: *Down the Do-Re-Mi.* New York: Red Note Records, 1990. Eine Kollektion rhythmisch betonter, beliebter traditioneller Lieder.

Growing Up with the Classics: A Children's Treasury of Piano Music Classics & Favorite Poems. Classic Productions, 1998. Gesprochene Poesie und klassische Klaviermusik aus zwei Jahrhunderten, darunter Bach, Brahms und Mozart sowie Lyrik von Kate Greenaway, Christina Rossetti und Robert Louis Stevenson. Die erste Hälfte besteht aus ruhigeren Stücken, die gut zu den Energieübungen und den Längungsbewegungen passen; die zweite Hälfte ist lebhafter und passt gut zu Überkreuzbewegungen und Simultanzeichnen.

Guthrie, Woody: *Songs to Grow On for Mother and Child.* Smithsonian Folkways Recordings, 1991. Zu Herzen gehende Lieder, zu denen man sich gut bewegen kann, geschrieben und vorgetragen von einem einzigartigen amerikanischen Troubadour.

Jenkins, Ella: *Growing Up with Ella Jenkins: Rhythms, Songs, and Rhymes.* Washington: Smithsonian Folkways Recordings, 2008, www.folkways.si.edu/index.aspx. Hier finden sich Klassiker wie das gemächliche "Swingin' on the Grapevine Swing" und das beschwingte "Little Orphan Annie", für langsame und ebenso für lebhaftere Varianten der Überkreuzbewegung.

Mitchell, Elizabeth: *You Are My Little Bird.* Washington: Smithsonian Folkways Recordings, 2006, www.folkways.si.edu/index.aspx. Eine liebliche Stimme singt beliebte amerikanische Volkslieder und Melodien aus der ganzen Welt.

Palmer, Hap: *One Little Sound: Fun with Phonics and Numbers.* 2002. Seit Ende der 1960er-Jahren produziert der mehrfach ausgezeichnete Musiker H. Palmer regelmäßig wunderschöne und sehr beliebte Aufnahmen für Kinder, die häufig in Betreuungseinrichtungen und Vorschulen eingesetzt werden. Es sind noch weitere Titel erhältlich.

Raffi: *Baby Beluga.* Rounder/Umgd, 1996. Der bei Kindern sehr beliebte Künstler Raffi singt viele schöne Kinderlieder wie "This Old Man", "Over in the Meadow" und "Morningtown Ride."

Tessarose Productions: *Brain Gym: Music for Encouraging Young Children to Complete Brain Gym Movement.* 1999, www.tessarose,co.nz or www.braingym.com. Für Aufwärmen mit Spaß und mit PACE: eine Vielzahl von Musikstücken, die sich zur Begleitung eignen.

Valley, Jim, and Friends: *Friendship Train.* Rainbow Planet, 2000. Berührt das Herz und macht jede Menge Spaß.

Verschiedene Künstler und Interpreten: *Best of the Land of Nod Store Music,* CD Volume 1. Land of Nod Store Music, 2005, www. landofnod.com/music. Fröhlich gesungene Lieder.

Verschiedene Künstler und Interpreten: *Vintage Children's Favourites 1926–1950.* Bewegen Sie sich zu Großvaters (oder ihren eigenen!) Lieblingsliedern, zusammengestellt auf dieser 2004 erschienenen CD, darunter "Three Little Fishes" und "The Teddy Bear's Picnic." (Verschiedene Künstler und Interpreten)

ANHANG

Danksagungen

„Bewegung ist das Tor zum Lernen" – diese gemeinsame Überzeugung vieler Menschen hat das vorliegende Buch entstehen lassen. Wir danken all denjenigen, mit denen wir die Brain-Gym-Übungen teilen dürfen. Sie ermöglichen uns, das zu tun, was wir lieben, und sind für uns Lehrer und Schüler zugleich! Seit der ersten Ausgabe dieses Handbuchs, die 1989 erschien, und seit seiner ersten Überarbeitung, die 1994 erfolgte, hat die Begeisterung der Brain-Gym-Instruktoren und Instruktorinnen, die das Glück haben, täglich mit Brain-Gym zu arbeiten, diese Arbeit ständig weiterentwickelt.

Unsere Hochachtung gilt all denen, die ihre Schüler mit Brain-Gym bekannt gemacht haben und die Übungen in Schulen und anderen Einrichtungen überall auf dieser Welt verbreitet haben, und wir danken allen, die uns ihre Erfahrungen mit einzelnen Übungen immer wieder mitteilen. Unser Dank gilt auch den Gewinnern des Preises *Teaching through Movement* der vergangenen zehn Jahre; viele ihrer Geschichten und Vorschläge haben in dieses Buch Eingang gefunden. Darüber hinaus danken wir besonders dem *Executive Director* von *Brain Gym® International*, Kari Coady, sowie der Leiterin des operativen Geschäfts, Cindy Goldade, für ihre Vision und ihre Unterstützung unserer Arbeit; ebenso danken wir den Fakultätsmitgliedern von *Brain Gym® International* sowie dem Vorstand.

Viele Fakultätsmitglieder haben wichtige Beiträge zu unserer Vorstellung von Bewegung und Lernen geliefert:

Besonders erwähnt seien hier die Brain-Gym-Pioniere Paul Landon aus Frankreich sowie Glenys Leadbeater und Barbara Wards aus Neuseeland, Kay McCarroll aus Großbritannien, Tania McGregor aus Australien, Dominique Monette aus Belgien, Rosemarie Sonderegger und Bernhard Studer aus der Schweiz; außerdem Alfred Schatz, Beate Walter und Susanne Degendorfer aus Deutschland, die viele Autoren darin unterstützt haben, Bücher über die Anwendung von Brain-Gym in deutschen Schulen zu schreiben; Renate Wennekes aus Deutschland und ihr Werk (gemeinsam mit Angelika Stiller) über die Reflexmuster in der kindlichen Entwicklung und deren Bezug zu den Mittellinienbewegungen; Jeanette Primost aus Israel und ihr Werk über das kindliche Spiel; die Psychologin Svetlana Masgutova aus Polen für ihre Untersuchungen und ihre Arbeit mit dynamischen und Stellreflexen und für ihr Buch (gemeinsam mit der Erzieherin Pamela Curlee aus den USA) *Trauma Recovery: You Are a Winner;* Rita Edwards aus Südafrika für ihre Arbeit über Sinneswahrnehmung in der Nähe und in der Distanz; aus den Vereinigten Staaten Bonnie Hershey für ihr *Business in Balance,* Sharon Plaskett für *The Five Elements* und *The Power of One,* Carol Ann Erickson für ihre Kurse zur „Bewegungserkundung" (*Movement Exploration*) und ihre Edu-K-Arbeit mit Olympiasportlern sowie für ihre Hilfe bei der Entwicklung von *Brain Gym® for Educators;* Bonnie Hershey und Sylvia Sue Green für ihre Beiträge zum Schaubild „Achter-Flow"; und die Visionäre des Brain-Gym-Lehrertrainings: Gabrell Carroll, Colleen Gardner, Kat Jorstad, Patty Steurer und der inzwischen verstorbene George Gardner.

Diese Ausgabe des Lehrerhandbuchs konnte auf das Fachwissen folgender Freunde bauen:

Kinesiologin und Spezialistin für Biomechanik Katy Bowman, Urheberin des Programms *Aligned and Well*; Spezialistin für Anatomie und Physiologie Barbara Doreo, DC; Breema-Instruktor Andi Gibb; Spezialistin für kindliche Entwicklung und deren besondere Bedürfnisse Veronica Getskow; Lehrerin und Biologin Carla Hannaford, Autorin von *Mit Auge und Ohr, mit Hand und Fuß* und Autorin der Kurse zur physiologischen Basis von Brain-Gym; Grafiker John Hargrove; Sydney Laurel Harris, Lehrer in Alexandertechnik; die Lehrerin und Autorin Victoria Kindle Hodson; Randal McChesney, Direktor des *Richards Institute* und Lehrer in *Education Through Music* (ETM); unsere langjährige Lektorin Sonia Nordenson sowie die ETM-Lehrerin Laura Walter.

Wir danken auch den folgenden Brain-Gym-Instruktoren und Instruktorinnen, die Bücher geschrieben oder Kurse entwickelt haben:

Bev Hunter für ihren Kurs *Learning and Gravity*; Isabel Cohen und Marcelle Goldsmith für ihr Buch *Hands On: How to Use Brain Gym® in the Classroom* und den dazu gehörenden Kurs; Amy Arrendell für ihren Beitrag zu *Brain Gym® for Educators*, Jon Bredal für seine Arbeit auf dem Gebiet der kindlichen Entwicklung; der Schriftstellerin und Fitnesstrainerin Catherine Carrigan für *Healing Depression: A Holistic Guide*; Pamela Formosa für *Fraid Not! Empowering Kids with Learning Differences*; Denise Hornbeak für *The SuperConfitelligent Child: Loving to Learn through Movement and Play*; Cecilia Koester für *I Am the Child: Using Brain Gym® with Children Who Have Special Needs* (gemeinsam mit Gail Dennison) und ihre Kursarbeit auf diesem Gebiet; dem Schulpsychologen Chet Wolfsont für seinen Kurs *The Deep Understanding Balance.*

Viele weitere Brain-Gym-Instruktoren und Instruktorinnen haben an der Neubearbeitung dieses Handbuchs mitgearbeitet. Wir danken:

der Schriftstellerin und Lehrerin Kathy Brown, die ihre Erfahrungen mit uns teilte; Shellie Fielden für ihre Reime und Lieder; Sunny Mello für ihre Geschichten und Spiele; David Saunders, ehemaliges Vorstandsmitglied, der viele Jahre lang fundierte Antworten auf Fragen verfasste, die auf unserer Website gestellt wurden; Jo Anna Shaw für ihre Präsentationskonzepte; Joyce Sherwood für ihre Vorschläge zum Unterrichten; Thad Trahan dafür, dass er die Verantwortung für die Verbreitung von Untersuchungsdaten übernommen hat; Eliza Bergeson und Larkhen Carroll für ihre Ideen zum „Achter-Flow“.

Viele weitere Freunde und Experten auf ihrem Fachgebiet haben zu unserer Arbeit beigetragen, vor allem einige Optometristen, die sich speziell mit der kindlichen Entwicklung beschäftigen und uns als erste darauf hingewiesen haben, wie wichtig Bewegung für das Sehen ist; deshalb danken wir:

Moses Albalas, OD, für seine Beratung zu den Fertigkeiten des Fokussierens, des beidäugigen Sehens und der Tiefenwahrnehmung; G. N. Getman, OD, dessen Arbeit mit bilateralem Malen uns inspirierte; Sam Herr, OD, und seiner Frau Margaret Herr, deren Partnerschaft es Paul ermöglichte, viel über grobmotorische Bewegung und ihren Bezug zur Entwicklung der beidäugigen Nahsicht zu lernen; Louise Jacque, OD, die Paul davon überzeugte, wie wichtig Fertigkeiten wie das Ausrichten der Augen und Worterkennung sind; Richard Sowby, OD, der Paul an Schulungen für Assistenten von Optometristen teilnehmen ließ, ihn mit den Überkreuzbewegungen vertraut machte und ihm deren Auswirkungen auf die Entwicklung visueller Funktionen aufzeigte; unser Dank gilt auch der Erzieherin Constance Amsden vom Malabar-Leseprojekt; dem Autor und Pädagogen Joseph Chilton Pearce, der uns mit Paul MacLeans Ansatz des dreidimensionalen Gehirns bekannt machte und uns vor kurzem das Programm *Education Through Music* vorstellte; der bereits verstorbenen Janet Goodrich, Autorin von *Natürlich besser sehen*, die schon früh die Vorzüge von Pauls Arbeit erkannte, ihr ein Kapitel in ihrem Buch widmete und uns eine Übung zur Verbesserung des Sehen zeigte, die wir in veränderter Form als „Energiegähnen“ in unser Programm aufnahmen; dem verstorbenen John F. Thie, DC, diesem einzigartigen Pionier auf dem Gebiet von Gesundheit und Wohlbefinden und Begründer des Systems *Touch for Health*, für seine Freundschaft und seine Unterstützung und seine Erlaubnis, vier Übungen in unser Brain-Gym-Programm aufzunehmen, zu denen wir durch *Touch for Health* inspiriert wurden, nämlich: Wasser trinken, Gehirnpunkte, Denkmütze und Positive Punkte; Richard Tyler, DC, der Paul mit der bemerkenswerten Arbeit von George Goodheart, dem Begründer der *Applied Kinesiology*, bekannt gemacht hat und der Paul in seinen Lesezentren bei seinen ersten Untersuchungen zu den Übungen unterstützte.

✻

Einige Brain-Gym-Instruktoren und Instruktorinnen erkannten von Anfang an den großen Nutzen der Übungen, ermutigten uns, darüber zu schreiben und halfen uns dabei, deren Anwendungen zu studieren:

Gillian Johnson aus Australien half uns, den Energetisierer in der Form zu entwickeln, in der der heute unterrichtet wird; in den Vereinigten Staaten: Sylvia Sue Green, Tim Harrow, Rose Harrow, Don Wetsel, Marilyn Lugaro, die zu den ersten gehörte, die unsere Vision teilten; Dorothy H. L. Carroll, deren Bemühen, Lehrer mit *Brain Gym* bekannt zu machen, die erste Ausgabe dieses Buches mit inspiriert hat; Mary Ensign, DC, für ihre unermüdliche Unterstützung beim ursprünglichen Manuskript; Sharon Heller für ihre Modifikation des Schwerkraftgleiters; Sandra Hinsley für die „3-D-Atmung", eine Variante der Bauchatmung; G. K. Khalsa, die (zusammen mit G. S. Don Morris und Josie M. Sifft) die erste experimentelle Untersuchung durchführte, die einen Zusammenhang zwischen erhöhter Leistungsfähigkeit und den Brain-Gym-Übungen herstellte; Susan Latham für ihre inspirierenden Anwendungen der Übungen im Klassenzimmer; Azasha Joy Lindsey, die uns zeigte, was die Übungen bei gefährdeten Jugendlichen bewirken können; und Nancy Kaplan Marshall, die uns als erste darauf hinwies, wie wichtig ein Begleitbuch zu den Brain-Gym-Kursen ist.

✻

Schließlich danken wir auch den Lehrern in unseren beiden Familien, die in vielen anregenden Gesprächen über ihre Schüler die Liebe zum Lernen in uns verankert haben:

Pauls Cousin George Dennison, Autor von *The Lives of Children: The Story of the First Street School*; Gails Großmütter, Ava Irene Griffin und Elizabeth Maude Baldwin, sowie ihrer Mutter Dorothy Baldwin Griffin, die alle ihre Geschichten darüber mit uns teilten, wie sie in einem kleinen roten Schulhaus zunächst selbst als Schülerinnen lernten und später dort als Lehrerinnen unterrichteten; Gails Vater, Frank Griffin, der Elektrotechnik unterrichtete, und ihr Onkel Toni Torti, der Lehrer und Schulleiter war.

Erläuterung der Fachbegriffe

ADHS oder Aufmerksamkeitsdefizit- und Hyperaktivitäts-Störung: Bezeichnung für Kinder, die Schwierigkeiten haben, sich zu konzentrieren, oder ein impulsives Verhalten zeigen (wie bei ADS) und deren Verhalten sich darüber hinaus auch durch übersteigerte Aktivität auszeichnet.

ADS oder Aufmerksamkeitsdefizit-Störung: Bezeichnung für Kinder, die Schwierigkeiten haben, sich zu konzentrieren, oder ein impulsives Verhalten zeigen (siehe auch ADHS).

Auditives Unterscheiden: Töne unterscheiden und dem Gehörten eine Bedeutung zuordnen.

Augen-Hand-Koordination: visuell-motorische Fertigkeit zur Koordination visueller Informationen für Steuerung und Kontrolle der Hände beim Ausführen einer bestimmten Aufgabe; Grundlage für die Arbeit mit allen Aspekten geschriebener Sprache (Lesen, Rechtschreibung, Rechnen …)

Ausrichtung (*alignment*): Die Beziehung des Skeletts zur Schwerkraftlinie und zur stützenden Basis; Hinweise für eine balancierte Ausrichtung sind: gleichmäßige Verteilung des Gewichts, Symmetrie (keine Drehung); Ohren, Schultern, Hüften und Außenknöchel befinden sich auf einer Linie (im Profil betrachtet, die Person steht aufrecht).

Bilateralität: Fähigkeit, beide Seiten des Körpers so zu koordinieren, dass sie als Einheit funktionieren.

Binokularität/Beidäugigkeit: Fähigkeit zur Augenkoordination – beide Augen und die zugehörigen Muskeln arbeiten zusammen

Brain-Gym®: (1) Die Brain-Gym-Übungen – eine Reihe kurzer, leicht durchführbarer körperlicher Aktivitäten, mit deren Hilfe Nervenbahnen angelegt werden, um körperlichen Stress zu reduzieren, geistige Leistungen zu erleichtern und die körperlichen (z. B. visuellen oder auditiven) Voraussetzungen für Lernen zu schaffen; diese Übungen wurden von den Autoren des vorliegenden Buches entwickelt und in dem Buch *Brain-Gym®* zum ersten Mal beschrieben. (2) Das Brain-Gym-Programm: eine umfassende Workshop-Reihe zum Thema Lernen durch Bewegung. (3) Brain-Gym-Instruktor(in): eine Person mit umfassenden Kenntnissen im Bereich *Educational Kinesiology*, die ein intensives Ausbildungsprogramm durchlaufen hat und daraufhin von der *Educational Kinesiology Foundation/Brain Gym® International* dazu lizenziert worden ist, *Brain-Gym® I und II* zu unterrichten. (4) *Brain Gym® International*: Diese Non-Profit-Organisation und Inhaberin des gesetzlich geschützten Markennamens gewährleistet die Qualität der Publikationen, der Ausbildung und der Arbeit mit Brain-Gym.

Dekodieren: Analysieren von Sprachsymbolen und Übersetzen in sinnvolle Informationen

Dennison-Lateralitätsbahnung: ein aus fünf Schritten bestehender Prozess, der zentrale Entwicklungsstadien der Lateralität (beginnend im Babyalter bis hin zum Laufen) stimuliert und dazu beiträgt, kompensatorische visuelle oder Haltungsgewohnheiten abzulegen

Education Through Music **(ETM):** umfassendes Programm an Singspielen zur Förderung der körperlichen und geistigen Entwicklung, geschaffen von Mary Helen Richards (einer Kennerin der Kodaly-Methodik), das heute am *Richards Institute* unterrichtet wird

Educational Kinesiology **(Edu-K®):** Lehre von der Bewegung und ihrer Beziehung zum Lernen mit dem ganzen Gehirn; Prozess, der angeborene Lernfähigkeiten durch das Verständnis von Bewegung und ihres Bezugs zum Lernen mit dem ganzen Gehirn aufdeckt; Anwendung von Kinästhetik (Bewegungslehre) im Kontext der Gehirnintegration mit dem Ziel, Stress zu reduzieren und das volle Lernpotenzial zu entfalten

Energieübungen: Brain-Gym-Übungen, die die Wahrnehmung des Körpers als zentrale Bezugsgröße für jede Richtungsbewegung ermöglichen und somit eine kinästhetische Brücke zwischen Organisationsfunktionen und abstraktem Denken schaffen; sie ermöglichen auch das Überqueren der horizontalen Mittellinie (oben/unten) zwischen dem Gehirn und dem System der haltungsbezogenen Muskeln und sie erleichtern die Integration von rationalem Denken und emotionalen Reaktionen.

Entwicklungsoptometrie: System zum Trainieren visueller Fertigkeiten zwecks Verbesserung der Binokularität (beidäugiges Sehen)

Fixieren: beim Sehvorgang das Anhalten der Augen zwischen den sakkadischen Augenbewegungen (siehe dort), um Informationen aufzunehmen

Fokus: Fähigkeit, sich auf einen bestimmten Teil der eigenen Wahrnehmung, des gerade Erlebten zu konzentrieren und diesen durch Wahrnehmen von Ähnlichkeiten und Unterschieden von anderen Teilen zu unterscheiden

Fusion: Fähigkeit des Gehirns, die von beiden Augen hereinkommenden Informationen miteinander zu verbinden

Gehirn: der im knöchernen Schädel eingebettete Teil des Zentralen Nervensystems, der aus ineinandergreifender Masse grauer und weißer Substanz besteht und der Steuerung und Koordination geistiger und körperlicher Aktivitäten dient. Organ bzw. Sitz des Bewusstseins, der geistigen Qualitäten des Menschen. Hier entspringt die Stimulation der Muskeln als Reaktion auf ankommende sensorische Stimulation.

Haltung / Körperhaltung: Art und Weise, wie ein Mensch seinen Körper – vor allem im Stehen – in Balance hält; in Edu-K Synonym für Ausrichtung; die Art und Weise, wie wir Körpergewicht und Körperform einsetzen

Integration: lebenslanger Prozess des Realisierens des eigenen körperlichen, geistigen und spirituellen Potenzials; Vorgehen zum Erreichen von Ganzheit und Vollständigkeit. Der erste Schritt in diesem Prozess ist das gleichzeitige Aktivieren beider Gehirnhemisphären für spezifisches Lernen.

Kernmuskulatur / zentrale Rumpfmuskulatur: Muskelgruppen, die den Körper (gegen die Schwerkraft) aufgerichtet und ausgerichtet halten

Kodieren: Bedeutung mithilfe geschriebener Symbole zum Ausdruck bringen

Kognitives Spiel: Begriff (der von Sara Smilansky in den 1960er-Jahren geprägt wurde) für Formen des Spielens, die Sprache, Regeln, Vorstellungsvermögen und symbolische Objekte umfassen und das Denken sowie die Fähigkeit zu argumentieren fördern

Kontralaterale Bewegungen: bezeichnet Bewegungen, die beide Seiten des Körpers einbeziehen (vgl. Überkreuzbewegung)

Konvergenz: Fähigkeit, beide Augen auf ein einzelnes Objekt zu richten, sodass die visuellen Achsen beider Augen auf dem fixierten Bild liegen und so binokulare Fusion möglich wird

Körperliche Fertigkeiten bzw. Voraussetzungen für Lernen: auditive, visuelle und motorische Fähigkeiten, die – wenn sie beherrscht werden und automatisiert sind – deutliches Hören, fokales Sehen und klares Denken ermöglichen

Kurzzeitgedächtnis: Teil der Merkfähigkeit des Gehirns, der Informationen für kurze Zeit „abrufbereit“ hält

„Landkarte“ der Bewegung: räumliches Orientierungssystem, das seine Informationen von den Muskelpropriozeptoren erhält; neuronale Navigation, die den Bezug zwischen der eigenen Position und anderen Menschen, Orten und Gegenständen herstellt

Längungsbewegungen: Brain-Gym-Übungen, die das Überqueren der Mittellinie zwischen hinten und vorne (im Gehirn und in der Körperhaltung) erleichtern und damit bedeutungsvolle Intentionen und gewohnheitsmäßige Bewegungsreaktionen integrieren

Langzeitgedächtnis: Teil der Merkfähigkeit des Gehirns, der Informationen für den Zeitraum von einigen Minute bis hin zu lebenslang speichert

Lernbereitschaft: Zustand körperlicher, geistiger und emotionaler Stabilität und Aufnahmebereitschaft, der neues Lernen ermöglicht

Lernen durch Bewegung: Ansatz in der Pädagogik, der davon ausgeht, dass Denkvorgänge vor dem Hintergrund einer „Landkarte“ der Bewegung oder eines „Navigationssystems“ stattfinden und auf den Fähigkeiten zum Stabilisieren, zum Fortbewegen und zum Einsatz der Augen-Hand-Koordination basieren

Mittelfeld: (1) von Paul Dennison geprägter Begriff, der den Bereich beschreibt, in dem sich die beiden visuellen Felder des Menschen überlappen und in dem beidäugiges Sehen möglich ist; (2) das kinästhetische Mittelfeld, in dem die Fertigkeiten der Augen-Hand-Koordination eingesetzt werden; (3) funktional der Ort der neuronalen Verarbeitung auditiver Informationen, wo Sprache und Bedeutung synthetisiert werden

Mittellinie: gedachte Linie, die die beiden Seiten des Körpers und des Gehirns und ihre jeweilige Wahrnehmung trennt

Mittellinienbewegungen: Brain-Gym-Übungen, die das Überqueren der Körpermittellinie erleichtern sollen und damit Lesen, Schreiben, Hören sowie die Koordination verbessern

Motorische Nervenbahnen: Neuronen und Synapsenverbindungen, die die Signale übertragen, die Bewegung ermöglichen

Noticing: dem eigenen Zustand, der momentanen Befindlichkeit gezielte, bewusste Aufmerksamkeit schenken; Selbstbeobachtung, bewusste Selbstwahrnehmung

PACE: Abkürzung für Positiv, Aktiv, Clear / Klar und Energievoll; eine Technik, mit der in vier Schritten Lernbereitschaft hergestellt wird und die jeder Mensch nutzen kann, um zu seiner eigenen, seiner besten (Gang-) Art des Lernens zu finden

Propriozeption: die Aktivität der „Gehirnzellen" in den Muskeln. Es geht um das Wahrnehmen unserer selbst bzw. unseres Körpers durch Empfangen von Informationen über Muskeln, Gelenke und andere Rezeptoren im Körper.

Sakkadische Augenbewegungen: kleine, schnelle, automatische Bewegungen der Augen, wenn diese umherschweifen, um die Aufmerksamkeit von einem Fixpunkt (Fokus) zu einem anderen zu verlagern (siehe auch Fixierung)

Scannen: die Augen umherschweifen lassen und ohne bewusste Fixierung Gestaltinformationen aufnehmen

Sehnenschutzreflex: physiologische Reaktion, die darin besteht, anzuhalten bzw. innezuhalten, die Muskeln zusammenzuziehen (um die Sehnen zu schützen) und zu erstarren, wenn es *gefährlich* sein könnte, sich zu bewegen oder zu handeln; sind die Sehnen aufgrund dieses Reflexes *chronisch* angespannt, so verkürzen sich die Muskeln und verlieren ihre Flexibilität.

Sensomotorisch: wissenschaftliche Bezeichnung für Kombination, Zusammenhang, Zusammenwirken von motorischen Aktivitäten und ihren sensorischen Auslösern

Sensorische Integration: Prozess des „Hereinnehmens", des Aufnehmens, der Koordination, Zusammenführung und Vereinigung der verschiedenen Sinneswahrnehmungen wie Sehen, Berühren, Hören, Schmecken, Riechen und Muskelpropriozeption; dies ermöglicht uns bei Spiel, bei der Arbeit und bei der Fürsorge für uns selbst und andere eine bequeme und effiziente Interaktion.

Sitzbeinhöcker: an der Körperrückseite die beiden Teile des Beckengürtels, die mit dem Fachbegriff Gesäßknorren bezeichnet werden; die knöchernen Erhebungen, auf denen beim aufrechten Sitzen das Körpergewicht ruht

Skimming / Überfliegen: Fähigkeit, die Augen auf relevante Details zu fixieren und andere visuelle Informationen auszufiltern; auch so viel wie: Querlesen, das Wichtigste herausfiltern

Stabilisierung: eine der drei Primärbewegungen für das statische und dynamische aufrechte Gleichgewicht, die, zusammen mit Fortbewegung und Hand-Augen-Koordination, den räumlichen Orientierungsrahmen gewährleistet, der flexible Aufmerksamkeit ermöglicht; zur sozialen / kognitiven Stabilisierung gehört auch die Fähigkeit, zu spielen und zur Ruhe zu kommen.

Symbolisches Denken: Art der geistigen Verarbeitung, bei der durch Beherrschen des Kodierens von Worten und Bildern konkrete körperliche Erfahrungen zum Ausdruck gebracht / dargestellt werden.

Tiefenwahrnehmung: Fähigkeit, Gegenstände als dreidimensional zu erkennen oder die relative räumliche Entfernung zwischen Gegenständen einzuschätzen

Tracking: Bewegung der Augen beim Überqueren der Mittellinie vom linken zum rechten Sehfeld und zurück – eine wichtige Fähigkeit, die auf das Lesen vorbereitet

Überfokus: Zustand extremer, übersteigerter Aufmerksamkeit, in dem die Fähigkeit verloren geht, Details in Bezug zum Gesamtkontext zu erkennen, in dem sie existieren

Überkreuzbewegung: Neben der „klassischen" Edu-K-Überkreuzbewegung bezeichnet dieser Begriff im weiteren Sinne jede kontralaterale Bewegung, bei der sich eine Seite des Körpers in Koordination mit der anderen bewegt und die Aktivierung beider Hemisphären erforderlich ist.

Übungen für positive Einstellungen: Brain-Gym-Übungen zum Entspannen des limbischen Systems und zum Aktivieren des Gleichgewichtssystems im Innenohr sowie der Wahrnehmung der Körperhaltung (zum Ausschalten des Kampf-oder-Flucht-Reflexes)

Unterfokus: Zustand des Rückzugs, in dem die Fähigkeit verloren geht, die Aufmerksamkeit auf etwas Bestimmtes gerichtet zu halten, Entscheidungen zu treffen und sich zu beteiligen

Verhaltensoptometrie: siehe Entwicklungsoptometrie

Verschmelzen: visuelle oder auditive Synthese von Einzelteilen (wie etwa Silben oder phonetische Laute beim Lesen) zu längeren, sinnvollen Einheiten.

Vertikale Mittellinie (siehe auch Mittellinie): (gedachte) Linie, die die beiden Seiten des Gehirns und des Körpers und ihre jeweilige Wahrnehmung trennt; diese vertikale Linie dient als Achse für die Ausrichtung im Raum und als Bezug für zentralisierte Wahrnehmung.

Vestibularsystem: Sinnessystem mit Rezeptoren im Innenohr, das uns hilft, unser *Gleichgewicht* zu halten, indem wir auf Veränderungen der Kopfposition reagieren; dieses System stimmt sich ständig mit Augen, Muskeln und Gelenken ab, damit wir nicht die Orientierung im Raum verlieren und unseren Körper im Gleichgewicht halten und bewegen können.

Visuelles Mittelfeld: Bereich, in dem die beiden Sehfelder des Menschen einander überlappen, wodurch beidäugiges Sehen und integriertes Lernen möglich werden

Zentralisierte Bewusstheit: Ausrichtung, Ausgeglichenheit (Balance) und Gleichgewicht, wie sie für körperliche Ausrichtung und Bewegung im Raum benötigt werden

Zentralisiertes Sehen: Fokussieren der Augen und der Aufmerksamkeit im Mittelfeld

Zentrieren: Fähigkeit, emotionale Qualitäten, abstraktes Denken und körperliche Organisation zu integrieren

Literaturverzeichnis

Amen, Daniel G.: Healing ADD: *The Breakthrough Program That Allows You to See and Heal Six Types of ADD.* New York: Berkeley Books, 2001

Amen, Daniel G.: *Magnificent Mind at Any Age: Natural Ways to Unleash Your Brain's Maximum.* New York: Harmony Books, 2009

Anderson, Bob und Jean: *Stretching: 20th Anniversary Revised Edition.* Bolinas, CA: Shelter Publications, 2000

Aposhyan, Susan: *Natural Intelligence: Body-Mind Integration and Human Development.* Baltimore: Williams & Winkins, 1999

Armstrong, Thomas: *In Their Own Way: Discovering and Encouraging Your Child's Multiple Intelligences.* Los Angeles: Jeremy P. Tarcher, 2000

Attention Deficit Disorder. New York: Ballantine Books, 2005

Ayres, A. Jean: *Sensory Integration and the Child: 25th Anniversary Edition.* Los Angeles: Western Psychological Services, 2005; dt.: *Bausteine kindlicher Entwicklung,* Heidelberg: Springer, 1984

Batmanghelidj, F.: *Your Body's Many Cries for Water.* Falls Church, VA: Global Health Solutions, 2008; dt.: *Wasser – die gesunde Lösung,* Kirchzarten: VAK, 15. Aufl. 2007

Benzwie, Teresa: *More Moving Experiences: Connecting Arts, Feelings and Imagination (Grades K-12).* Silver Spring, MD: National Dance Education Organization, 2003

Bissinger, Kristen, und Nancy Renfro, Cara Graver (Illustratorin), Anne Jackson: *Leap into Learning! Teaching Curriculum Through Creative Dramatics and Dance,* Austin, TX: Nancy Renfro Studios, 1990

Blythe, Sally Goddard: *Attention, Balance and Coordination: The A.B.C. of Learning Success.* Chichester, UK: John Wiley & Sons, 2009

Blythe, Sally Goddard: *Reflexes, Learning, and Behavior: A Window into the Child's Mind.* Eugene, OR: Fern Ridge Press, 2005; dt.: *Greifen und BeGreifen,* Kirchzarten: VAK, 7. Aufl. 2007

Brand, Susan Trostle, und Jeanne M. Donato: *Storytelling in Emergent Literacy: Fostering Multiple Intelligences.* Albany, NY: Delmar, 2001

Brewer, Chris Boyd: *Soundtracks for Learning: Using Music in the Classroom.* Bellingham, WA: Life sounds Education Services, 2008

Brown, Stuart, mit Christopher Vaughn: *Play: How It Shapes the Brain, Opens the Imagination, and Invigorates the Soul.* New York: Penguin Group, 2009

Burmeister, Alice, mit Tom Monte: *The Touch of Healing: Energizing the Body, Mind, and Spirit With Jin Shin Jyutsu.* New York: Bantam Books, 1997

Caldwell, Christine: *Getting Our Bodies Back: Recovery, Healing, and Transformation through Body-Centered Psychotherapy.* Boston: Shambhala Publications, 1996; dt.: Hol dir deinen Körper zurück, Braunschweig: Aurum, 1997

Carrigan, Catherine: *Healing Depression: A Holistic Guide.* New York: Marlowe & Company, 2000

Chamberlain, John: *The Heart of the Matter: The Diary of a School Year.* Santa Fe: Ginger Plum Press, 2001

Childre, Doc, und Howard Martin, mit Donna Breech: *The Heart Math Solution: The Institute of HeartMath's Revolutionary Program for Engaging the Power of the Heart's Intelligence.* New York: HarperOne, 2000; dt.: Die HerzIntelligenz®-Methode, Kirchzarten: VAK, 3. Aufl. 2010

Cohen, Bonnie Bainbridge: *Sensing, Feeling, and Action: The Experiential Anatomy of Body-Mind Centering.* Northampton, MA: Contact Editions, 2008

Cohen, Isabel, und Marcelle Goldsmith: *Hands On: How to Use Brain Gym® in the Classroom.* Ventura, CA: Edu-Kinesthetics 2002

Csikszentmihalyi, Mihaly: *Flow: The Psychology of Optimal Experience.* New York: Harper Perennial, 2008; dt.: *Flow. Das Geheimnis des Glücks,* Stuttgart: Klett-Cotta, 15. Aufl. 2010

Damasio, Antonio: *The Feeling of What Happens: Body and Emotion in the Making of Consciousness.* San Diego: Harcourt, 2000; dt.: *Ich fühle, also bin ich,* München: List, 2000

Dennison, Paul E., und Gail E. Dennison, Jerry V. Teplitz: *Brain-Gym® fürs Büro,* Kirchzarten: VAK, 1996

Dennison, Paul E.: *Brain-Gym® – mein Weg* und *Befreite Bahnen,* beide erschienen bei VAK

Dennison, Paul und Gail: *Brain-Gym®* und *EK für Kinder,* beide erschienen bei VAK

Doidge, Norman: *The Brain That Changes Itself: Stories of Personal Triumph for the Frontiers of Brain Science.* New York: Penguin Group, 2007; dt.: *Neustart im Kopf: Wie sich unser Gehirn selbst repariert,* Frankfurt: Campus, 2008

Donaldson, O. Fred: *Playing by Heart: The Vision and Practice of Belonging.* Nevada City, CA: Touch the Future, 1993; dt.: *Von Herzen spielen,* Freiamt: Arbor, 2004

Elkind, David: *The Power of Play: How Spontaneous, Imaginative Activities Lead to Happier, Healthier Children.* Cambridge, MA: Da Capo Press, 2007

Enelow, Gertrude, und Jules Masserman: *Body Dynamics: The Zen and Zest of Self-Development.* Kila, MT: Kessinger Publishing, 2006

Feldenkrais, Moshe: *Awareness through Movement: Easy-to-Do Health Exercises to Improve Your Posture, Vision, Imagination, and Personal Awareness.* New York: HarperOne, 1991; dt.: *Bewusstheit durch Bewegung,* Frankfurt: Suhrkamp, 1003

Franklin, Eric: *Dynamic Alignment through Imagery.* Champaign, ILL.: Human Kinetics, 1996; dt.: *Befreite Körper,* Kirchzarten: VAK, 1999

Gardner, Howard: *Frames of Mind: The Theory of Multiple Intelligences.* New York: Basic Books, 1993; dt.: *Abschied vom IQ,* Stuttgart: Klett-Cotta, 1994

George Dennison: *The Lives of Children: The Story of the First Street School.* Portsmouth, N. H.: Boynton/Cook, 1999

Gesell, Arnold, mit Frances L. Ilg, Glenna E. Bullis u. a.: *Vision: Its Development in Infant and Child.* New York: Paul B. Hoeber, 2008

Getman, Gerald N.: *How to Develop Your Child's Intelligence.* Santa Ana, CA: The Optometric Extension Program Foundation, 1992 (online erhältlich bei *OEP Foundation*)

Gilbert, Anne Green: *Teaching the Three Rs Through Movement Experiences.* Silver Spring, MD: National Dance Education Organization, 2002

Glasser, William: *Schools Without Failure.* New York: Harper & Row, 1975

Goldberg, Elkhonon: *The Executive Brain: The Frontal Lobes and the Civilized Mind.* New York: Oxford University Press, 2001; dt.: *Die Regie im Gehirn,* Kirchzarten: VAK, 2002

Goldberg, Elkhonon: *The New Executive Brain: Frontal Lobes in a Complex World.* New York: Oxford University Press, 2009

Goleman, Daniel: Emotional *Intelligence: 10th Anniversary Edition; Why It Can Matter More than IQ.* New York, Bantam Books, 2006; dt.: *Emotionale Intelligenz,* München: dtv, 2001

Goodrich, Janet: *Natural Vision Improvement.* Berkeley, CA: Celestial Arts, 1998; dt.: *Natürlich besser sehen,* Kirchzarten: VAK, 12. Aufl. 2008

Hallowell, Edward M., und John Ratey: *Delivered from Distraction: Getting the Most Out of Life with*

Hamilton, Nancy, und Kathryn Luttgens: *Kinesiology: Scientific Basis of Human Motion.* New York, McGraw-Hill, 2002

Hannaford, Carla: *Awakening the Child Heart: Handbook for Global Parenting.* Captain Cook, Hawaii: Jamilla Nur Publishing, 2002; dt.: *Was jedes Kind zum Wachsen braucht,* Kirchzarten: VAK, 2002

Hannaford, Carla: *Playing in the Unified Field: Raising and Becoming Conscious, Creative Human Beings.* Salt Lake City: Great River Books, 2010

Hannaford, Carla: *Smart Moves: Why Learning Is Not All in Your Head.* Salt Lake City: Great River Books, 2005; dt.: *Bewegung – das Tor zum Lernen*, Kirchzarten: VAK, 7., aktualisierte und erweiterte Neuausgabe 2008

Hannaford, Carla: *The Dominance Factor: How Knowing Your Dominant Eye, Ear, Brain, Hand, and Foot Can Improve Your Learning.* Arlington, VA: Great Ocean Publishers, 1997; dt.: *Mit Auge und Ohr, mit Hand und Fuß*, Kirchzarten: VAK, 6. Aufl. 2008

Hart, Sura, und Victoria Kindle Hodson: *The Compassionate Classroom: Relationship Based Teaching and Learning.* Encinitas, Calif.: Puddledancer Press, 2004; dt.: *Empathie im Klassenzimmer,* Paderborn: Junfermann, 2006

Hart, Sura, und Victoria Kindle Hodson: *The No-Fault Classroom: Tools to Resolve Conflict & Foster Relationship Intelligence.* Encinitas, CA: Puddledancer Press, 2008; dt.: *Das respektvolle Klassenzimmer*, Paderborn: Junfermann, 2010

Healy, Jane M.: *Your Child's Growing Mind: Brain Development and Learning from Birth to Adolescence.* New York: Broadway Books, 2004

Holt, John Caldwell: *How Children Learn.* New York: Delacorte Press, 1995; dt.: *Wie kleine Kinder schlau werden,* Augsburg: Weltbild, 2008

Hoopes, Ann M., und Stanley A. Appelbaum: *Eye Power: An Updated Report on Vision Therapy.* Book Surge Publishing, 2009

Hornbeak, Denise C.: *The SuperConfitelligent Child: Loving to Learn through Movement and Play.* Cardiff-by-the-Sea, CA: PEAK Producers, 2007

Hubert, Bill: *Bal-A-Vis-X®: Rhythmic Balance/Auditory/Vision eXercises for Brain and Brain-Body Integration,* Wichita: Bal-A-Vis-X, 2001

Kagan, Spencer: *Kagan Cooperative Learning.* San Clemente, CA: Kagan Publishing, 1994

Kaplan, Melvin: *Seeing through New Eyes: Changing the Lives of Children with Autism, Asperger Syndrome, and Other Developmental Disabilities through Vision Therapy.* Philadelphia: Jessica Kingsley Publishers, 2006

Koester, Cecelia Freeman, und Gail E. Dennison: *I Am the Child: Using Brain Gym with Children Who Have Special Needs.* Ventura, CA: Edu-Kinesthetics, 1998; dt.: *Kleine Schritte – große Freude. Brain-Gym mit behinderten Kinder*, Kirchzarten: VAK, 1999

Kranowitz, Carol Stock: *The Out-of-Sync Child: Recognizing and Coping with Sensory Processing Disorder.* New York: Perigee Trade, 2006

Lane, Kenneth A.: *Developing Ocular Motor and Visual Perceptual Skills: An Activity Workbook.* Thorofare, NJ: SLACK, 2005

Louv, Richard: *Last Child in the Woods: Saving Our Children from Nature-Deficit Disorder.* New York: Algonquin Books, 2008

Mander, Jerry: *Four Arguments for the Elimination of Television.* New York: Harper Perennial, 1978

Marshall, Marvin: *Discipline without Stress, Punishment, or Rewards: How Teachers and Parents Promote Responsibility and Learning.* Los Alamitos, CA: Piper Press, 2007

Masgutova, Svetlana, und Pamela Curlee: *Trauma Recovery: You Are a Winner; A New Choice through Natural Developmental Movements.* Fairfield, Iowa: First World Publishing, 2007

Medina, John: *Brain Rules: 12 Principles for Surviving and Thriving at Work, Home, and School.* Seattle: Pear Press, 2008

Montessori, Maria: *The Absorbent Mind.* New York: Henry Holt and Company, 1995

O'Dell, Nancy E., und Patricia A. Cook: *Stopping ADHD: A Unique and Proven Drug-Free Program for Treating ADHD in Children and Adults.* New York: Avery Publishing Group, 2004

Ornstein, Robert, und David Sobel: *The Right Mind: Making Sense of the Hemispheres.* New York: Harcourt Brace & Company, 1997

Ott, John: *Health and Light: The Extraordinary Study that Shows How light Affects Your Health and Emotional Well Being.* York, England: Ariel Press, 2000

Pearce, Joseph Chilton: *The Biology of Transcendence.* Rochester, VT: Park Street Press, 2002; dt.: *Die Biologie der Transzendenz*, Freiamt: Arbor, 2004

Pearsall, Paul: *The Heart's Code: Tapping the Wisdom and Power of Our Heart Energy.* New York: Broadway Books, 1999; dt.: *Heilung aus dem Herzen*, München: Goldmann, 1999

Perry, Bruce D., und Maia Szalavitz: *The Boy Who Was Raised As a Dog and Other Stories from a Child Psychiatrist's Notebook: What Traumatized Children Can Teach Us About Loss, Love, and Healing.* New York: Basic Books, 2008

Pert, Candace: *Molecules of Emotion: The Science Behind Mind-Body Medicine.* New York: Simon & Schuster, 1999; dt.: *Moleküle der Gefühle*, Reinbek: Rowohlt, 2001

Piaget, Jean und Bärbel Inhelder: *The Psychology of the Child.* New York: Basic Books, 2000; dt.: *Die Psychologie des Kindes*, München: dtv, 1993

Pica, Rae: *A Running Start: How Play, Physical Activity and Free Time Create a Successful Child,* Maryland: Gryphon House, 2007

Posner, Michael I., und Mary K. Rothbart: *Educating the Human Brain.* Washington, DC: American Psychological Association, 2007

Ratey, John, mit Eric Hagerman: *Spark: The Revolutionary New Science of Exercise and the Brain.* New York: Little, Brown and Company, 2008; dt.: *Superfaktor Bewegung*, Kirchzarten: VAK, 2009

Ratey, John: *A User's Guide to the Brain: Perception, Attention, and the Four Theaters of the Brain.* New York: Pantheon Books, 2001; dt.: *Das menschliche Gehirn. Eine Gebrauchsanweisung*, München: Piper, 2003

Richards, Mary Helen, Geraldine McGeorge, Barbara Shaw und Randal A. McChesney: *Let's Do It Again! The Songs of Education Through Music.* Stevenson Ranch, CA: Richards Institute of Education and Research, 2003

Schreiber, Jon, und Denise Berezonsky: *Self-Breema: Exercises for Harmonious Life.* Oakland, CA: Breema Center Publishing, 2004

Selye, Hans: *The Stress of Life.* New York: McGraw-Hill, 1978; dt.: *Stress beherrscht unser Leben*, München: Heyne, 1991

Smith, Frank: *Understanding Reading: A Psycholinguistic Analysis of Reading and Learning to Read.* Mahwah, NJ: Lawrence Erlbaum Associates, 2004

Springer, Sally, und Georg Deutsch: *Left Brain, Right Brain: Perspectives from Cognitive Neuroscience.* New York: W. H. Freeman & Co., 2001; dt.: *Linkes – rechtes Gehirn*, Heidelberg: Spektrum, 1995

Sweet, Win, und Bill Sweet: *Living Joyfully with Children.* Atlanta: Acropolis Books, 1997

Thie, John F. und Matthew: *Touch for Health: A Practical Guide to Natural Health with Acupressure Touch.* Marina del Rey, CA: DeVorss & Co., 2005; dt.: *Touch for Health. Das umfassende Standardwerk für die Praxis,* Kirchzarten: VAK, 2. Aufl. 2008

Vineyard, Missy: *How You Stand, How You Move, How You Live: Learning the Alexander Technique to Explore Your Mind-Body Connection and Achieve Self-Mastery.* New York: Marlowe and Company, 2007

Whittle, Michael W.: *Gait Analysis: An Introduction.* Butterworth-Heinemann, an imprint of Elsevier Health Sciences, 2007

Wilson, Frank R.: *The Hand: How Its Use Shapes the Brain, Language, and Human Culture.* New York: Vintage Books, 1999

Über die Autoren

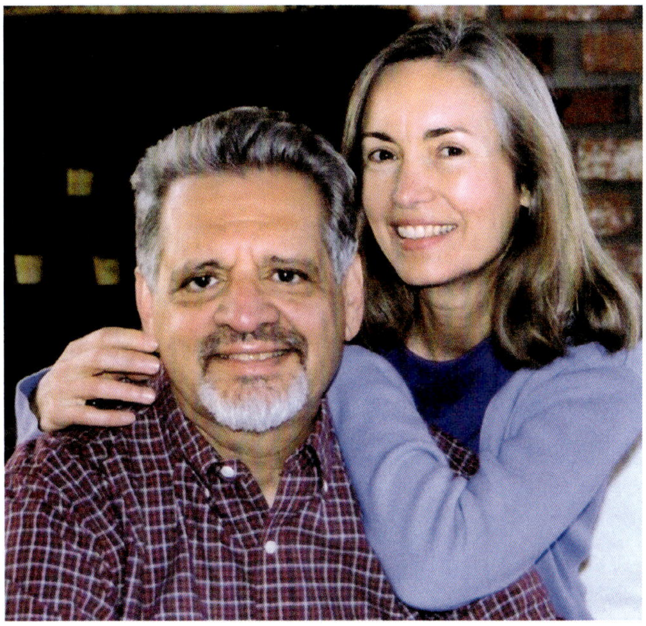

Dr. Paul E. Dennison ist Pädagoge und Pionier für Lernen durch Bewegung. Er zählt mittlerweile zu den international anerkannten Kapazitäten auf dem Gebiet des Erwerbs kognitiver und schulischer Fertigkeiten. In den 1960er-Jahren begann Paul Dennison an eigens von ihm gegründeten Lernzentren mit der systematischen Erforschung der Lesefertigkeit und deren Bezug zur Gehirnentwicklung; diese Arbeit bildete die Grundlage für Brain-Gym, das außergewöhnliche Lernförderprogramm mit Bewegung, das bereits unzähligen Menschen jeden Alters geholfen hat, Lernprobleme in Erfolgsgeschichten zu verwandeln. Paul Dennison arbeitete auch mit auf die kindliche Entwicklung spezialisierten Optometristen zusammen und war dadurch in der Lage, seinen Schülern ein vollständiges Programm für die sensorische Entwicklung anzubieten, zu dem auch einfache Bewegungen gehörten, die das Gleichgewicht und bestimmte Wahrnehmungsfertigkeiten verbesserten. Diese Bewegungen lieferten die Grundelemente für Brain-Gym.

Paul Dennison erhielt 1975 den *Phi Delta Kappa Award* von der *University of Southern California* für herausragende Forschung; außerdem wurde ihm die Ehrendoktorwürde in Erziehungswissenschaften verliehen, womit seine Forschungen über den Erwerb von Lesefertigkeiten und deren Beziehung zur kognitiven Entwicklung und der Entwicklung verdeckter Kommunikationsfähigkeiten gewürdigt wurden. In dieser Zeit begann er mit der Entwicklung des Programms, das später unter der Bezeichnung Edu-Kinestetik bekannt werden sollte. Seine Entdeckungen gründeten auf seinem einzigartigen Verständnis von den Wechselwirkungen zwischen körperlicher Entwicklung, Spracherwerb und dem Erwerb schulischer Fertigkeiten. Paul Dennison hat sein Programm bereits in mehr als fünfzehn Ländern unterrichtet und ist bekannt für sein genaues Denken, seinen liebenswürdigen Humor und seine mit Herz gestalteten Präsentationen.

Anfang der 1980er-Jahre begann seine Zusammenarbeit mit der Künstlerin und Bewegungstrainerin Gail Hargrove, die später seine Ehefrau und Partnerin wurde. Paul und Gail Dennison begannen, die ganze Welt zu bereisen und das zu unterrichten und weiterzuentwickeln, was heute als Edu-Kinestetik bekannt ist. 1986 wurde ihnen klar , dass ihre Arbeit nach Aufbereitung für die Selbsthilfe verlangte; daraufhin stellten sie einige ihrer Lieblingsübungen für Lernen und Bewegung zusammen, gaben ihnen spielerische Namen und schrieben ein kleines Buch mit dem Titel *Brain Gym*. Die sechsundzwanzig Übungen sind heute als Brain-Gym-Übungen bekannt. Auch Pauls jüngstes Buch, *Brain-Gym® – mein Weg*, wurde weltweit mit Begeisterung aufgenommen.

Gail E. Dennison ist zusammen mit ihrem Ehemann und Partner Mitbegründerin der Edu-Kinestetik; sie hat die Brain-Gym-Übungen mitentwickelt und ist Mitherausgeberin der Buch- und Skriptenreihe zu Lernen durch Bewegung. Viele Kurse, wie zum Beispiel *Vision Circles, Double Doodle* und *Movement Dynamics*, wurden von ihr entwickelt. Sie ist Mitglied der *International Faculty* von *Brain Gym® International* und Herausgeberin des *Brain Gym® Journal*. Ihre Kurse spiegeln ihre Leidenschaft für Kunst, Musik und Tanz wieder, vor allem dort, wo es dabei um Wahrnehmung und Entwicklung geht.

1987 gründeten die Dennisons die *Educational Kinesiology Foundation*, eine Non-Profit-Organisation, die heute den Namen *Brain Gym® International* trägt und sich dem Grundsatz verschrieben hat, dass bewusstes Bewegen zur Optimierung von Leben und Lernen führt.

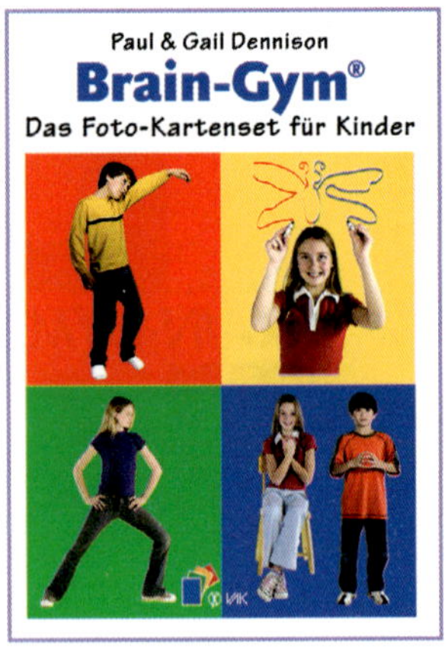

Paul & Gail Dennison:

Brain-Gym® – Das Fotokartenset für Kinder

Leseprobe unter: www.vakverlag.de

Professionelle Fotos zeigen, wie die Brain-Gym-Übungen genau auszuführen sind. Der spielerische Umgang mit den Karten fördert den Spaß am Lernen – Kinder und Jugendliche werden zu Eigeninitiative angeregt. Geeignet für Schulklassen, Lerngruppen und für zu Hause. Vorteile dieses Kartensets: Die Kinder können die Karten bei sich tragen, je nach Bedarf Übungen gezielt auswählen und sie in vielerlei Situationen selbstständig anwenden. Geeignet für alle Schulstufen.

32 vierfarbige Karten + Begleitheft mit einführenden Informationen und Übungsanleitungen in einer Stülpschachtel (11,5 x 16 x 3,5 cm)
ISBN 978-3-86731-121-2

Carla Hannaford:

Bewegung – das Tor zum Lernen

Leseprobe unter: www.vakverlag.de

Besser lernen mit Bewegung – hier werden die Zusammenhänge fachkundig und allgemeinverständlich dargestellt. Was bei Erscheinen der ersten Ausgabe (in den 90er-Jahren) noch eine Pionier-leistung war, ist heute wissenschaftlich belegt und Allgemeinwissen. Für Pädagogen ist dieses Buch ein Muss:
Teil 1: Die Entwicklung des Gehirns
Teil 2: Wie Bewegung zum Lernen führt
Teil 3: Ernährung und andere physische Voraussetzungen für Lernen
Das Standardwerk zu Lernen durch Bewegung von einer wissenschaftlich kompetenten Autorin, aktualisiert mit neuesten Erkenntnissen der Gehirnforschung
Aktualisierte und stark erweiterte Auflage
336 Seiten, 50 Abb., Paperback (15 x 21,5 cm)
ISBN 978-3-86731-027-7

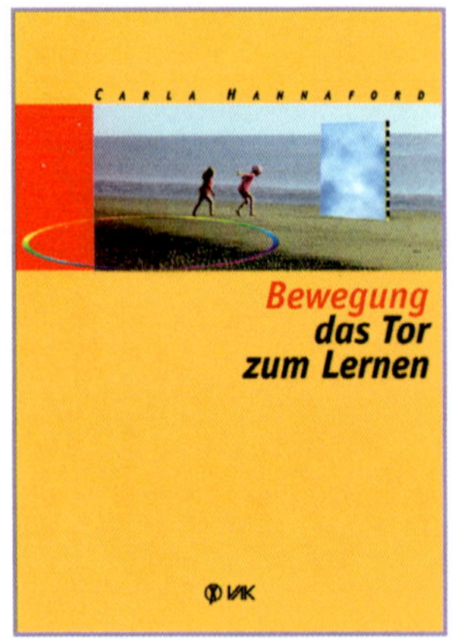

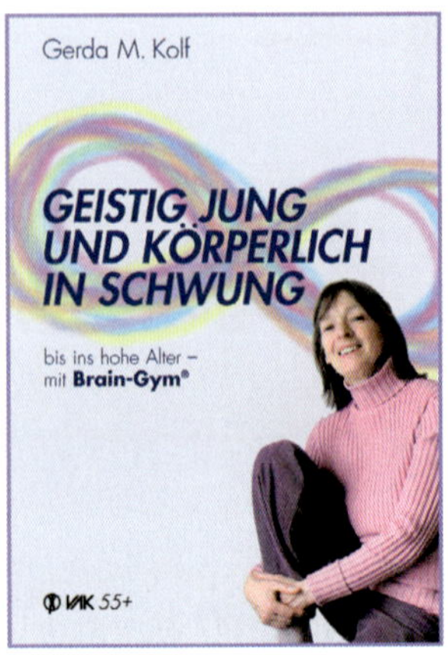

Gerda M. Kolf:

Geistig jung und körperlich in Schwung

bis ins hohe Alter mit Brain-Gym®

Leseprobe unter: www.vakverlag.de

Das lange erwartete Brain-Gym®-Buch für die Generation 55+: leicht und verständlich aufbereitet für alle, die auch in reiferen Jahren körperlich und geistig aktiv bleiben möchten.
„Wer rastet, der rostet" – dieses Sprichwort interpretiert die Autorin im Sinne der heutigen Lernforschung: Bewegung ist lebenslang das Tor zum Lernen und zu jugendlich frischem Denken auch im Alter.
50 farbige Fotos und 40 Illustrationen zeigen, wie Sie die Gehirntätigkeit anregen, Stress abbauen und Ihr Wohlbefinden fördern können. Wer das erst einmal entdeckt hat, will nie wieder darauf verzichten!
136 Seiten, 50 Fotos und 40 Illustrationen, durchgehend vierfarbig, Hardcover (17,5 x 24,5 cm)
ISBN 978-3-935767-70-5

Irmtraud Große-Lindemann:

Das Lernhaus-Konzept – genial einfach lernen im Alltag

111 Alltagssituationen kreativ nutzen

Leseprobe unter: www.vakverlag.de

Lernen ist ein aktiver Prozess, der jederzeit und überall stattfindet: Die erfahrene Sprachheilpädagogin zeigt, wie Sie den gesamten Alltag spielerisch als Lernfeld nutzen und bei Kindern Neugier und Freude am Lernen und am Leben wecken können: Bei Abwasch, Spielen, Spazierengehen oder Zähneputzen können Kinder ganz nebenbei Neues lernen und das Gehirn entwickeln – eben genial einfach! Und vor allem mit Spaß. So verschwinden Lernhürden wie von selbst. Mit vielen Vorschlägen und einfachen Übungen, die sich leicht in den Alltag integrieren lassen.

224 Seiten, 125 Abbildungen, 4-farbig, Paperback (16,5 x 24,5 cm),
ISBN 978-3-86731-031-4

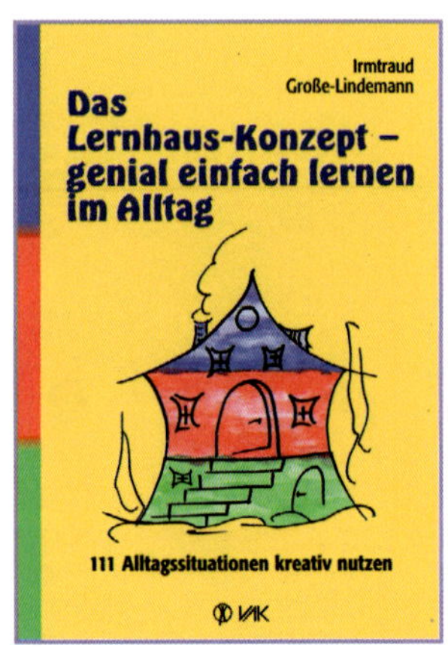

Bestellen Sie unsere kostenlosen Kataloge unter: www.vakverlag.de